쉽게 배우는

복부 영상 판독법

KOMEI KATO

유 형 식 옮김

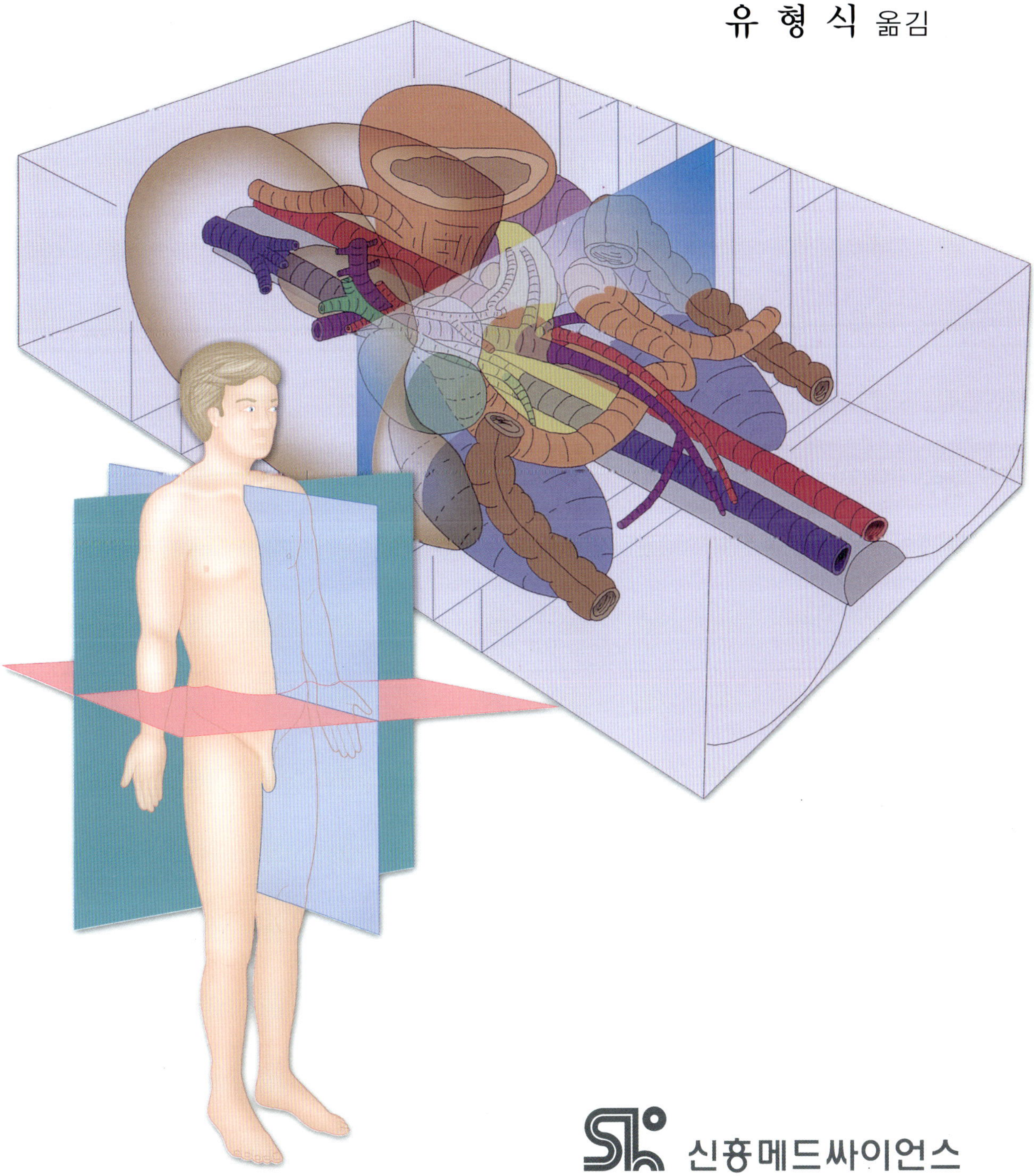

신흥메드싸이언스

쉽게 배우는

복부 영상 판독법

2009년 3월 발행

지 은 이 : KOMEI KATO
옮 긴 이 : 유 형 식(연세대학교 의과대학 영상의학과 교수)
발 행 인 : 홍 성 혁
발 행 처 : **신흥메드싸이언스**
편　　집 : 박 혜 림

주　　소 : 서울시 영등포구 양평동3가 15-1번지
월드메르디앙 비즈센터 501호
등록번호 : 제318-2007-000077호
전　　화 : 02) 2165-8670~4
팩　　스 : 02) 2165-8675
홈페이지 : www.shmed.co.kr

I S B N : 978-89-90933-83-6 93510
정　　가 : 40,000원

저자 서문

본서는 복부 영상을 판독하는 능력을 몸에 익히기 위해 쓰여진 것이다. 따라서 우선 복부 해부의 지식이 필요하다. 「해부의 지식」이라고 하지만, 장기 각부의 명칭이나 해부 용어를 맹목적으로 외우는 것은 의미가 없으며, 이해를 수반한 지식이 요구된다. 장기 그 자체에는 일정한 형태가 있으므로 그 형태를 여러 가지 방향에서 상상할 수 있을 정도로 복부 해부를 이해하면, 즉 장기를 머릿속에서 리얼하게 회전시킬 수 있을 정도가 되어야 진정으로 해부를 이해했다고 할 수 있을 것이다. 「장기를 머릿속에서 리얼하게 회전시킨다」고 하는 것은 너무 어렵다고 생각할지 모르나 「각 장기가 왜 이러한 형태를 나타내는지」를 알면 누구나 쉽게 이해할 수 있다.

예를 들어보자. 복강의 하방에 소골반강은 왜 좁고 후방으로 돌출되어 있을까? 네 발 짐승에서 소골반강은 후방으로 돌출되어 있지 않다. 그러나 네 발에서 진화하여 두 발로 보행하는 인간은 균형을 잡기 위해 고관절을 후방으로 이동하여 소골반강을 후방으로 돌출시켰다(또한 소골반이 좁은 것은 양측에 대퇴가 있기 때문이다). 그와 동시에 척주도 제3요추를 전방으로 하여 흉추를 구부리고 있다. 따라서 누워 있을 때 복강에서 가장 낮은 위치가 횡격막 하강이나 더글라스낭이 되며 농양의 호발부위가 된다. 이 이유를 알면 횡격막하 농양이나 더글라스낭 농양은 쉽게 이해할 수 있다. 또 다른 예를 들면, 내용물에 따라 크기를 바꾸는 위의 유동에는 망낭이 필요한데 어떻게 형성되는지 모르면 윈슬로우공이나 모리슨낭을 이해하는 데에 시간이 더 필요하다.

말로 설명하면 한 두 마디로 끝나지 않는 것도, 입체도로 바꾸어 확인하면 복부 영상을 읽는 것이 매우 쉬워진다. 영상을 능숙하게 읽는 데에는 복부 해부를 얼마나 간단하게 이해하는지가 중요하며, 특히 변위가 많은 부분에서는 응용력을 발휘한다. 따라서 본서는 장기 형태의 발생이나 그에 따라 생기는 변화 · 필연성을 해설하는 것에 의해 자연히 장기의 위치나 구조를 이해할 수 있도록 구성되었다. 그래서 각 영상을 판독할 때 장기를 입체로 볼 수 있도록 해설하였다. 입체시할 수 있으면 어떤 영상에도 응용할 수 있다. 최종 목표가 되는 영상 진단에는 질환의 지식도 필요하므로 판독의 기초가 되는 지식을 해설하고 영상으로부터 특징을 배우도록 구성하였다. 또 수술 후의 영상도 독영할 수 있도록 대표적인 수술 술식을 해설하고 최종 장에서는 추가의 전형 영상으로서 국시 기출문제의 영상을 인용하였다. 국시에서 출제된 영상은 질환의 특징을 잘 묘출하고 있으므로 본문과 비교해 보면 국시를 위한 공부가 될 뿐만 아니라 복부영상이나 해부의 지식을 재확인하는 데 도움이 될 것이다.

오랜 세월에 걸쳐 수술 전 영상 진단과 수술 시 확인에 의해 얻어진 지식을 조금이라도 독자들이 쉽고 빠르게 학습할 수 있도록 하기 위해 노력하였다. 본서가 여러분에게 도움이 되기를 진심으로 바란다.

또한 이 책에는 필자의 전저 『입체로 보는 복부 초음파 • CT 영상』에서 인용한 그림이 기재되어 있는데, 지면이 복잡해지므로 출전은 생략하였다.

KOMEI KATO

역자 서문

복부 영상을 판독하는 데 있어서 복부 해부의 지식이 무엇보다도 중요합니다.

복부 질환의 진단에 있어서 보편화되어 있는 초음파 및 전산화 단층촬영의 영상은 실제로 인체의 내부장기를 단층으로 잘라서 이차원적인 영상으로 표현한 것입니다.

최근 전산화의 발달로 3차원적인 영상을 얻게 되어 좀 더 자세히 인체 내부를 볼 수 있게 되어 각 장기는 물론 인접 장기와 혈관과의 관계를 명확히 알 수 있게 되었습니다. 이 책은 일본대학 의학부 외과 KOMEI KATO 교수가 출간한『입체로 보는 복부 초음파 • CT 영상』과 함께 복부 질환 영상의 이해를 돕기 위해 복강의 형태 및 상호 장기와의 관계를 장기의 발생과정과 함께 입체적인 도면으로 해설하고 각 복부 질환별로 병의 원인에 의한 특징적인 영상을 해부학적 해석으로 연관시켜 질환의 판독을 알기 쉽게 서술한 점이 특징이라고 할 수 있습니다.

이 책을 통하여 복부 내에서 발생하는 질환의 영상을 판독하는 데 작은 보탬이 되기를 바랍니다.

2009년 2월

연세대학교 의과대학 영상의학과 교수
유 형 식

이 책의 특징과 읽는 법

- 본서는 서문에서도 말했듯이 복부 영상을 독영하고 이해하기 위해서 필요한 지식을 5개의 장으로 나누어 해설하고 있다. 각 장 앞부분에, 어떠한 점에 유의하여 이 장을 읽어 나가면 이해가 더욱 깊어지는지에 대해 적었으니 그것을 훑어보고 나서 뒷부분을 읽기 바란다.

- 본서에서는 의학생이 참고할 수 있도록, 국시 기출문제 관련 영상을 기재하였다. 영상의 도설 아래에 다음과 같은 문자가 들어가 있는 것은 관련 영상이 실려 있다는 것이다. 보는 방법은 다음과 같다.

➡ [해부] 125쪽 – 그림 1

제V장 125쪽의 그림 1 참조

여기에는 [해부] [유사] [참고] [감별]의 4개의 단어가 나오는데, 각각 다음과 같은 의미이다.

[해부] 해부를 문제 삼는 것을 목적으로 한 영상
[유사] 유사한 소견으로부터 질환의 특징을 이해하는 것을 목적으로 한 영상
[참고] 참고로서 소견을 비교하는 것을 목적으로 한 영상
[감별] 감별을 필요로 하는 질환의 영상

- 본서에는 「분기(分岐)」와 「분지(分枝)」라는 단어가 나오는데 맥관(脈管)이 나뉠 때 각각의 가지가 동등하거나 또는 거의 동등한 굵기로 나뉘는 경우를 「분기(分岐)한다」고 하고, 가는 가지가 나뉘어지는 경우를 「분지(分枝)한다」로 표기하였다(아래 그림 참조).

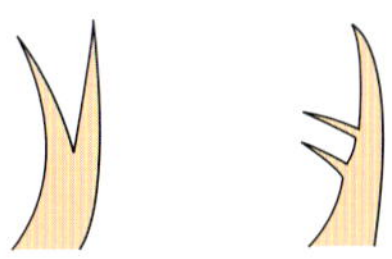

분기(分岐) 분지(分枝)

차례

차례

차례

제 1 장
복부 해부 오리엔테이션

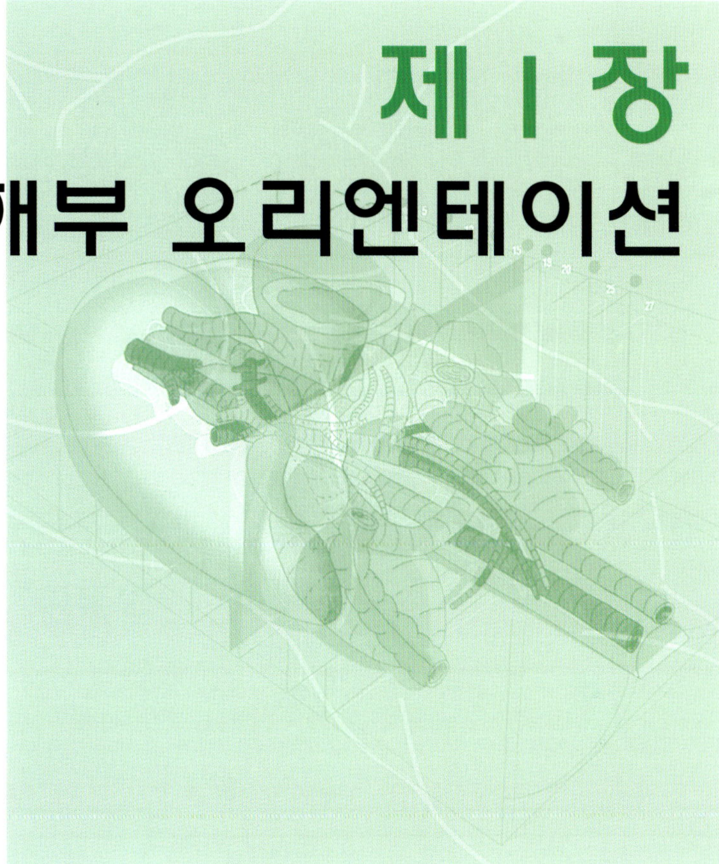

복부 해부를 이해하기 위해서는 기본이 되는 지식과 사고가 필요하다. 따라서 각 장기의 국소에만 얽매이지 말고 복강의 형태나 장기 상호의 관계를 알 필요가 있다. 본장에서는 「장기가 왜 이러한 형태를 하고 있는지, 이러한 형태가 아니면 안 되는 것인지」를 설명한다.

신체의 구조는 진화 과정에서 자연계에 생존하기 위해 이치에 맞게 변화해 왔다. 예를 들면, 내장 손상을 일으키기 쉬운 부드러운 간이나 비장의 경우 흉곽 안에 넣어 보호할 필요가 있었다. 실제로 간 하연은 늑골궁을 따라 위치하여 심호흡하지 않으면 늑골궁으로부터 나오지 않는다. 예전에 30대 남성이 자전거를 타다가 넘어져 응급실에 왔다. 비장 손상으로 복강내 출혈이 일어나 긴급 수술을 받았으나 사망하였다. 이와 같이 흉곽으로 보호되고 있어도 간이나 비장의 손상은 일어난다. 만약 흉곽으로 보호되지 않으면 어떨까? 가벼운 타박으로도 쉽게 손상되어 버릴 것이다. 결과적으로 간이나 비장은 흉곽 안에 들어가 있기 때문에 다른 장기로부터 떨어져 위치하게 된다. 간에서는 다른 장기와 연결하는 지지대가 필요하게 된다. 이것이 간십이지장간막(인대)이다. 이 밖에는 다른 장기와 연결되는 것은 없다. 매우 간단하다. 언뜻 보기에는 복잡한 몸의 구조도 이와 같이 이해해 나가면 쉽게 알 수 있다. 외우는 것이 아니라 이해할 수 있도록 노력하기 바란다.

1. 복강 (1)

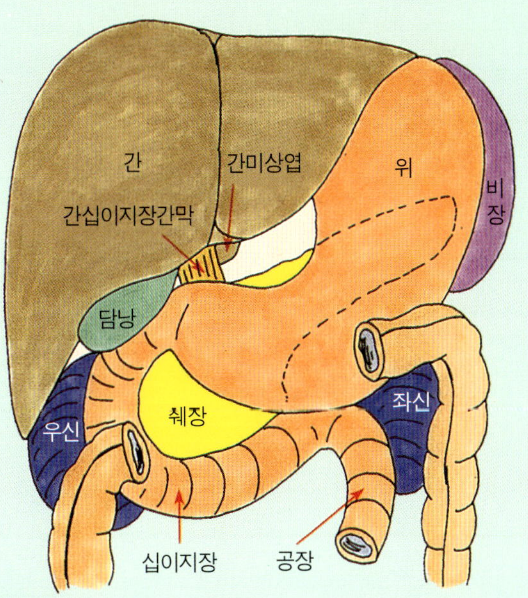

그림 I-1 정면에서의 스케치

이들 기관은 척추에 걸치듯이 반구 형태로 되어 있으므로 중앙선상(척추 전면)이 가장 전방에 위치한다.

그림 I-1~3에 나타내듯이 복강 내는 간 · 담낭, 위 · 십이지장, 비장, 췌장, 소장, 신장, 결장이 각각 밀접하게 구성되어 있으며 각 장기는 서로 얽혀 있는 것 같은 독특한 형태를 띠고 있다. 바꾸어 말하면 다른 장기가 있기 때문에 변형을 피할 수 없게 된 것이다. 이 상호관계를 이해하려면 복강의 형태를 이해하는 것으로부터 시작해야 한다.

상호관계를 이해하는 데 필요한 장기의 특징을 세 가지로 분류할 수 있다.

1. 부드러운 장기 : 간, 비장

외력에 의해 쉽게 손상되기 쉽기 때문에 흉곽 안에 넣어 보호해야 한다.

2. 후복막 장기 : 췌장, 신장

복막강의 후방에 췌장, 신장이 척추를 둘러싸며 고정되어 있다. 이 때문에 호흡성 이동은 적다. 또한 동맥근부(복강동맥, 상 · 하장간막동맥, 신장동맥)나 신경총을 둘러싸며 보호하고 있다.

3. 내장 장기 : 위, 소장, 대장, 담낭

내용물이 충만하면 크게 변형된다. 용량에 대응할 수 있도록 유연한 복벽으로 감싸져 있다.

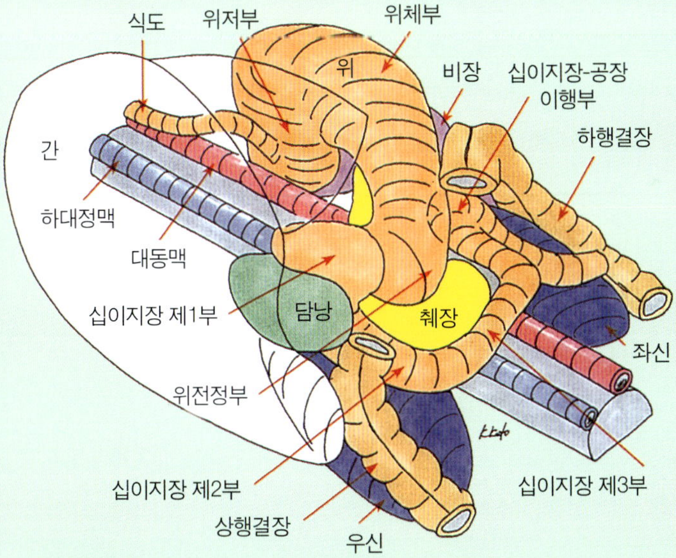

그림 I-2 우하방에서 스케치한 그림

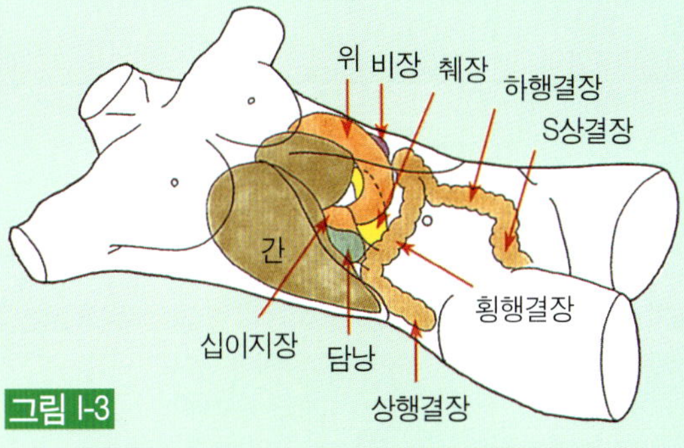

그림 I-3

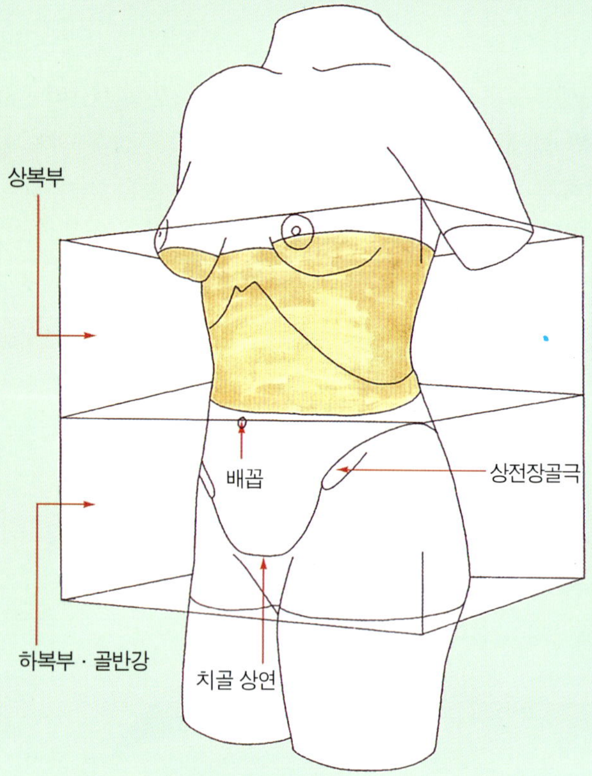

그림 I-4A **상복부와 하복부 · 골반강**

횡행결장에 의해 상복부와 하복부가 나누어진다.

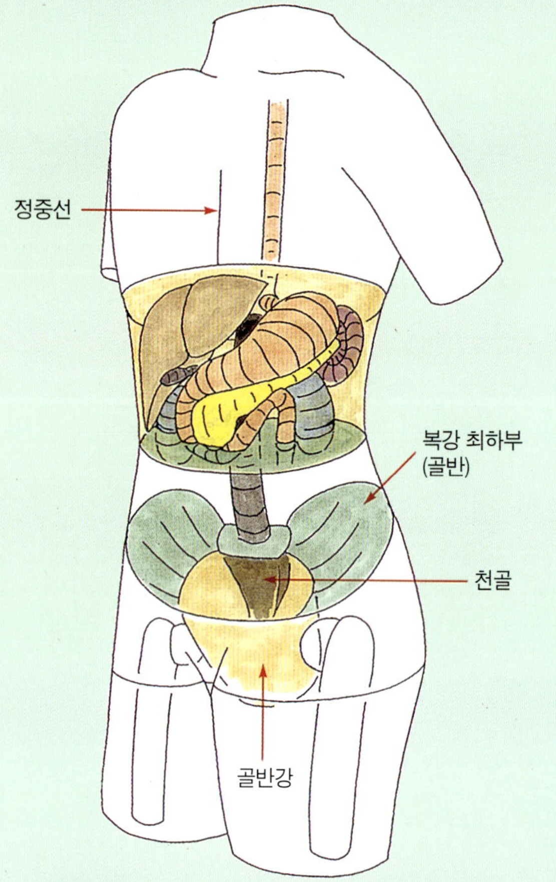

그림 I-4B **복강 · 골반강과 상복부의 장기**

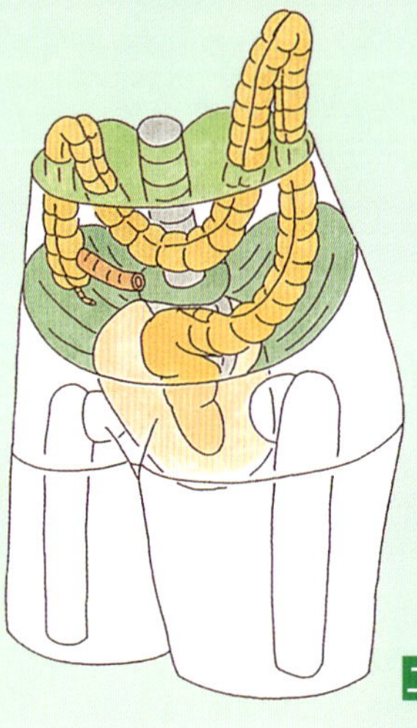

그림 I-4C **하복부의 장기**

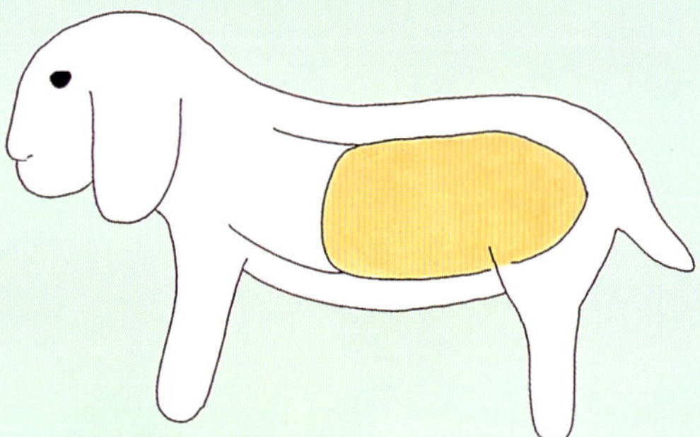

그림 I-5 **개의 복강**

원래 네 발 짐승에서는 골반강이 후방을 향하고 있지 않다. 인간은 직립 보행을 하게 되었기 때문에 골반이 후방을 향하게 되었으며, 이에 따라 골반강도 후방을 향하게 되었다. 골반이 후방을 향하기 때문에 척추는 굽어져 균형을 유지하게 된 것으로 생각된다. 결과적으로 제3요추가 전방에 위치하게 된다. 이 때문에 복강의 횡격막 하강부와 더글라스낭(Douglas-pouch)(85쪽 참조)이 가장 후방이 되었다.

2. 복강 (2)

척추는 바로 누운 위치에서 제3요추가 가장 높고, 제5흉추가 가장 낮은 위치에 있다. 이 때문에 상복부는 머리쪽(횡격막측)이 가장 낮아진다. 또한 횡격막으로 감싸진 복강은 흉곽에 비해 넓으며 후방을 향해 크게 넓어진다(그림 I-6).

신장 : 복강의 후방에는 후복막강이 있고, 같은 공간(cavity)에 있는 신장은 복막의 외측을 감싸는 횡근근막(신근막)에 의해 경계되고 있다(그림 I-7).

십이지장 : 십이지장은 척추에 걸치듯이 위치한다. 췌두부 및 구상돌기를 둘러싸고, 췌장과 함께 십이지장 제2부(하행부), 제3부(수평부)가 후방으로 고정되어 있다. 제1부(상부)와 제3부가 가장 전방에 위치하고 제2부가 가장 후방(우신 전면)에 위치한다(그림 I-8).

췌장 : 췌장은 척추에 걸치듯이 고정되어 있기 때문에 췌두부, 미부는 후방을 향해 굴곡한다(그림 I-8).

비장 : 비장은 좌상복부의 뒷부분에 위치하며 이 복측(전방)에 위저부가 있다(그림 I-9).

간 : 간좌엽은 척추보다 전방, 간우엽은 우신 전면에서 우측 횡격막하에 있는 큰 공간 안에 존재한다(그림 I-10).

담낭 : 담낭은 십이지장의 우측 전방에 위치한다(그림 I-10).

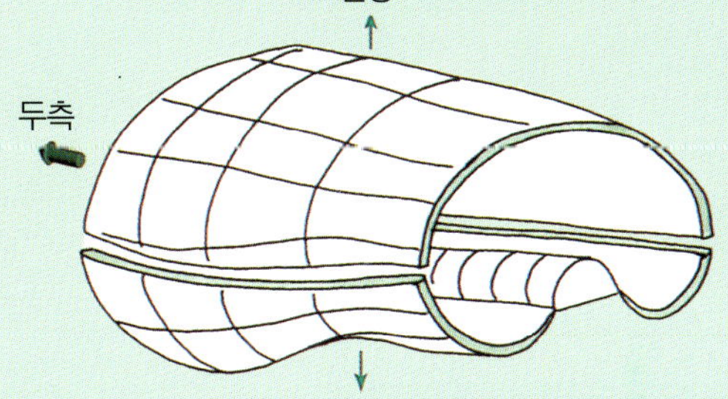

그림 I-6 복강을 좌하방에서 스케치한 그림

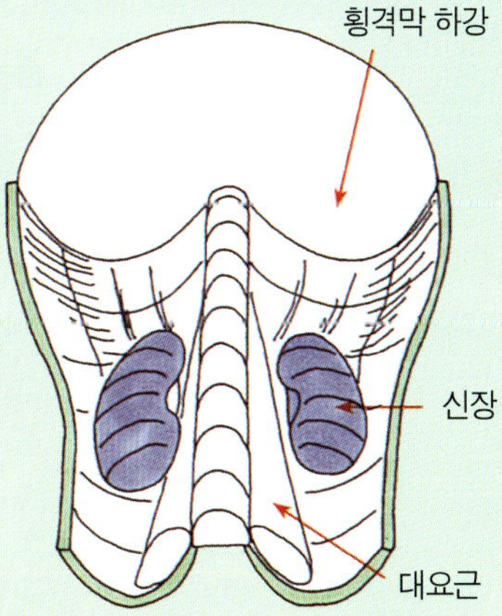

그림 I-7

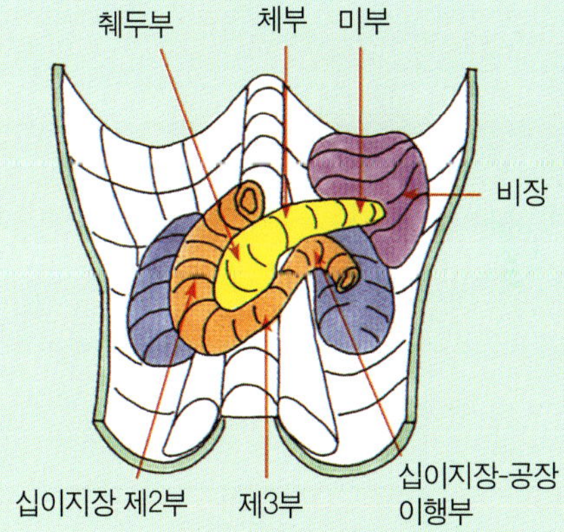

그림 I-8

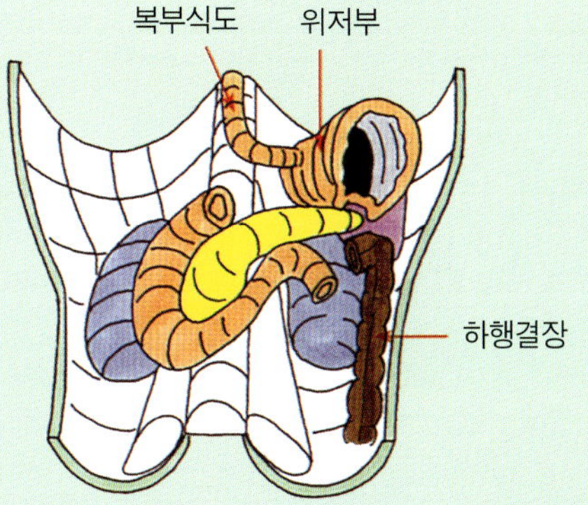

그림 I-9

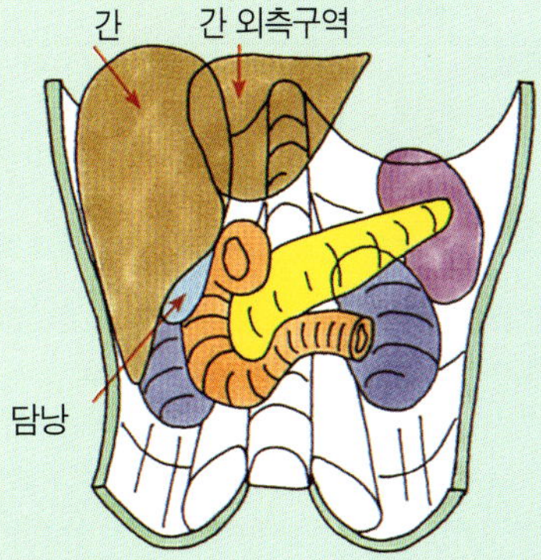

그림 I-10

그림 I-7~I-10은 그림 I-6을 후복막강의 면에서 절단하여 전방에서 스케치한 그림

3. 간 · 담도 (1)

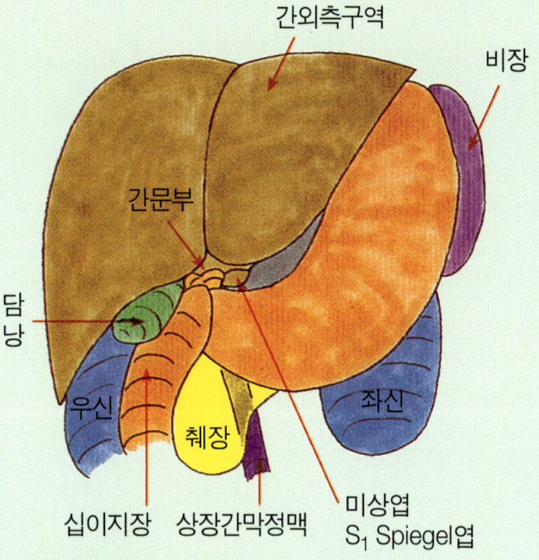

그림 I-11 **정면도**

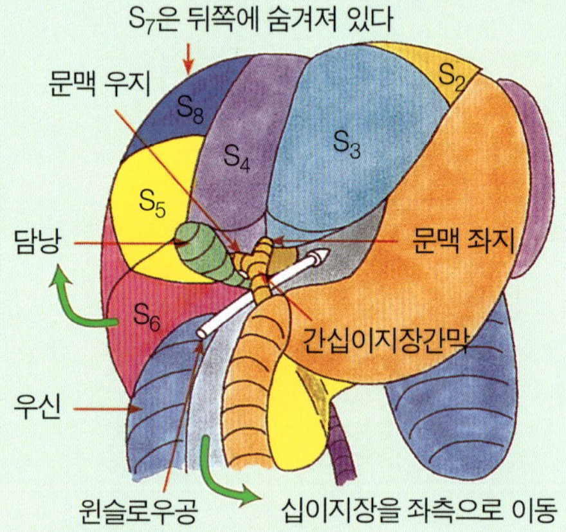

그림 I-12 **간구역 S**

간을 하방으로부터 들어 올리고 있다.

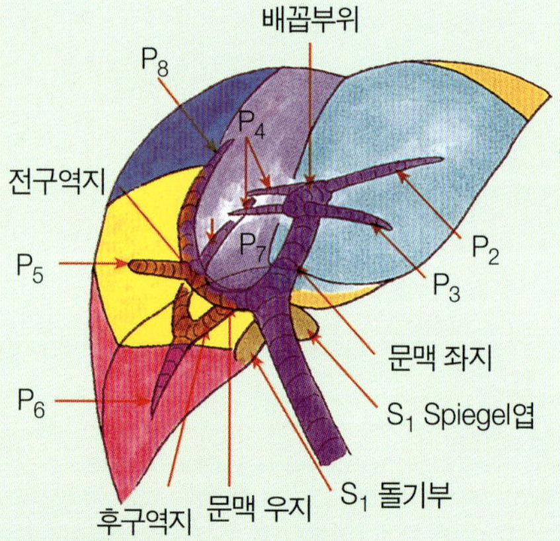

그림 I-13 **문맥(P)의 주행**

S와 P의 번호는 일치한다.

간은 우측 횡격막 하강으로부터 척추 전방에 걸쳐 존재한다(그림 I-11). 간의 혈액은 우간정맥, 중간정맥, 좌간정맥의 3개의 간정맥으로부터 하대정맥으로 모이게 된다. 이 때문에 간정맥은 간을 기능적으로 구분하게 된다. 중간정맥에 의해 간을 우엽과 좌엽으로 나눌 수 있다. 좌엽은 외측구역(S_2와 S_3)과 내측구역(S_4)으로 나눌 수 있으며, 우엽은 우간정맥에 의해 전구역(S_5, S_8)과 후구역(S_6, S_7)으로 나눌 수 있다(그림 I-12)(23, 24쪽 참조).

문맥은 소화관의 혈액을 모아 간문부로부터 간 내로 들어온다. 간에서 우지와 좌지로 나뉘어 각각이 우엽과 좌엽을 공급한다. 좌지는 그림 I-13과 같이 배꼽 부위에서 종료한다. 배꼽으로부터의 문맥 분지는 외측구역과 내측구역을 공급한다. 외측구역은 2개의 문맥지(후외측구역지와 전외측구역지)에 공급되므로 외측구역을 2구역(후외측구역 S_2와 전외측구역 S_3)으로 나눌 수 있다. 그림에서는 내측구역지는 2개만이 보여지게 되어 있지만, 실제로는 4~5개의 문맥지가 분지하므로 내측구역(S_4)은 이것보다 세세하게 구분하지 않는다. 문맥 우지는 그림 I-13, 14와 같이 전방(복측)으로 전구역지, 후방(배측)으로 후구역지가 나뉘어 각각이 전구역과 후구역을 공급한다. 나아가 전구역, 후구역을 각각 위, 아래의 2개로 나눈다. 정확하게 수평면으로는 나눌 수 없지만 대강 그림 I-14와 같이 아래의 구역과 떼어낸 상부구역으로 나눌 수 있다. 즉, 전구역은 전상구역(S_8)과 전하구역(S_5)으로, 후구역은 후상구역(S_7)과 후하구역(S_6)으로 나눌 수 있다. 문맥 좌우지로부터 직접 분지하는 미상엽지에 공급되는 영역이 좌우지의 후방에 있는 미상엽 S_1이다(121, 122쪽 참조). 미상엽은 3개로 나눌 수 있는데 Cantlie선으로부터 좌측이 Spiegel엽, 우측에서 문맥으로부터 상방(두측)이 하대정맥부, 이 하방(미측)이 돌기부이다.

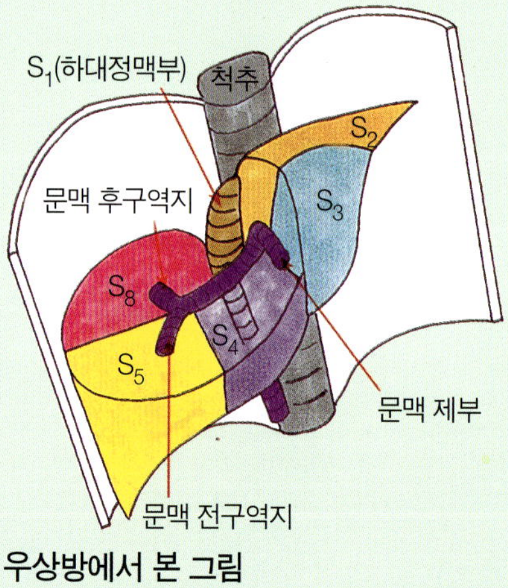

그림 I-14 **우상방에서 본 그림**

우상방을 절단하였다.

4. 간 · 담도 (2)

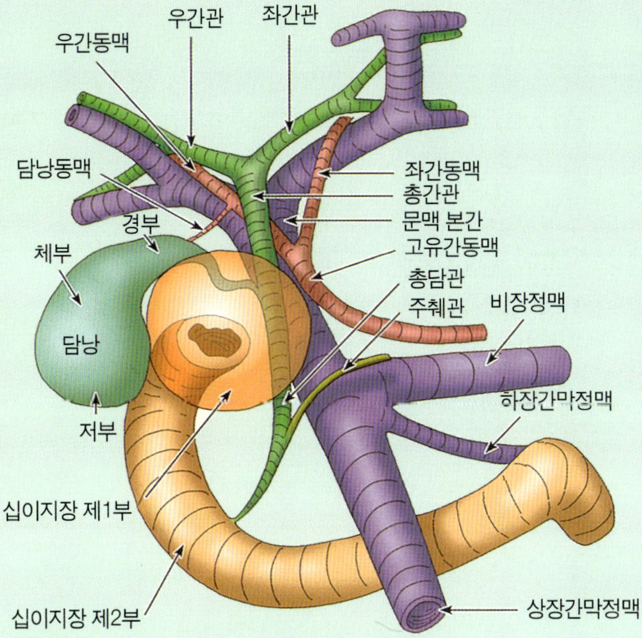

그림 I-15 담낭 · 담도와 그 주변

간으로 유입된 혈관은 간동맥과 문맥으로 간십이지장간막(인대) 내를 주행한다. 또한 간외 담관도 이 안을 주행한다. 즉, 간십이지장간막은 이것들을 감싸는 중요한 통로이다. 이것은 그림 I-16에 나타내듯이 파이프 모양으로 좌측은 소망(小網)에 이어지지만 그 외에는 완전히 분리되어 있다. 이 후방이 망낭공(윈슬로우공)으로, 망낭에 이어진다.

문맥 : 비장정맥과 장관으로부터의 정맥혈을 모은 상 · 하장간막정맥이 합류해 문맥 본간이 된다. 이것이 췌장의 후방으로부터 간십이지장간막 내에 접어들어 간문부에 이른다. 간문부에서 좌우로 나뉜다.

간동맥 : 복강동맥으로부터 나뉜 총간동맥은 위십이지장간막 내를 주행해 간문부에 도달한다(56쪽 참조). 간동맥은 문맥의 전방(복측)에 위치한다.

담관 : 간에서 만들어진 담즙은 좌우간관으로부터 총간관을 흘러 담낭담관으로부터 담낭으로 들어온다(일시 저장). 담낭이 수축하면 다시 담즙은 담낭담관을 흐르고 나서 총담관을 통해 십이지장으로 배출된다. 간에서 나온 담관을 간외담관이라고 하는데 간십이지장간막 내에서는 가장 전방을 주행한다.

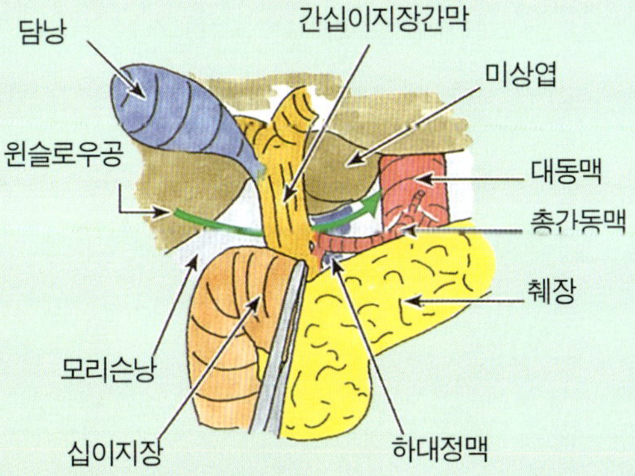

그림 I-16 간십이지장간막을 열기 전
위가 절제되어 십이지장 절단 부분에 겸자가 있다(유문측 위절제술, 그림 IV-2 참조).

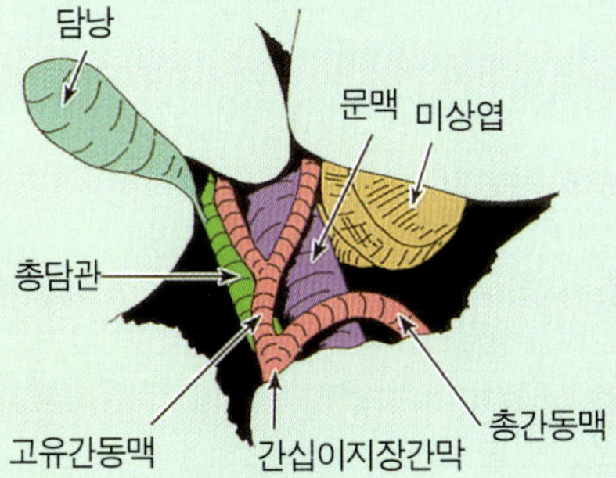

그림 I-17 간십이지장간막을 연 모습

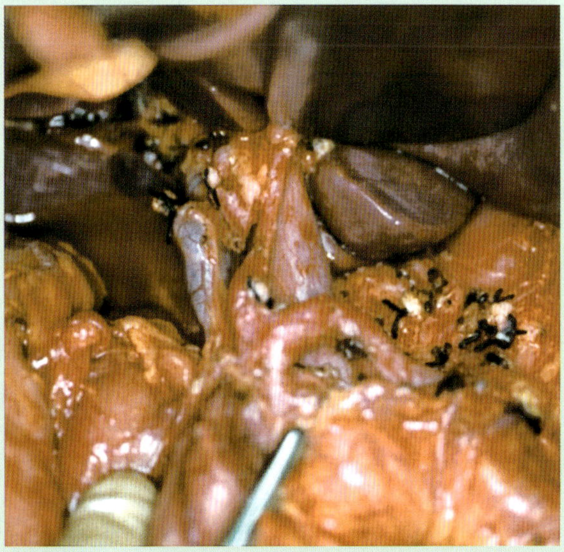

그림 I-18 간십이지장간막을 열어 간외담관, 간동맥, 문맥을 노출

5. 위 · 십이지장 · 췌장 (1)

췌장은 후복벽의 복막의 후방(후복막강)에 있으며 척추 및 하대정맥, 복부대동맥에 휘감는 형태로 고정되어 있다. 그리고 문맥, 상장간막동정맥, 총담관, 십이지장이 순서대로 복잡하게 얽혀 있다(그림 I-19).

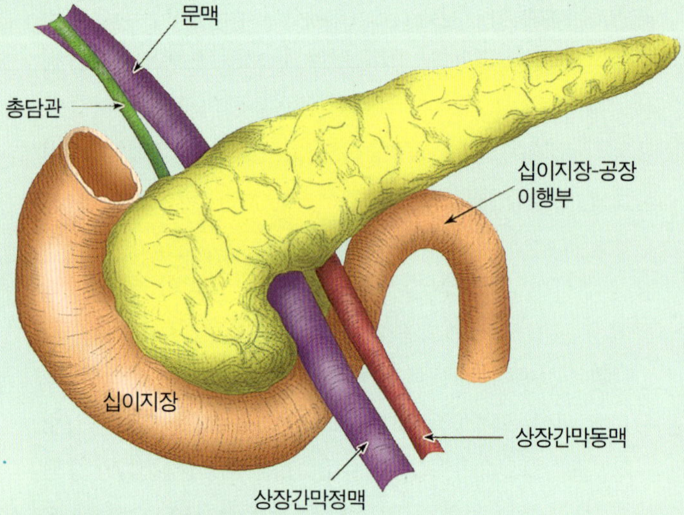

그림 I-19 췌장의 외관

췌장은 두부, 체부, 미부로 나눌 수 있는데(그림 1-20), 두부는 제1 · 2 요추의 높이로 전방에서 우측으로 굴곡하면서 하대정맥의 전방에 고정되어 있다. 두부의 하내후방에 구상돌기(uncinate)가 있으며, 상장간막정맥의 후방까지 뻗어 있다. 두부와 구상돌기는 십이지장계제로 둘러싸여 있고 문맥에 의해 체부와 경계되고 있다. 이 경계에 있는 문맥, 상장간막동맥의 전면에 있는 부위를 경부라고도 한다. 제1요추의 높이에서 가장 전방에 위치하며, 체부는 여기에서 척추의 굽음을 따르듯이 후방으로 향해 체부로부터 미부로 이행한다. 췌장을 체 · 미부에서 둥글게 자르면 그 안에 주췌관, 후방에 비장정맥의 단면이 노출한다. 그림 I-21은 유문부보다 5mm 항문측(십이지장 상부)에서 분리해 위를 올리고 있는 수술 사진이다(위는 보이지 않음). 위의 배측에 접하고 있던 췌장이 노출되고 있다. 상장간막정맥은 췌장의 배측을 주행해 온 비장정맥(여기에서는 보이지 않음)과 합류해 문맥이 되어 간으로 유입한다.

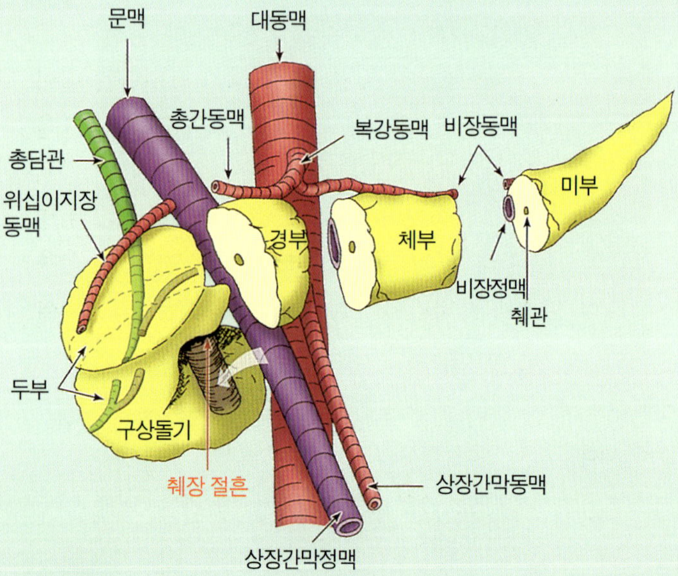

그림 I-20 전방에서 본 췌장의 구분

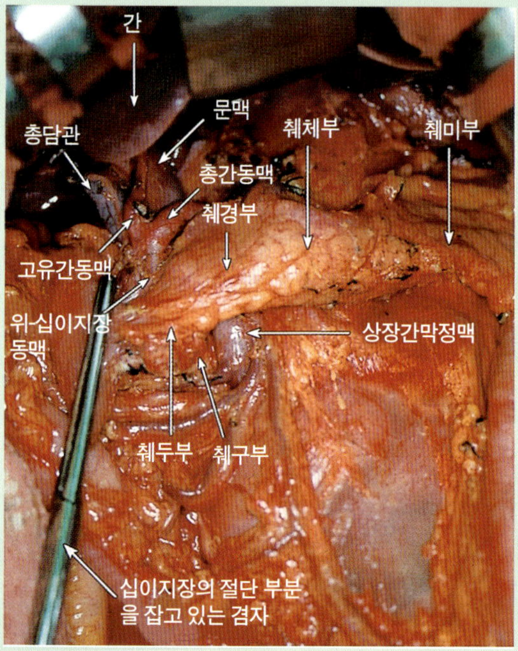

그림 I-21 위를 절제한 모습
유문측 위절제술, 그림 IV-2 참조

6. 위 · 십이지장 · 췌장 (2) 우측

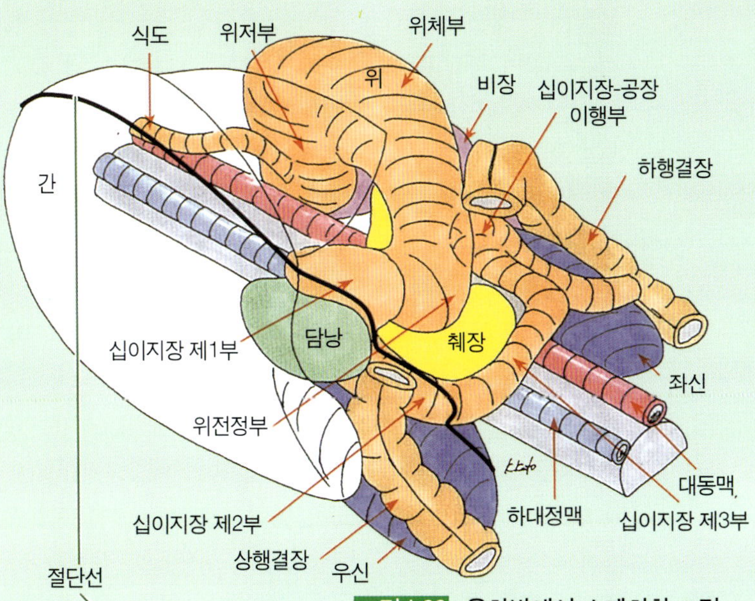

그림 I-22 우하방에서 스케치한 그림

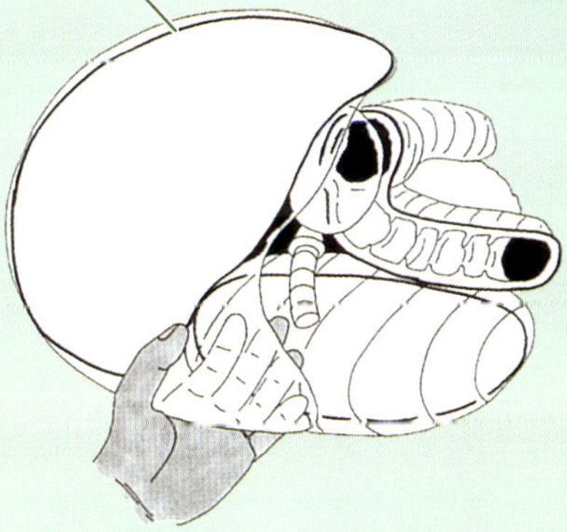
그림 I-23A
간 S_6의 후방으로부터 왼손을 삽입하였다. 간 S_6은 주위와의 유착이 없다. 손이 삽입된 영역은 횡격막 하강의 일부이다.

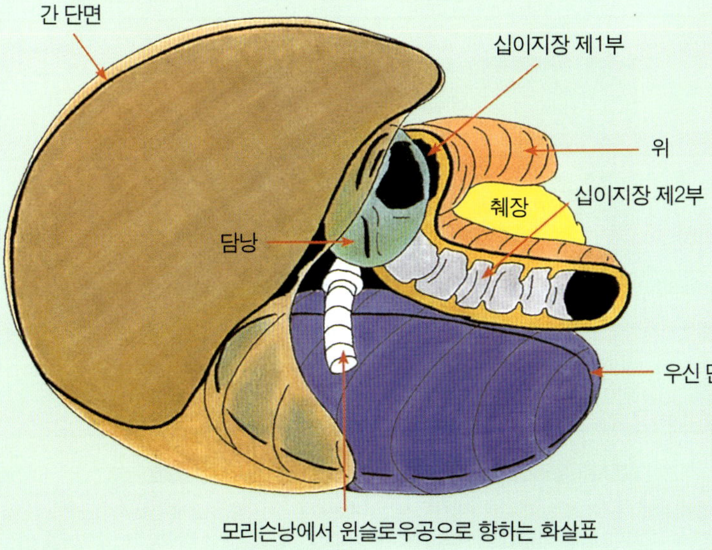

그림 I-23B 그림 I-22의 절단선에서의 단면

[참고] 151쪽 - 그림 15

초음파 영상에서 본 그림의 절단면을 나타내고 있다. 모리슨낭은 복수가 모이게 되면 열린다.

위 · 십이지장 · 췌장은 척추의 굽음에 따라 변형하고 있다. 여기에 다른 장기가 밀접하게 서로 이웃하여 위치하고 있다. 우측으로는 담낭, 우신, 간, 결장이 밀착하고 있다. 위에서 유문륜을 통과한 음식물은 십이지장 제1부에 들어간다. 그 후 제2부로 향해 후방(거의 수직)으로 보내진다. 십이지장 제1부의 우측으로 담낭이 밀착하고 있다. 담낭은 음식물 소화 시 수축해 십이지장 제2부에 담즙을 배설한다. 담즙은 내분비성으로 조절되고 있다. 필자는 십이지장 제1부의 음식물에 의한 팽창이 직접적으로 물리적인 자극을 주어 수축에 영향을 준다고 생각하고 있다. 췌장은 십이지장 제2, 3부에 붙어 있어, 췌관을 통해 들어온 췌액은 십이지장 제2부로 유출된다.

십이지장 제2부는 우신의 전방에 올려진 형태로 고정되어 있다. 십이지장 제2부를 종단하는 시상선(그림 I-22의 절단선)에서 간의 후방은 체간에 고정되어 있고, 또한 우신 윗부분에 고정되어 있다. 이것에 의해 윈슬로우공이 형성된다. 즉, 검은 선으로 테두리 한 3개의 단면(간, 십이지장, 신장)이 모여 만들어진 중앙의 삼각형 부분이 윈슬로우공이다〔그림 I-23B의 화살표 : 그림에는 나타나지 않지만 간십이지장간막(인대)이 윈슬로우공의 전방의 벽을 형성한다〕. 이보다 앞의 우신 전면에서 결장의 상방(우신 전면에 결장이 부착하고 있음)의 영역(그림 I-23B의 화살표)이 모리슨낭인데 우측 횡격막 하강(그림 I-23A의 왼손 영역)에 계속된다(85쪽 참조).

7. 위 · 십이지장 · 췌장 (3) 좌측

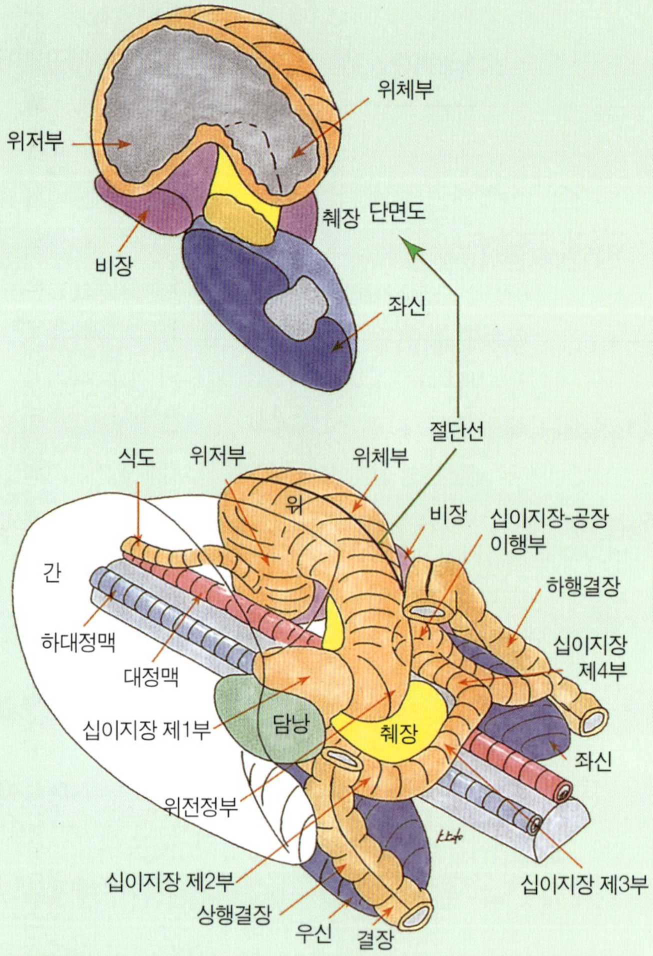

그림 I-24 우하방에서 스케치한 그림과 좌상복부의 시상단면도

위는 횡격막 하강을 차지하는 가장 큰 기관이다. 비장이 가장 배측에 있지만 위저부는 비장의 전방으로 올려진 형태를 하고 있다. 췌장은 위저부의 후방에 있지만 위저부는 이보다 상방의 공간에 존재한다. 따라서 췌장에 의해 위에 눌림이 형성되게 된다. 위 내에 공기나 음식물이 가득 차면 이 눌림은 조금 완만해지지만, 아래의 CT에서 볼 수 있듯이 위 내용물이 존재하지 않으면 위저부는 급격하게 좌측 횡격막 밑으로 떨어지게 된다. 위와 췌장 사이에 망낭이 존재하는데 이것에 의해 위는 고정된 췌장의 영향을 받지 않고 유동운동을 할 수 있다. 십이지장–공장 이행부는 위체부의 배측에 위치해 상방에서 트라이트인대로 매달려 있다. 십이지장 제2부로부터 같은 부위까지 고정되기 때문에 공장이나 회장과 같이 자유로운 움직임을 할 수가 없다.

Check it

위의 후방에는 망낭이 있는데, 고정되어 있지 않기 때문에 위는 음식을 다량으로 넣어 소화 운동을 실시할 수 있다. 한편 십이지장은 췌장과 붙어 있기 때문에 충분한 움직임을 할 수 없다. 수술로 십이지장 제2부로부터 트라이트인대까지를 후복막으로부터 박리하면, 수술 후 십이지장이 확장되어 장폐색증이 되기 쉽다. 이것은, 십이지장이 후방에 고정되어 있어 확장을 막아 음식물이 물리적으로 서서히 흘러가는 구조가 되었다는 것을 추측하게 한다.

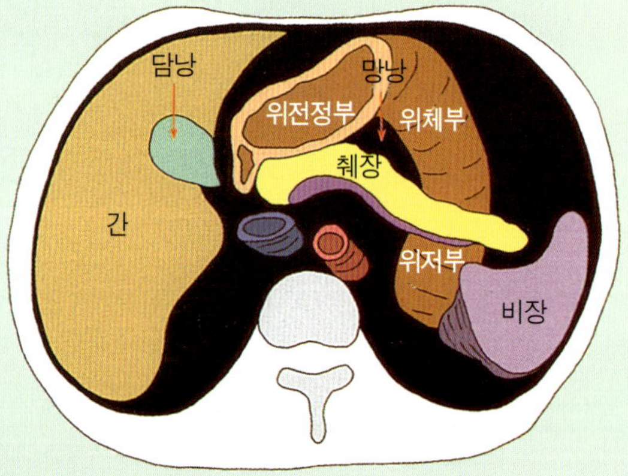

우측 합성 CT의 스케치

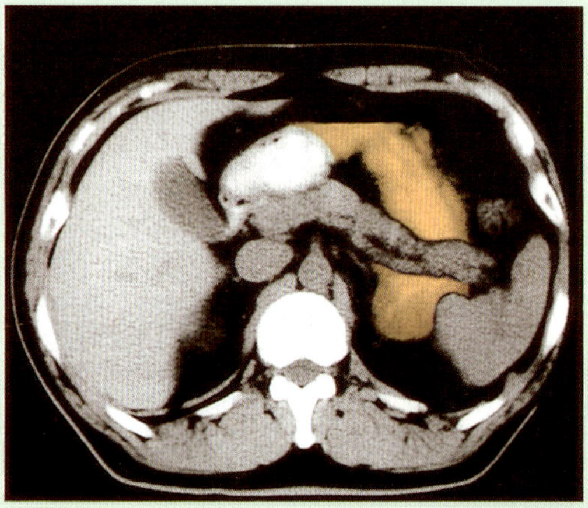

2장의 슬라이스를 합성한 CT. 위저부가 췌장을 타고 넘어 후방으로 움푹 패여 있는 것을 알 수 있다.

그림 I-25 좌상복부의 수평단면도

8. 신장 · 비장

복강의 후방을 신장, 비장 및 간 후구역이 차지한다. 이 중 위에 있는 장기가 간(우), 비장(좌)이다. 양자는 신장을 빗겨가듯이 복강의 형태에 맞는 형태를 하고 있다. 정상의 간, 비장은 부드러워 손가락으로 누르면 쉽게 들어가게 되는데, 이 유연성에 의해 성장 과정에서 복강의 틈을 메울 수 있다. 또 부신도 부드럽고, 신장 윗부분에 부착해 역시 틈을 메우고 있다. 이에 비해 신장은 비교적 딱딱하고 형태가 정해져 있다. 신장 외측 부분에 결장이 세로로 뻗어 있다.

비장 : 전방에 있는 췌장과 위저부를 비문부에서 받듯이 좌상복부 후방에서 좌측에 위치한다. 비문부에서 혈관이 출입하여 혈류량 · 압에 의해 크기가 변화하기 때문에 비장의 크기는 개인차가 크다.

신장 : 후복막강에 있으며 제12흉추로부터 제3요추 사이의 높이에 위치하고, 척추의 좌우에 존재하는 한 쌍의 실질성 장기이다. 신장은 척추에 걸치듯이 후방으로 위치해 있기 때문에 신문부는 내전방을 향해 있고 같은 부위에 동맥, 정맥, 요관이 들어온다.

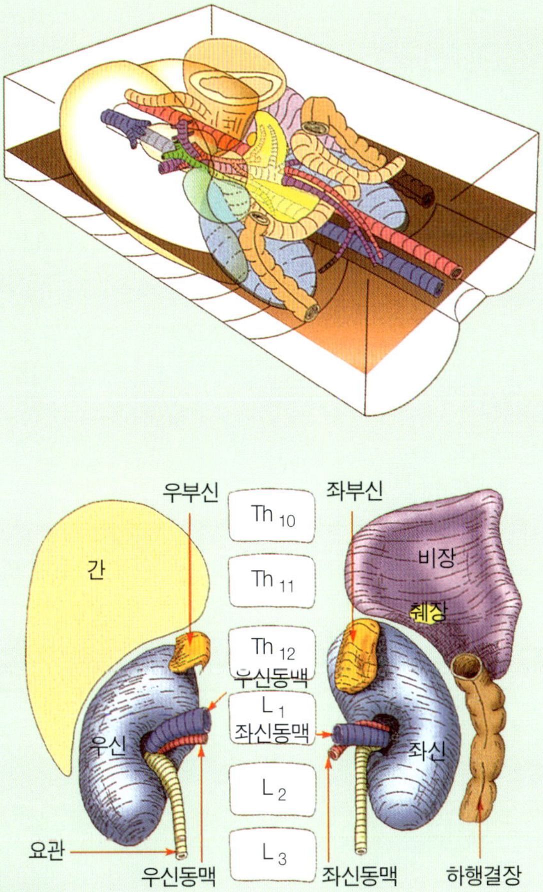

그림 I-26 갈색의 수평면에 간, 신장, 비장, 부신, 결장이 보인다.

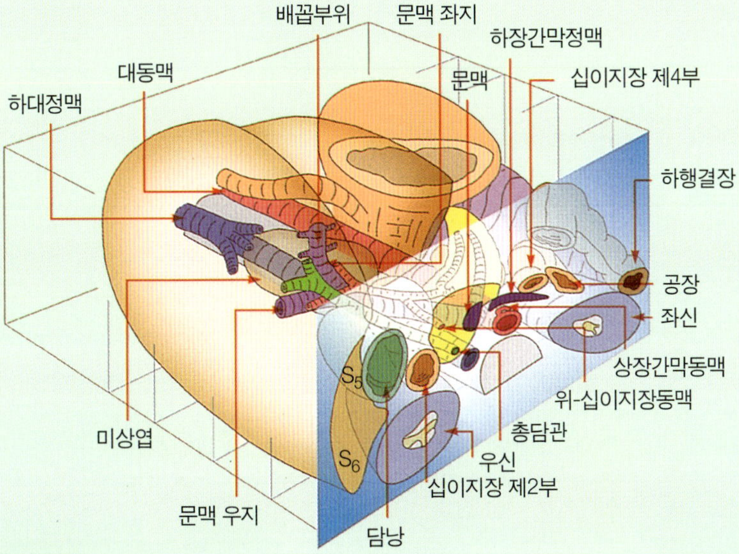

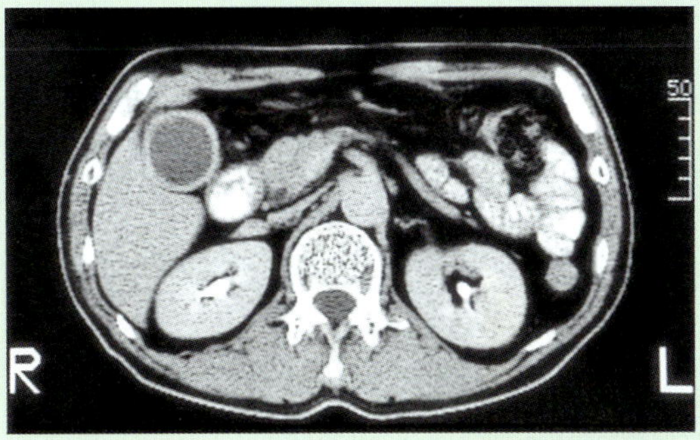

그림 I-27 복부 CT 사진(우)과 그 스케치(좌)

Check it

양 신장이 척추를 중심으로 좌우로 떨어져 있는 것을 알 수 있다, 췌장과 양 신장으로 둘러싸인 부위에 중요한 동맥근부, 신경총이 있다.

제 II 장
검사편

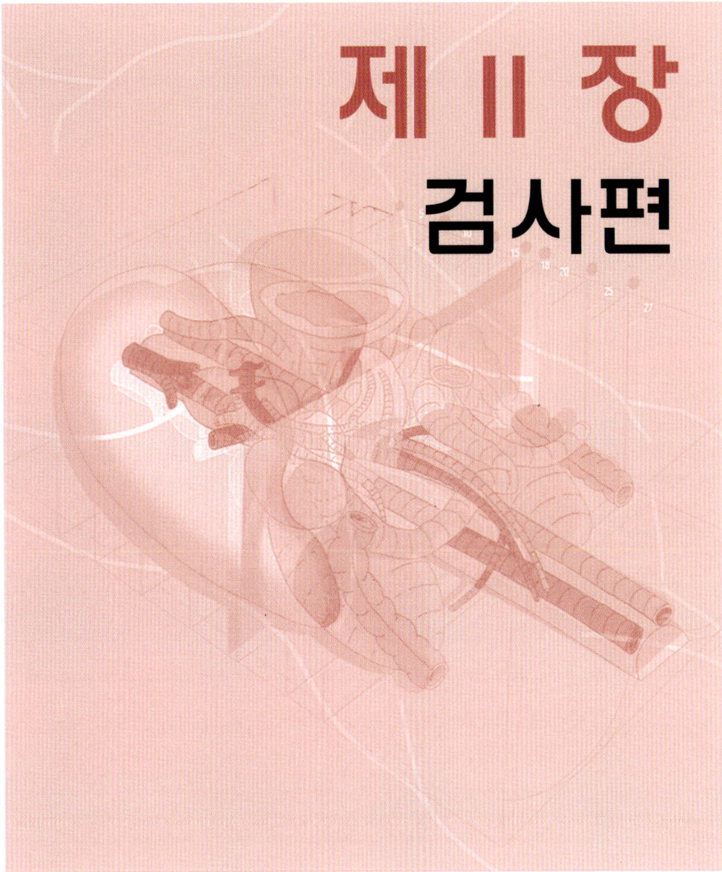

CT상으로 각 장기의 위치관계를 학습하고, 복부 혈관 촬영상으로 각 장기의 축을 학습할 수 있다. CT상과 복부 혈관 촬영상을 충분히 이해하면, 다른 영상을 판독하는 응용력도 익힐 수 있을 것이다. 또한 각 장기의 축을 이해하기 위해 장기의 발생과정에 대해서도 설명하고 있다.

최근의 CT상은 해상도가 높아 장기 내의 작은 병변을 제외하고는 매우 잘 알 수 있다. 그런 만큼 의료 검사에서 빼놓을 수 없는 중요한 위치를 차지하고 있다. 복부 CT상을 보면 복강내 장기의 위치관계나 형태를 알 수 있다. 판독에서는 연속 영상으로부터 입체적으로 파악하는 것이 중요하다. 본장 CT 검사는 이것을 목적으로 훈련할 수 있도록 구성되어 있다.

복부 혈관 촬영 검사에서는 복부 장기의 발생과정을 자세히 설명하고 있다. 발생과정에서 장기는 복강의 형태에 맞추어 이동한다. 이 때문에 이동 방향으로 축이 변화해 갈 것이다. 혈관 주행은 변위한 축을 배우는 데 중요하다. 본장 복부 혈관 촬영 검사는 장기의 장축과 단축을 이해하는 것을 목적으로 구성되어 있다.

각 장기의 위치관계와 축을 배우는 것에 의해 영상 판독 능력을 향상시키기 바란다.

1. CT 검사 – 정상상 (1)

CT 상을 보면서 해부에 대해 확실히 이해하게 되길 바란다(본장의 목적은 연속 영상에서의 입체적인 해부 학습이므로 단편적인 영상을 이해하는 것이 아니라 일련의 흐름 속에서 이해하도록 하자). 그림 II-1~II-9까지의 CT상을 아래에 설명한다. 아래 그림(권말 해부지도의 축소도)에 그림 II-1~II-9의 CT상의 촬영 위치를 나타냈다.

● 그림 II–1 : 간정맥 유입부의 수평단면도

우, 중, 좌간정맥 하대정맥 유입부에서의 수평단면도이다. 3개의 간정맥은 간으로부터의 정맥혈을 모아 간의 가장 윗부분에 도달해 하대정맥으로 모이게 된다. 이 중 중간정맥이 간을 우엽과 좌엽의 2개로 나누게 된다(Cantlie 선 : 중간정맥과 담낭을 연결하는 평면. 112쪽 참조).

척추의 전면에 대동맥, 이 전면에 식도가 있다. CT상에서 검은 공간은 흉강 및 폐이다.

● 그림 II–2 : 문맥 제부의 수평단면도

간구역(Couinaud) 분류에 대해서는 22쪽을 참조한다.

소화관으로부터 흡수한 영양소나 대사물 등을 모아 옮겨 온 문맥은 간으로 들어가 좌우로 나누어진다(문맥 좌지, 우지). 문맥 좌지는 간좌엽에 들어간 후, 크게 전방으로 굴곡한다(문맥 제부, umbilical portion). 이 문맥 제부가 간좌엽을 외측구역(외측후구역 S_2, 외측전구역 S_3)과 내측구역(S_4)으로 나누고 있다. 외측구역 내(S_2와 S_3을 중심으로)를 좌간정맥이 주행하고 있다. 이 영상에

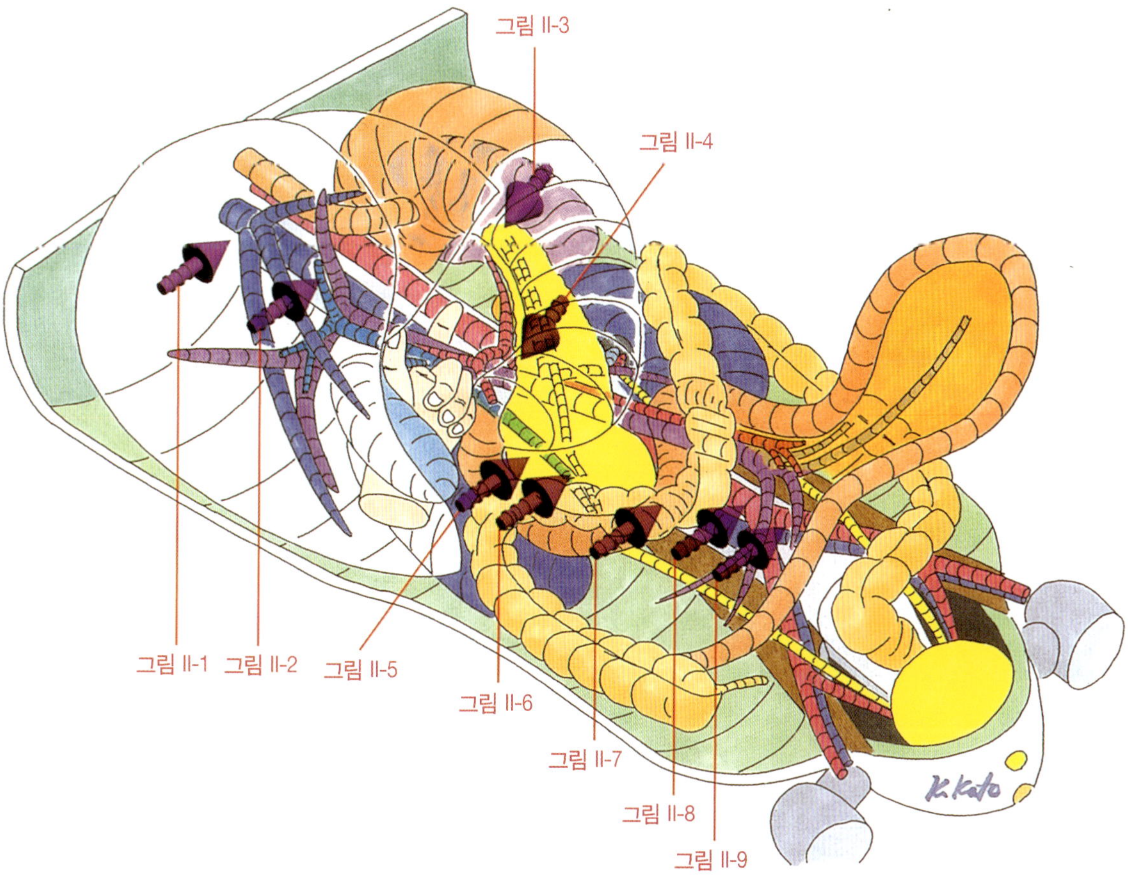

그림 II-1~II-9 의 CT 촬영 위치(권말 「해부지도」 참조)

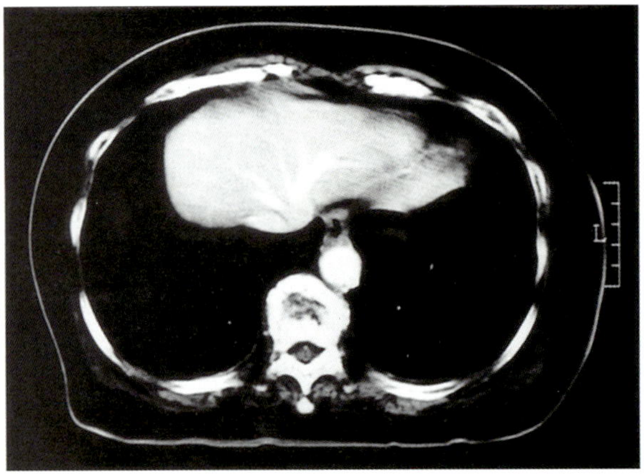

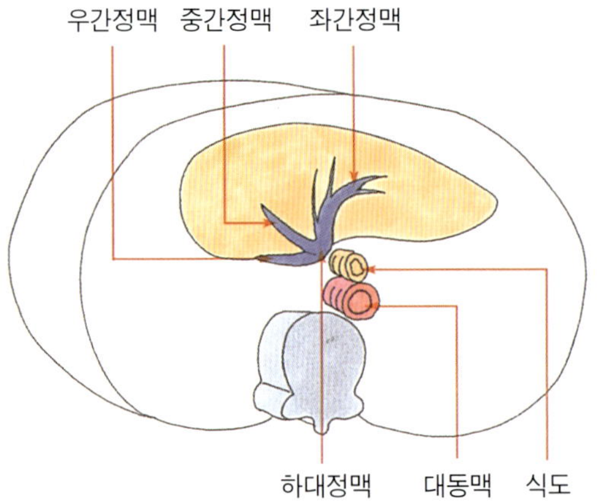

그림 II-1 간정맥이 하대정맥으로 유입하는 부위의 수평단면도

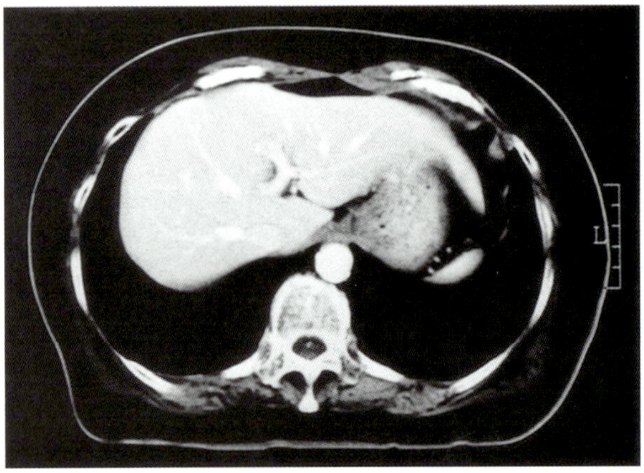

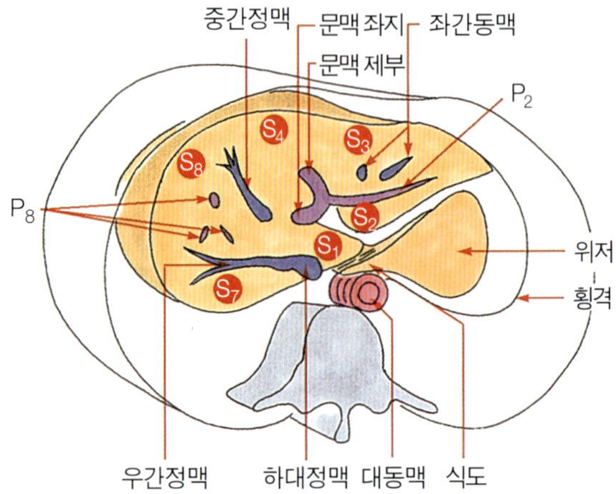

그림 II-2 문맥 제부(umbilical portion)의 수평단면도 [해부] 147쪽 - 그림 1, 2

서는 좌간정맥의 단면 영상과, S_2를 주행하는 문맥 외측 후구역지 P_2의 종단면상이 나타나 있는데 이것이 Cantlie선이며, 간을 우엽과 좌엽으로 나누고 있다. 우엽은 나아가 우간정맥으로 전구역(전방)과 후구역(후방)으로 나눌 수 있다. 우엽의 전구역은 전상구역 S_8(두측)과 전하구역 S_5(미측)의 2구역으로 나눌 수 있는데 그림 II-2의 면은 간의 두측을 슬라이스한 것이므로 S_8이 나타난다. 또한 S_8에는 문맥 전상구역지 P_8의 횡단면상이 나타난다. 우엽의 후구역은 후상구역 S_7(두측)과 후하구역 S_6(미측)의 2구역으로 나눌 수 있는데, 이 그림에서는 S_7이 우간정맥의 후방에 나타나 있다. 또한 문맥 제부의 후방에는 미상엽 S_1이 나타나 있다.

위저부와 복부식도 및 그 접합부가 나타나 있다.

● 그림 II−3 : 비장동맥이 비장으로 유입하는 수평단면도

비장동맥이 비문부로 유입되고 있다.

중간정맥을 말초(미측)로 따라가면(Cantlie선) 담낭에 이른다. 이 좌측은 S_4로 그림 II-2와 같은데, 그림 II-2의 슬라이스보다 미측이기 때문에 우측은 우엽 전구역인 전하구역 S_5가 나타나 있다. 마찬가지로 우간정맥의 후방에는 우엽 후구역의 후하구역 S_6이 나타나 있다. 이 그림에서는 S_6에 후하구역지 P_6의 종단면상이 나타나 있다. 또한 간과 십이지장을 연결하는 간십이지장간막의 횡단

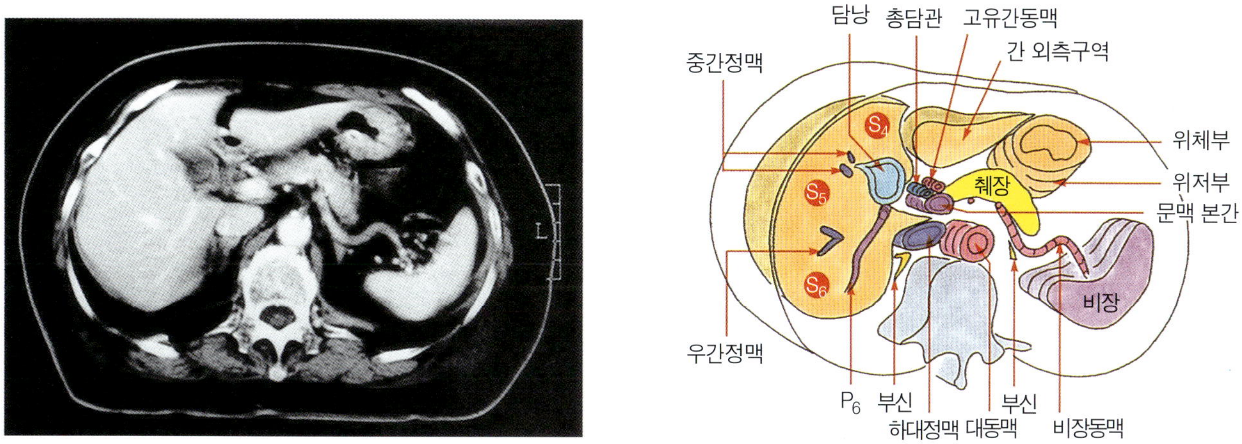

그림 II-3 비장동맥이 비장으로 유입하는 수평난면도

면상이 보여지고 있다. 15쪽의 해부지도 축소도에 그려져 있는 손은 간십이지장간막의 후방에 삽입되어 있는데, 이 부위는 윈슬로우공이라고 하며 손가락은 망낭에 들어가 있다. 간십이지장간막(문맥, 간동맥, 담관의 3개를 넣는다)은 간문부와 연결되어 있는데, 이것은 간으로의 또는 간으로부터의 중요한 수송 파이프(문맥혈, 동맥혈, 담즙)의 역할을 한다. 이 그림에서는 문맥 본간, 고유간동맥, 총담관의 횡단면이 보이고 있다. 문맥의 전방에 총담관, 고유간동맥이 있는 것이 포인트이다.

위는 체부에서 저부로 이행하는 부위가 보여지고 있다. 양 신장의 두내측에 부신이 보여지고 있다.

그림 II-4 : 복강동맥근부(celiac trunk)의 수평단면도

복부대동맥으로부터 분기하는 복강동맥 근부에서 수평단면인 위체부와 유문부(전정부)가 보여지고 있다. 경계는 명확하지 않지만 내강이 좁아지는 부위가 경계이다. 이 그림에서는 후방으로 향하는 십이지장이 보여지고 있다. 십이지장은 제1부에서 후방으로 주행해 제2부로 이행한다. 이 때 형성되는 각을 상십이지장각(SDA)이라고 한다(74쪽 참조).

위의 후방에 췌체부, 위-십이지장동맥, 문맥의 단면상이 보여지고 있다.

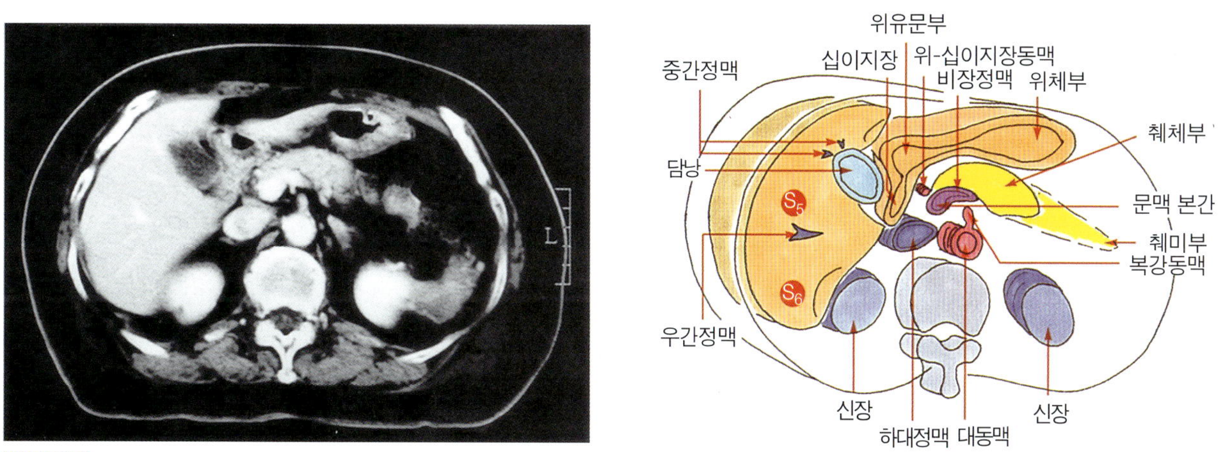

그림 II-4 복강동맥근부(celiac trunk)의 수평단면도 [해부] 147쪽 - 그림 3

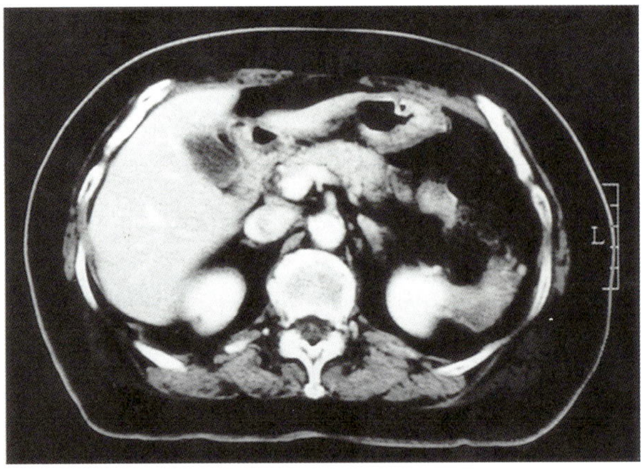

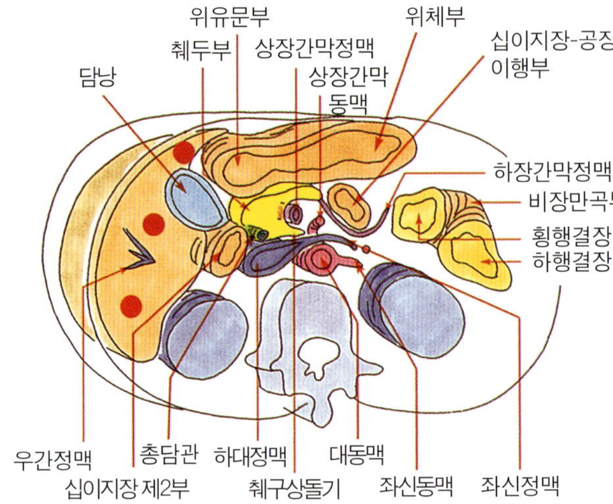

그림 II-5 상장간막동맥근부(SMA)의 수평단면도

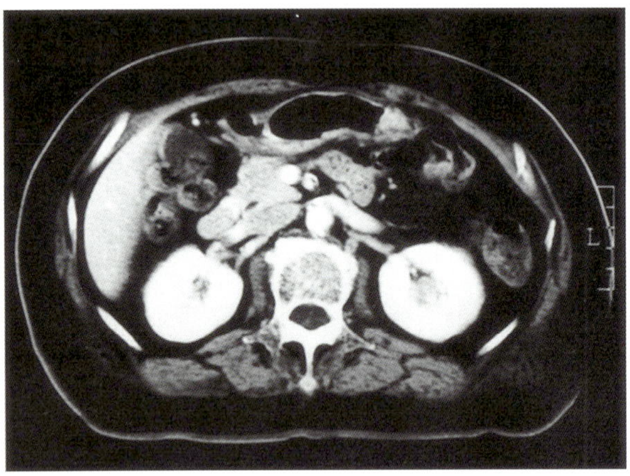

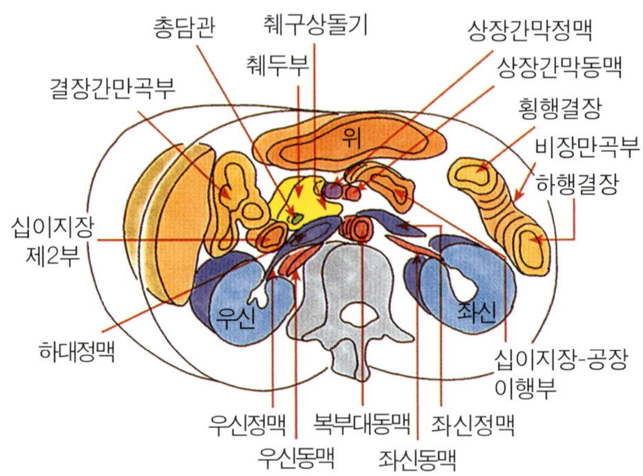

그림 II-6 총담관이 십이지장으로 유입하는 부위의 수평단면도 [해부] 147쪽 - 그림 4

● 그림 II-5 : 상장간막동맥근부(SMA)~ 좌신정맥 유입부의 수평단면도

복부대동맥으로부터 분기하는 상장간막동맥의 근부에서의 수평단면도이다. 상장간막동맥의 후방, 복부대동맥의 전면을 횡단하는 좌신정맥의 종단면상이 보여지고 있다. 이 전방에 췌두부, 구상돌기의 단면이 보여지고 있다. 췌장 내를 주행하는 총담관, 췌체부와 두부의 경계를 주행하는 상장간막정맥, 췌장의 우측을 하행하는 십이지장 제2부, 십이지장-공장 이행부 등의 횡단면이 보여지고 있다.

결장비장만곡부가 슬라이스되어 하행결장과 횡행결장의 단면상이 보여지고 있다.

● 그림 II-6 : 총담관이 십이지장으로 유입하는 수평단면도

척추의 전면(前面)에 하대정맥과 복부대동맥의 횡단면상이 보여지고 있다. 이 양측에 움푹 들어가듯이 양 신장이 위치하며 신문(腎門)에 신장동정맥이 연결되어 있다. 따라서 신문이 하대정맥이나 복부대동맥의 방향으로 향하고 있다. 양 신장이 존재하는 부위는 주로 지방층(저흡수역)으로 구성되는 후복막강이다. 복강과 달리 유리 공간은 존재하지 않는다.

이 후복막강에 올라타듯이 전방에 고정되어 있는 것이 십이지장과 췌장이다. 이 CT상에서는 우신정맥의 전방에 십이지장 제2부(하행부), 하대정맥의 전방에 췌구부(구상돌기)가 있다. 상장간막동정맥의 횡단면상이 보여지고 있는데, 이보다 우측이 췌두부 및 구부이다. 여기에서는 구부가 상장간막정맥의 후방에 휘감겨 있는 것을 알 수 있다. 췌장의 우측에 십이지장 제2부가 있는데, 여기에 유입하는 총담관의 단면상이 보여지고 있다. 상장간막동정맥의 좌측에는 십이지장 제4부(상행부)가 상행해 공장으로 이행하는 부위가 보여지고 있다.

그 밖에 결장간만곡부, 비장만곡부(상행결장과 횡행결장), 위의 최하방이 보여지고 있다.

● 그림 II-7 : 십이지장 수평부(제3부)의 수평단면도

십이지장 제2부(하행부)가 최하부에 이르러 제3부(수평부)로 이행하고 있다. 십이지장 제3부는 췌구부와 유착하고 있으므로 상장간막동정맥의 후방에 위치하는 것은 쉽게 이해할 수 있다. 십이지장 제3부는 상장간막동정맥과 하대정맥 · 복부대동맥의 사이를 수평 약간 전방으로 주행한다. 이 CT상에서는 십이지장의 수평부가 보이고 있다.

십이지장 전방에는 횡행결장이 덮듯이 주행하고 있다. 개복 시에 십이지장 제3부가 보이지 않는 이유이다. 또한 복강 양측에 상행결장 및 하행결장의 횡단면상이 보여지고 있다.

● 그림 II-8 : 배꼽부위의 수평단면도

그림 II-7까지가 상복부, 그림 II-8부터 하복부가 된다

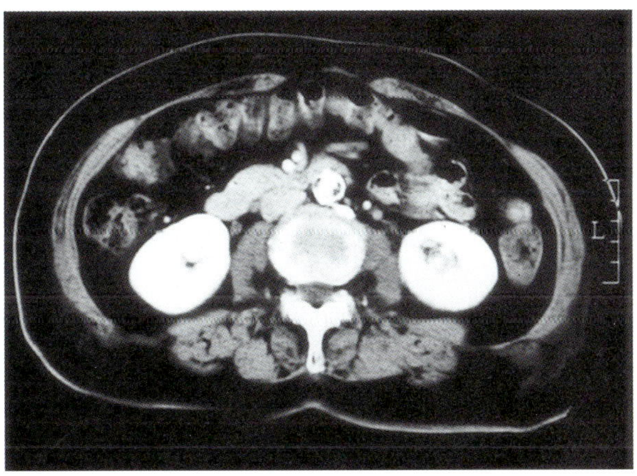

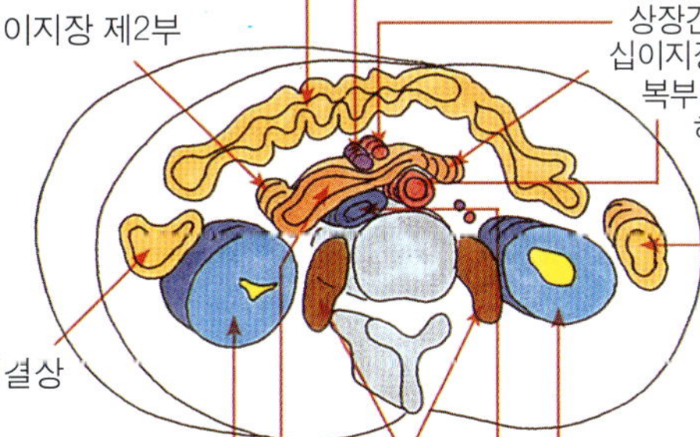

그림 II-7 십이지장 수평부(제3부)의 수평단면도 ● [해부] 147쪽 - 그림 5

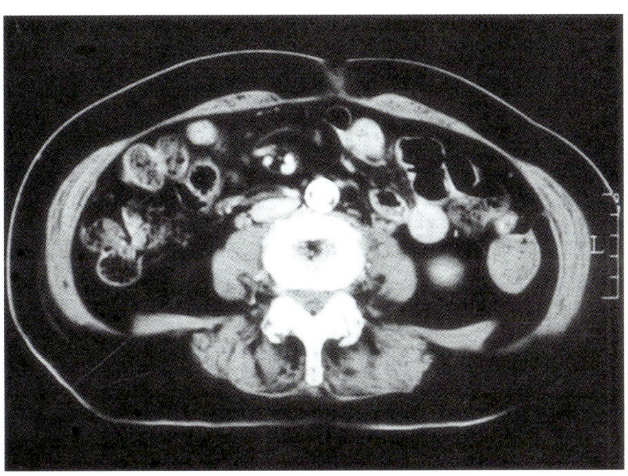

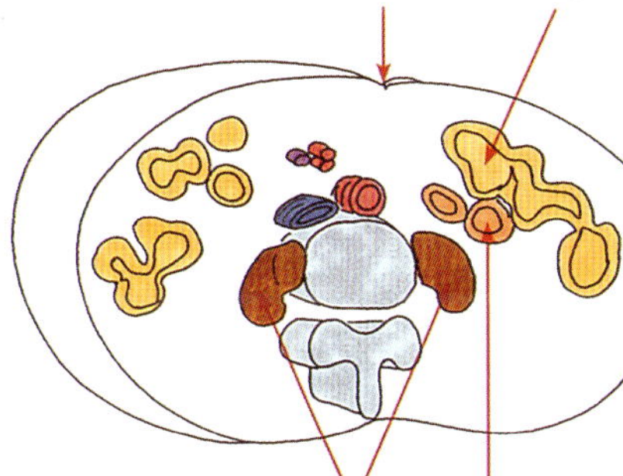

그림 II-8 배꼽부위의 수평단면도

(상복부와 하복부의 경계에 횡행결장이 위치한다). 따라서 그림 II-8에서는 결장 및 소장이 보이고 있다. 복강의 공간이 가장 좁아지는 부분으로, 이른바 waist이다(흉곽이 없기 때문에 공간이 좁아진다). 그리고 이로부터 하방에 골반이 나온다.

● 그림 II-9 : 총장골동맥(common iliac artery) 분기부의 수평단면도

복부대동맥으로부터 총장골동맥이 분기하는 부위의 수평단면도이다. 골반이 후방에 위치하고 있다. 같은 부위는 회장의 상행결장에 유입하는 부위에서 회맹부가 보이고 있다.

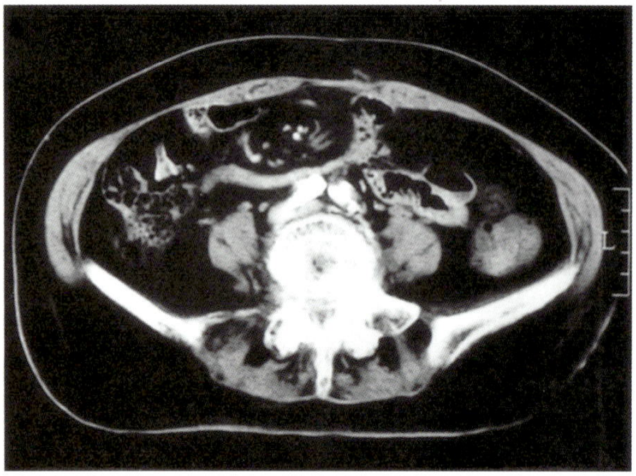

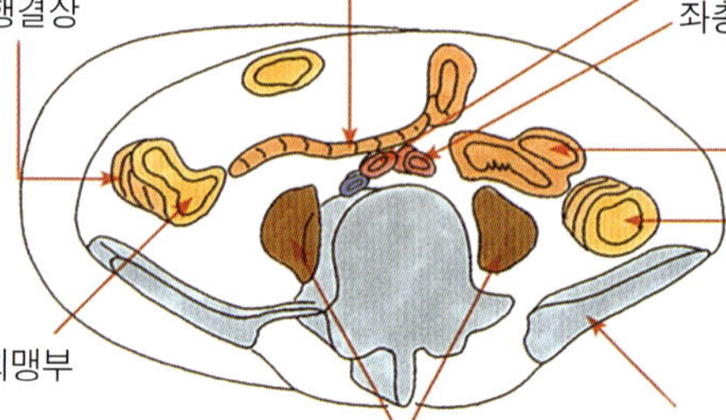

그림 II-9 총장골동맥(common iliac artery) 분기부의 수평단면도

One Point Lesson – (1) 망낭의 형성

망낭은 발생 단계에서 1개의 공간(cavity)이 나뉘어져 형성된 것이다. 복막강과 망낭의 형성과정을 이해하는 것에 의해 복부 CT상의 판독을 한층 더 확실하게 할 수 있다.

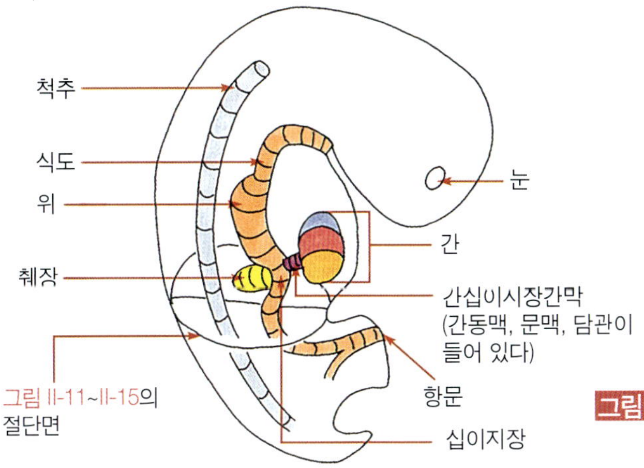

그림 II-10 배자기(胚子期)

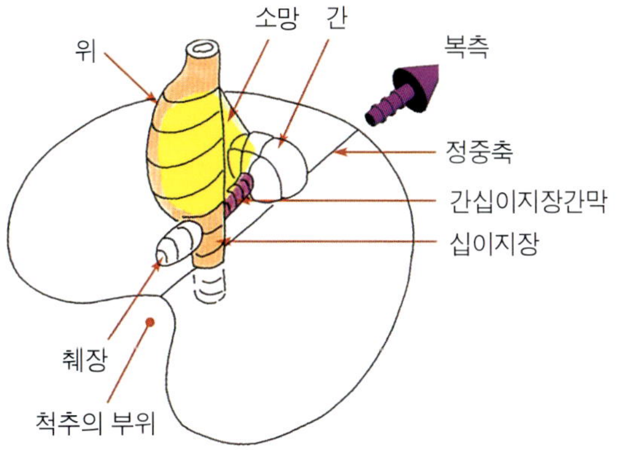

그림 II-11 그림 II-10의 부분적 확대도

황색 부분이 후복벽에 유착해, 장래 망낭이 되는 모습.
그림 II-11~II-15까지 장기 위치가 변화해 나간다.

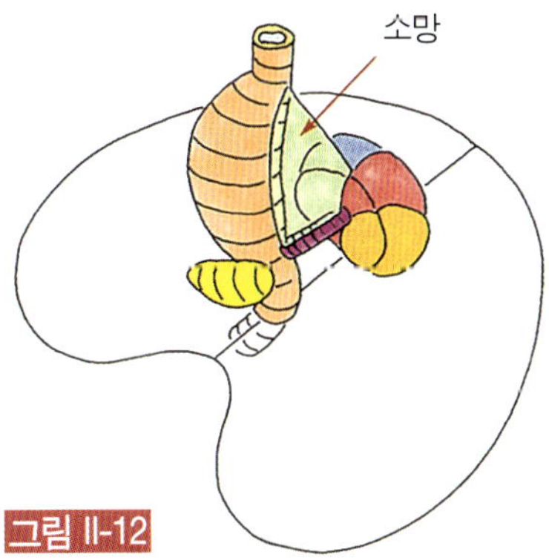

그림 II-12

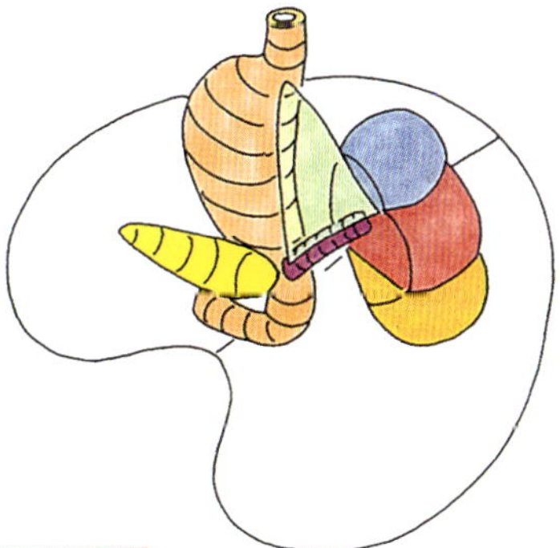

그림 II-13

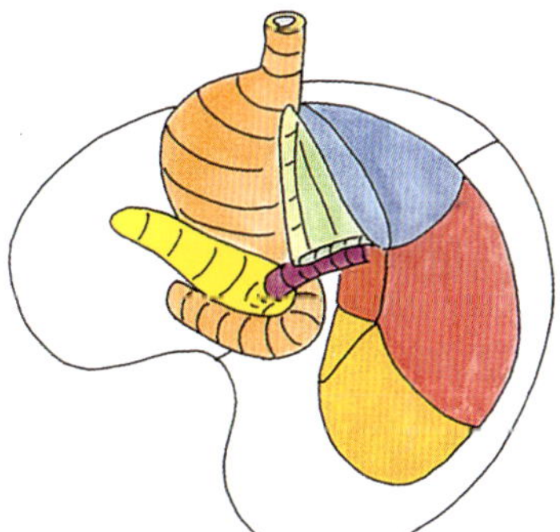

그림 II-14

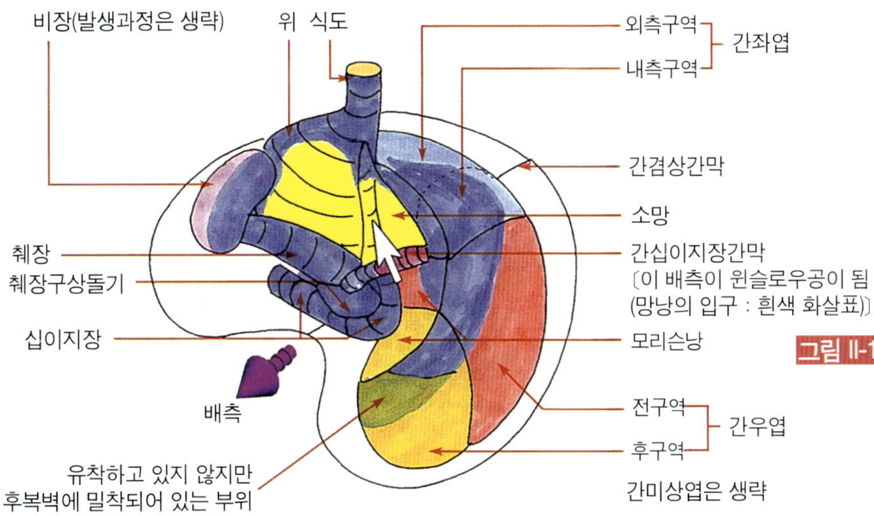

Check it

망낭이란 윈슬로우공(9쪽 참조)을 입구로 하여 위의 후방으로 퍼지는 큰 공간이다. 이 공간의 전방에는 위와 소낭, 상방에는 간, 후방에는 췌장, 하방에는 횡행결장이 있으며 어느 부위에도 출구는 없다.

그림 II-15 성숙한 망낭을 배측에서 보고 있다. 청색 부분이 후복벽에 유착하고 있는 부위이며 이 때문에 출구가 없어진다. 황색 부분이 망낭이다(15쪽 그림의 손가락이 망낭에 들어가 있다).

2. CT 검사 – 정상상

(2) 문맥 제부로부터 두측의 간 슬라이스면

본 항목 및 다음 항목에서는 간의 구역과 이것을 결정하는 문맥의 구조를 CT상으로부터 학습하기 바란다. 또한 기본 구조를 알고 있는 독자는 한 걸음 나아가 판독 훈련을 하기 바란다. 기본 구조와 문맥의 발생과정을 알면 연속 CT상으로부터 실제의 문맥지를 판독하기가 쉬우므로 정확하게 구역을 분류할 수 있다.

문맥의 기본 구조와 발생과정

간문부에서 문맥 본간으로부터 좌우의 1차 분지(문맥 좌우지)가 분기한다. 문맥 우지는 2개의 2차 분지(전구역지와 후구역지)로 나누어진다. 2개의 2차 분지는 발생과정에서 우상방으로부터 후방으로 돌아서 들어가듯이 이동하면서 증대한다(33쪽 참조). 이 2차 분지 도중에 여러 개의 가지(3차 분지)가 분지한다. 이것이 전구역지이

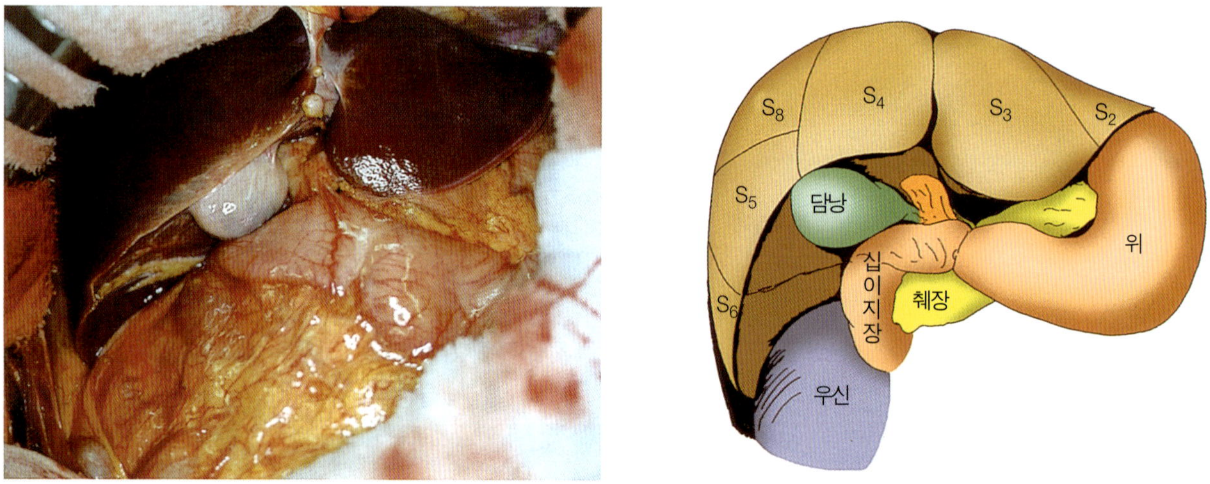

그림 II-16 수술 사진과 그 스케치
생체 내에서 간은 크게 굽어 있다. 앞쪽에서 보면 S_7은 보이지 않는다.

		9구역 분류		8구역 분류	
cantlie선으로부터 좌측	간좌엽	외측구역		외측후구역	S_2
				외측전구역	S_3
		내측구역		내측구역	S_4
		미상엽 Spiegel엽	(S_1)	미상엽	S_1
cantlie선으로부터 우측	간우엽	미상엽 하대정맥부 · 돌기부	(S_9)		
		전구역		전상구역	S_8
				전하구역	S_5
		후구역		후상구역	S_7
				후하구역	S_6

표 II-1 간구역 분류표

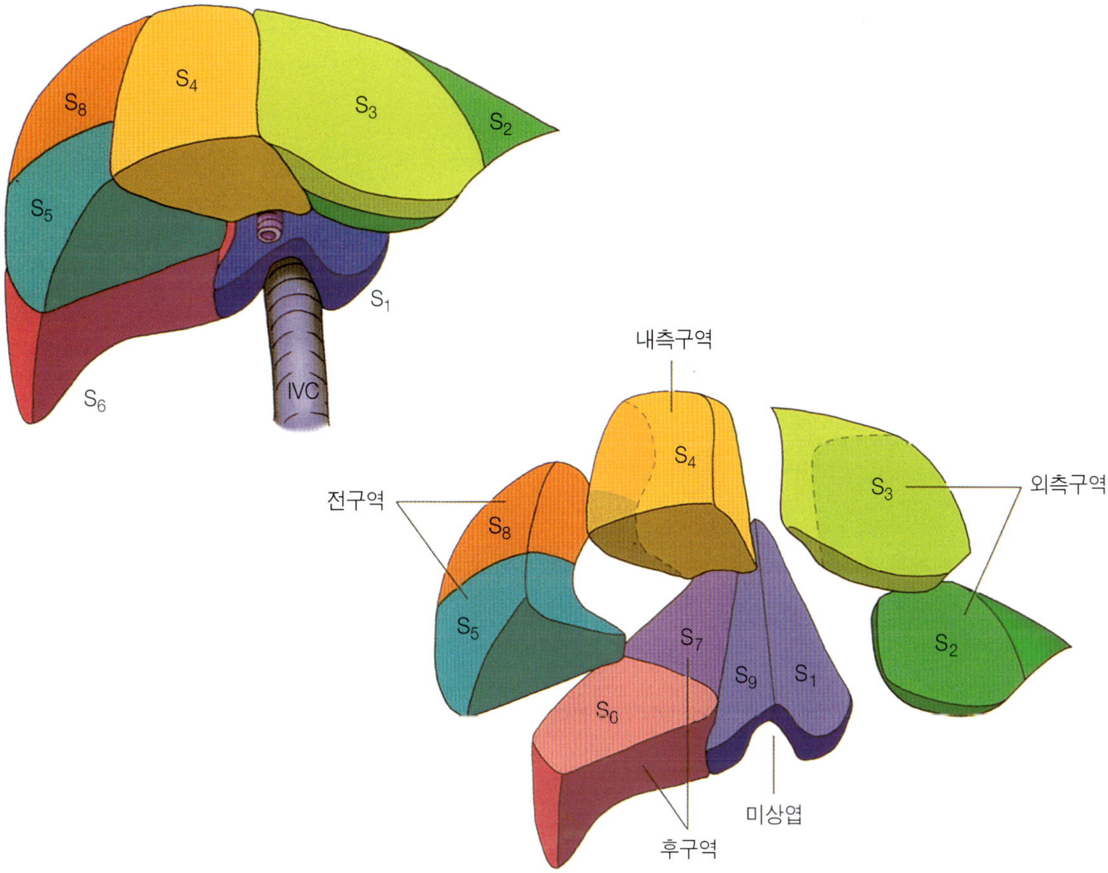

그림 II-17 Couinaud의 구역 분류
8구역 분류에서의 S_1+S_9를 S_1로 한다.

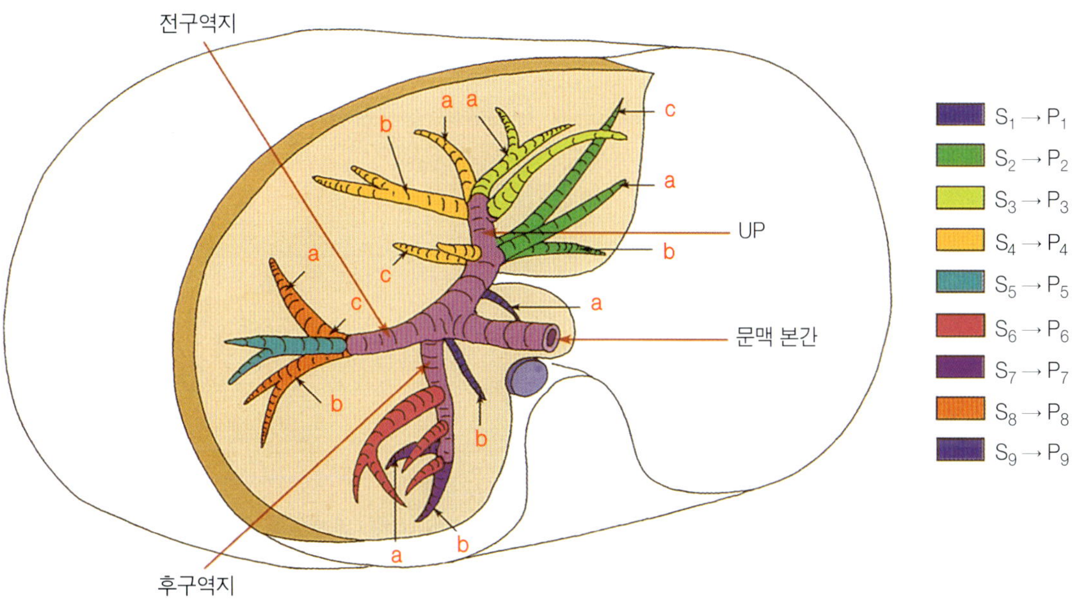

그림 II-18 문맥의 번호는 그림 II-17의 구역번호와 일치하며 같은 색으로 칠해져 있다.

면 P_5, 후구역지이면 P_6이다. 그 끝부분이 각각 P_8, P_7이 된다. 따라서 2차 분지가 2분기해 3차 분지가 형성된다고 하는 생각은 잘못된 것이다. 문맥 좌지는 문맥 제부(umbilical portion, up)(2차 분지)가 되어 여기로부터 3차 분지로서 여러 개의 가지가 분지하지만 좌방에 P_2, P_3가 위치하며 우측 및 전방에 P_4가 위치한다.

이하에 문맥 제부(umbilical portion, UP)로부터 두측의 CT상(그림 II-19~II-22)을 나타낸다. 이보다 미측의 CT상은 다음 항목에 나타낸다. UP는 문맥의 좌우 분기부에서 두측에 있으므로(27쪽 참조) 그림 II-18~II-22에서는 문맥 우지는 보여지지 않는다. 전구역에서는 P_8, 후구역에서는 P_7이 보여지게 된다.

간구역(그림 II-17)과 이것을 지배하는 문맥지(그림 II-18~II-22)의 색을 통일하였다. 그림 II-18은 CT상을 입체화한 것으로 알기 쉽게 하기 위해서 편의상 일치하는 가지(3차 분지보다 말초의 문맥지)에 알파벳을 붙였다. 하찮게 느껴질 수도 있지만 인내심을 갖고 판독의 요령을 배우기 바란다. 이것을 이해할 수 있게 되면 어떤 영상도 쉽게 알 수 있게 될 것이라고 확신한다.

● 그림 II-19 : UP의 수평단면도

UP의 종단면이 보여지고 있다. UP의 말초는 전방에 있다. 좌측 후방에 P_2, 좌측 전방으로 P_3가 보여지지만, 이 수평단면도에서는 P_2가 보여지고 있다(그림 II-18 P_2 중 a의 단면이 보여지고 있다). UP의 우측 및 전방에 P_4가 보여지지만, 이 수평단면도에서는 그림 II-18 P_4 중 b

간의 정면도
문맥 제부의 문맥지로부터 두측의 슬라이스에서 우엽은 P_8과 P_7의 단면, 좌엽의 문맥지는 P_2, P_3, P_4의 단면이 보여지게 된다.

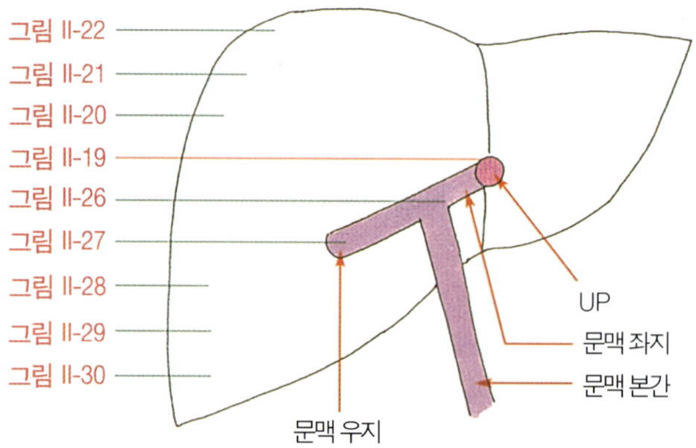

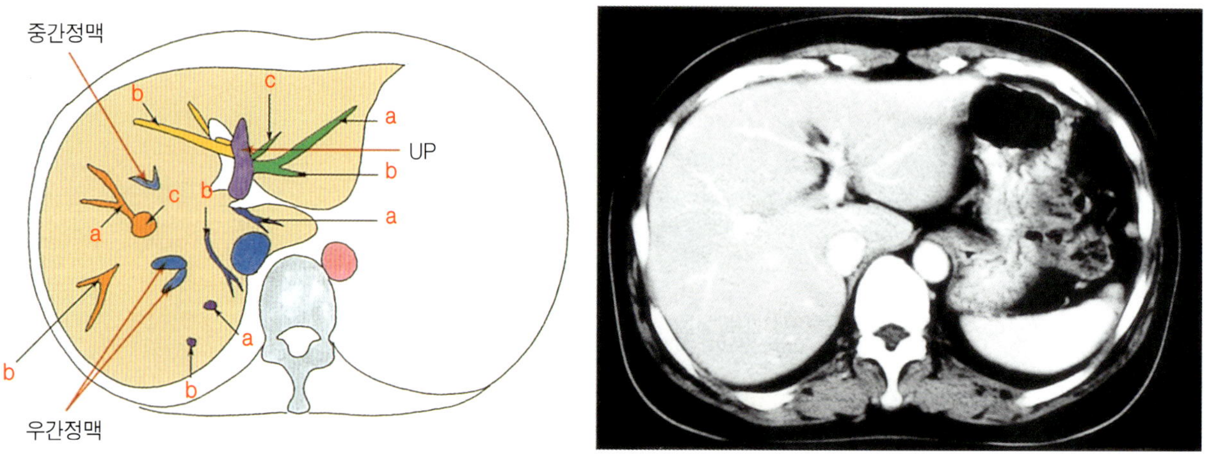

그림 II-19 문맥 제부(umbilical portion)의 수평단면도
문맥 제부에서 두측과 미측으로 나누면 문맥 좌우지는 미측에 위치하므로(그림 II-23 참조) 그림 II-20~II-22에서는 보이지 않는다.

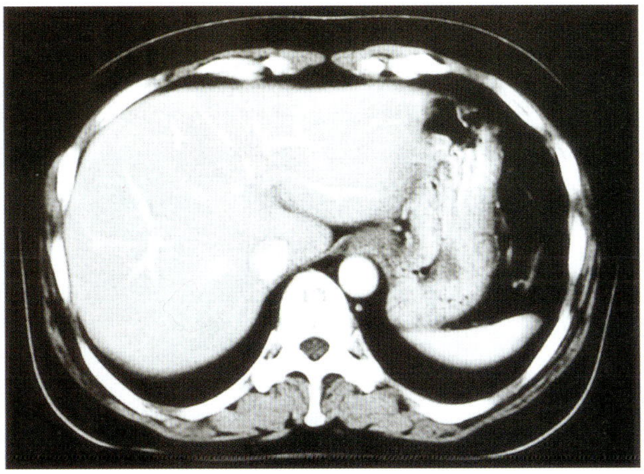

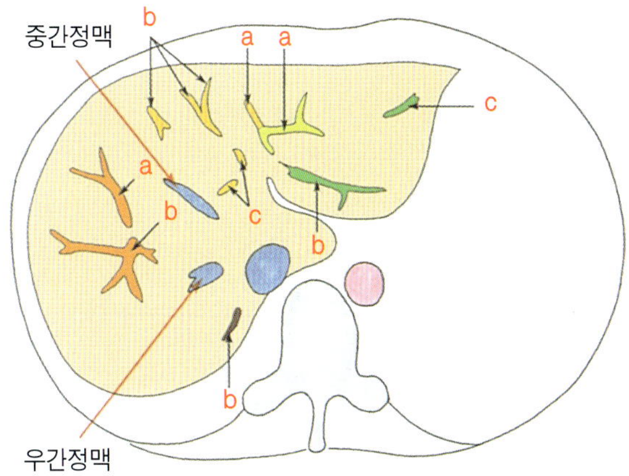

그림 II-20 그림 II-19로부터 두측의 수평단면도

↓ 두측으로

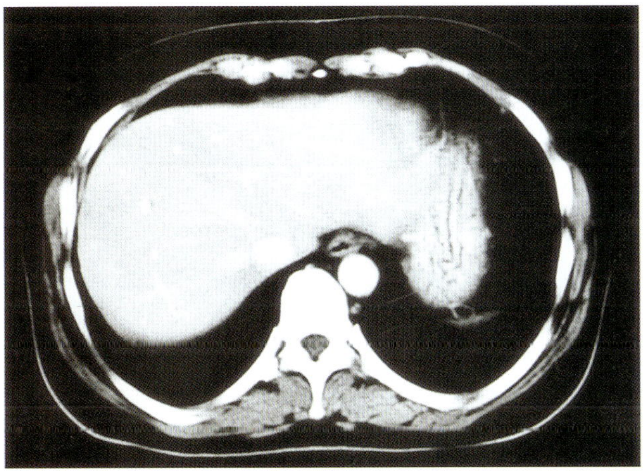

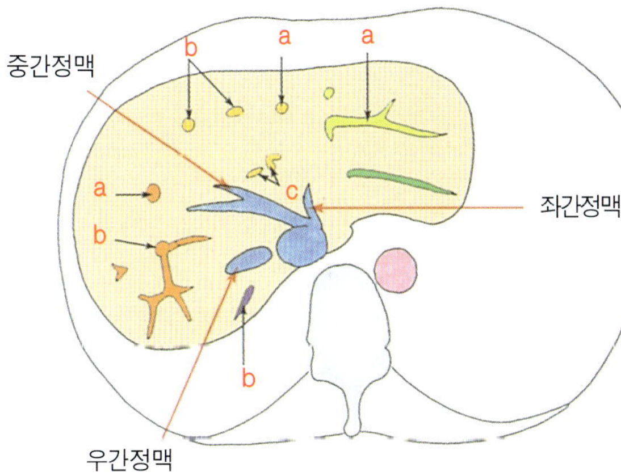

그림 II-21 그림 II-20으로부터 두측의 수평단면도
간정맥 유입부의 수평단면도

↓ 두측으로

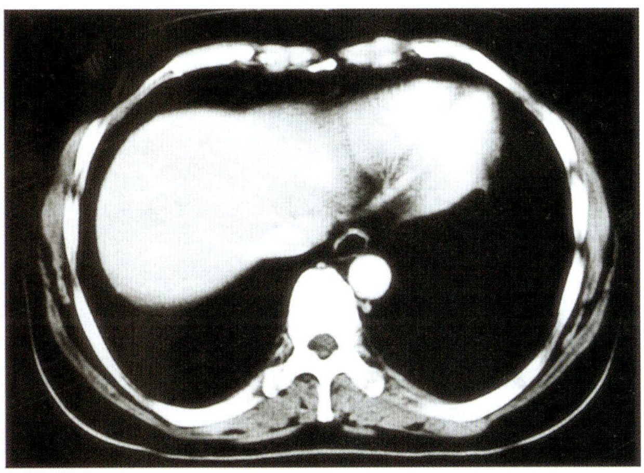

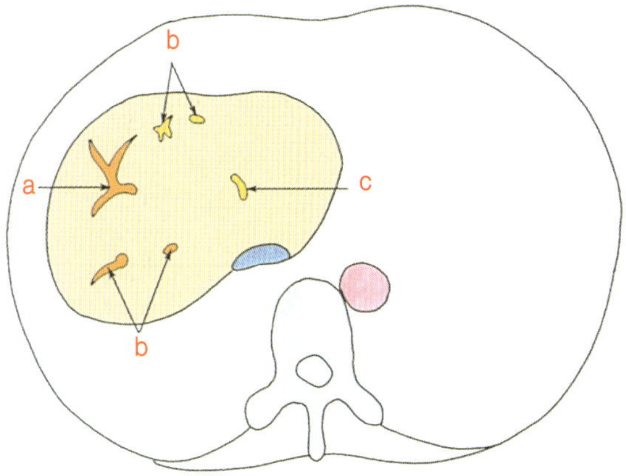

그림 II-22 그림 II-21로부터 두측의 수평단면도

의 종단면이 보여지고 있다. 또한 전구역지의 횡단면(그림 II-18 P_8의 c)이 보여지고 있다. 후구역지에서는 2분기 한 P_7의 횡단면이 보여지고 있어 P_4와 P_8의 사이에 중간정맥, P_8과 P_7의 사이에 우간정맥이 보여지고 있다(간정맥은 각 구역의 사이를 지나고 있다). 여기서 각 구역을 보면 S_7 구역이 다른 구역에 비해 작은 것을 알 수 있다. 발생과정에서 간은 우측 후방을 향해 복강의 공간을 따라 이동해 나가지만 S_7은 척추 우측에 이른 후 이동이 장애되어 발육이 억제되었다고 생각한다(110, 111쪽 참조).

이 수평단면도에서는 미상엽지가 명확하게 보여지고 있다. a가 S_1의 문맥지, b가 S_9 문맥지이다. 최근 영상의 해상도가 높아졌으므로 이와 같이 미상엽의 범위(특히 S_9)가 확실해졌다.

● 그림 II-20 : 그림 II-19부터 두측의 수평단면도

P_2의 c는 간의 가장 좌측에 보여지고 있다. S_2의 대부분의 영역이 후방에 있지만, P_2가 가장 좌측까지 뻗어있는 것은 그림 II-17에 보여지듯이 전방으로부터 보이는 영역이 있는 것을 나타내고 있다. P_3의 종단면이 보여지고 있지만 S_3가 S_2에 비해 작은 것을 알 수 있다.

P_8이 복측지(a)와 배측지(b)로 분기하므로 이 횡단면이 보여지고 있다. P_7의 영역은 한층 더 좁아지고 있다.

● 그림 II-21 : 그림 II-20으로부터 두측의 수평단면도(간정맥 유입부의 수평단면도)

간정맥의 하대정맥 유입부가 보여지고 있다. 중간정맥이 Cantlie선으로 하대정맥의 좌측으로 유입하고 있다. 간의 원기(原基)가 발생했을 때는 정중에 있었지만, 이동한 후에도 중간정맥의 근부는 중앙을 향하고 있다.

● 그림 II-22 : 그림 II-21로부터 두측의 수평단면도

간의 최상방은 S_8과 S_4이다. 이 중 P_8의 가지는 여전히 굵기 때문에 뚜렷하게 보여지고 있다.

3. CT 검사 – 정상상

(3) 문맥 제부로부터 미측의 간 슬라이스면

본 항목에서는 문맥 제부(umbilical portion, UP)로부터 미측의 CT상(그림 II-26~II-30)을 나타낸다. 본 항목 및 전 항목의 CT상을 입체시하면 그림 II-24와 같이 된다. 간은 발생과정에서 이동해 나가기 때문에 복잡한 형태를 형성하는데, 간 본래의 축과 복강의 공간을 알면 쉽게 이해할 수 있다.

간의 수평축

문맥 본간으로부터 좌우의 문맥지가 분기하는데, 이 축은 그림 II-25에서 볼 수 있듯이 우하방으로 크게 기울어져 있다. 이것은 당연한 것으로 발생 시에 최복측에서 중앙에 위치하고 있던 간의 원기가 우측으로 이동해 횡격막 하강으로 들어갔기 때문이다(이동하면서 변화하는 간의 형태에 대해서는 110, 111쪽을 참조).

복강의 공간

간은 부드러운 장기이다. 이 때문에 신장, 척추 등 딱딱한 조직을 피해 복강의 공간을 메울 수 있다. 간 절제 후

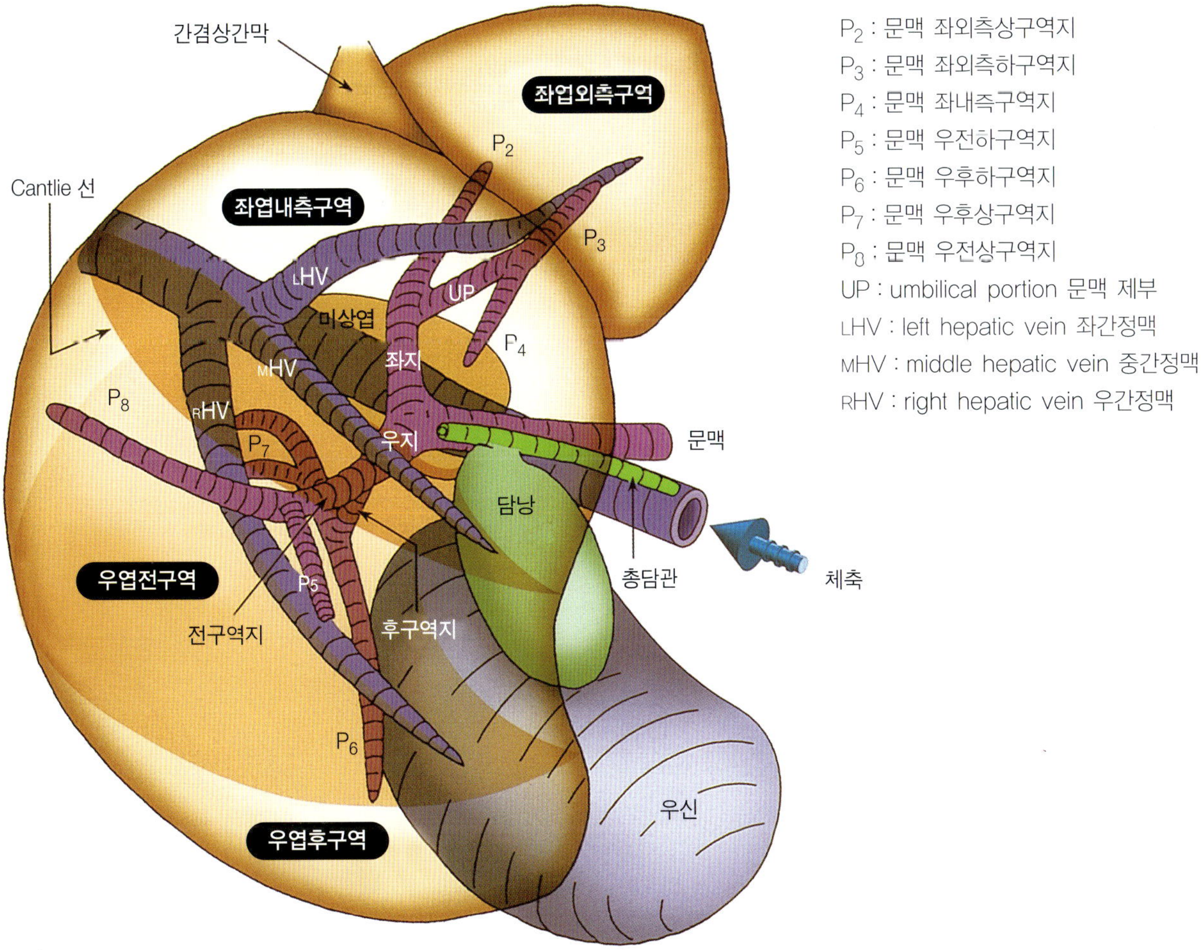

그림 II-23 간구역과 경계면

간정맥, 문맥, 그리고 신장, 담낭의 위치관계를 보기 바란다.

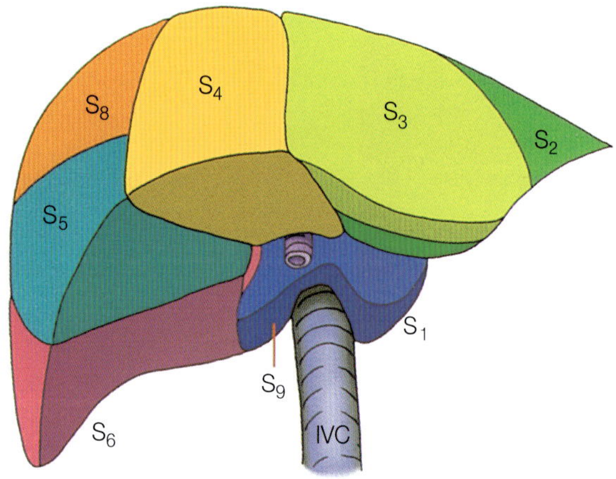

그림 II-24 Couinaud의 9구역 분류

8구역 분류에서의 S_1+S_9를 S_1로 한다.

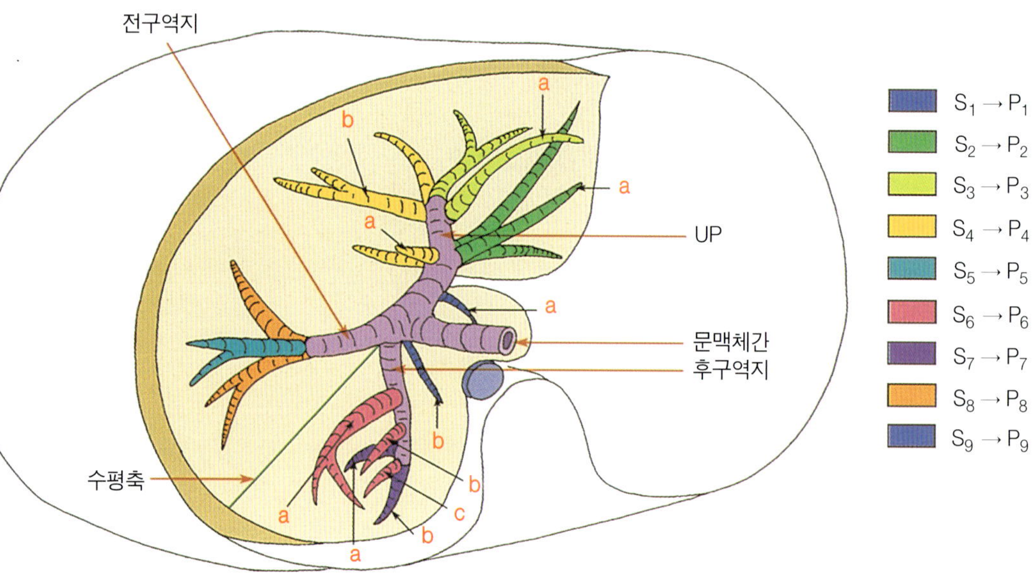

그림 II-25 문맥의 번호는 그림 II-24의 구역번호와 일치하며 같은 색으로 칠해져 있다.

에 남아 있는 간은 신속하게 증대한다. 이 때, 공간을 메우는 크기가 되면 증대는 정지한다. 발생과정에서도 동일한 현상이 나타나고 있다. 예를 들면 S_6은 우신이 있기 때문에 신장의 우측을 결장주위구를 향해 눌리고 있다.

위와 같은 것을 생각하면서 UP로부터 미측의 CT상을 판독한다. 간구역(그림 II-24)과 이것을 지배하는 문맥지(그림 II-25~II-30)의 색을 통일하고 있다. 그림 II-25는 CT상을 입체화한 것으로, 알기 쉽게 하기 위해 편의상 일치하는 가지(3차 분지보다 말초의 문맥지)에 알파벳을 넣었다.

그림 II-26 : 문맥 좌우지의 수평단면도

문맥 좌지 및 우지가 보여지고 있다. 같은 부위로부터 좌우의 미상엽지가 분지하고 있다. 우엽 전구역에서는 이 수평단면 및 이 미측이 S_5 구역이 된다. 이에 비해 후구역에서는 S_7 구역이 보여지게 되며 아직 S_6 구역은 보

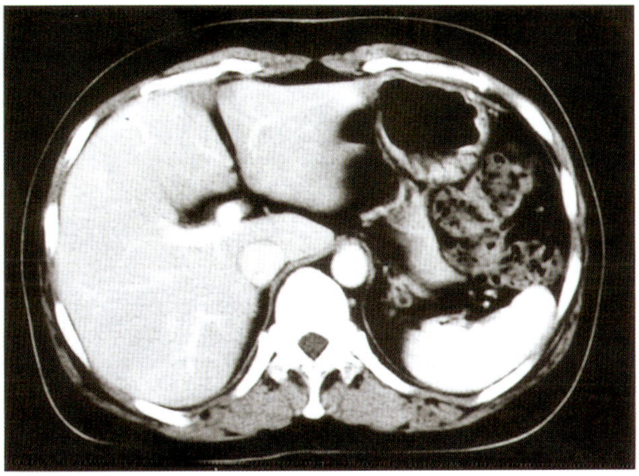

그림 II-26 문맥 좌우지의 수평단면도

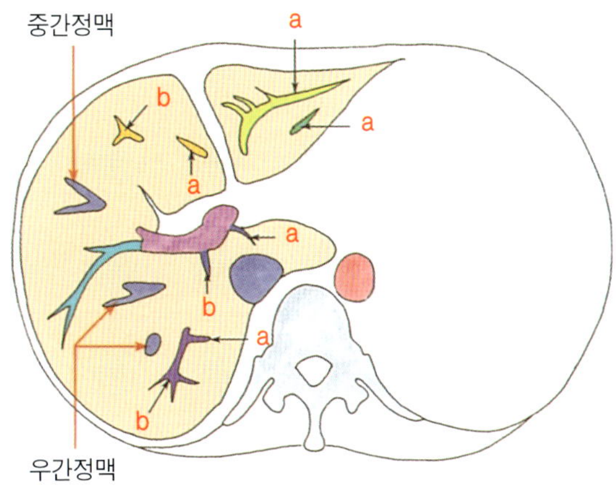

미측으로

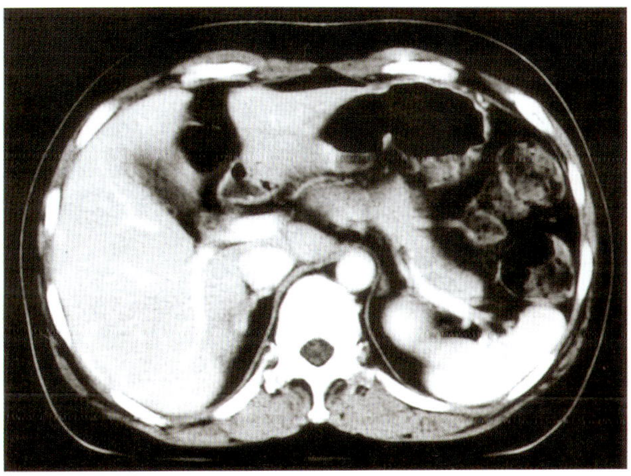

그림 II-27 문맥 후구역지의 수평단면도

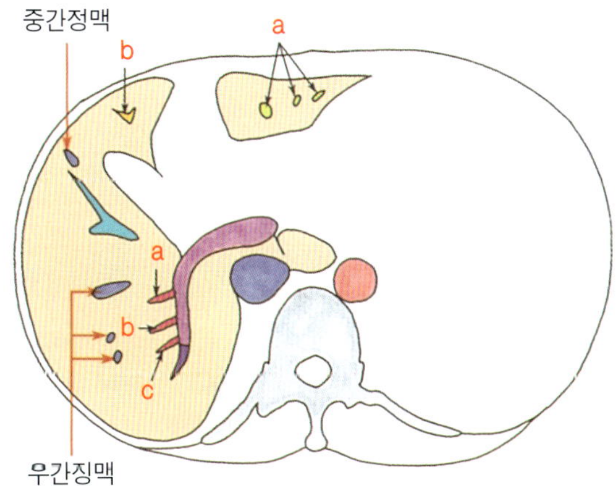

이지 않는다. 즉, 우엽에서는 종축이 전방으로 기울어져 있는 것을 알 수 있다(전구역에서는 이미 하구역이 보이기 시작한다). 한편 S_5 구역과 S_7 구역의 영역을 보면 S_5 구역이 우측 후방에까지 퍼져 있는 것을 알 수 있다. 즉, 그림 II-25에 나타낸 것처럼 수평축이 우측으로 기울고 있는 것을 알 수 있다. 이 종축과 수평축의 기울기로부터 간은 우후두측으로 회전하고 있는 것을 알 수 있다. 그림 III-77에 그림으로 설명한 것과 같이 복강의 공간을 따라 돌아 들어간 결과이다.

● 그림 II-27 : 문맥 후구역지의 수평단면도

후구역지가 문맥 우지로부터 거의 수직으로 후방에 분기하고 있다(이 때문에 혈관 촬영 검사에서는 점으로 보여지게 되므로, P point라고 한다). 이 후구역지로부터 여러 개의 P_6가 분지하고 있다. 후구역지가 2분기해 P_6와 P_7가 형성된다고 하는 생각이 틀렸다는 것을 알 수 있다. 실제로는 후구역지로부터 여러 개의 P_6가 분지해 첨단이 P_7가 된다. 이 수평단면도에서는 이미 간좌엽(S_3과 S_4)이 보여지고 있다.

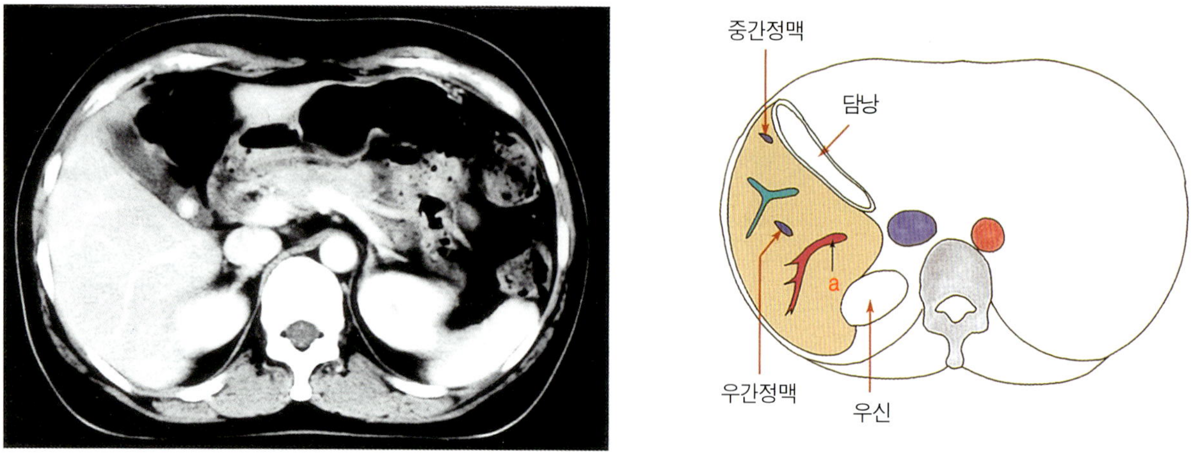

그림 II-28 문맥 전하구역지 및 수평단면도

미측으로

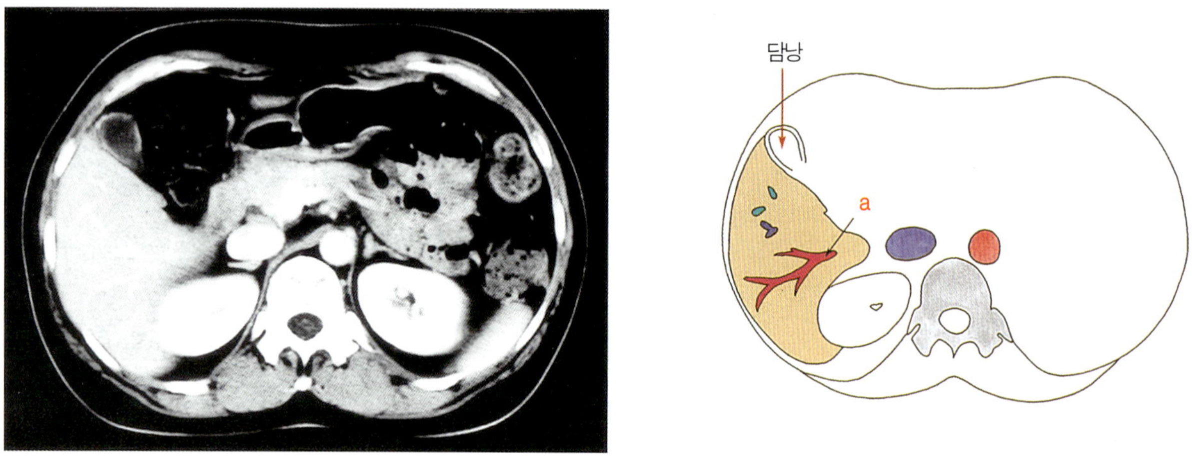

그림 II-29 그림 II-28로부터의 수평단면도

미측으로

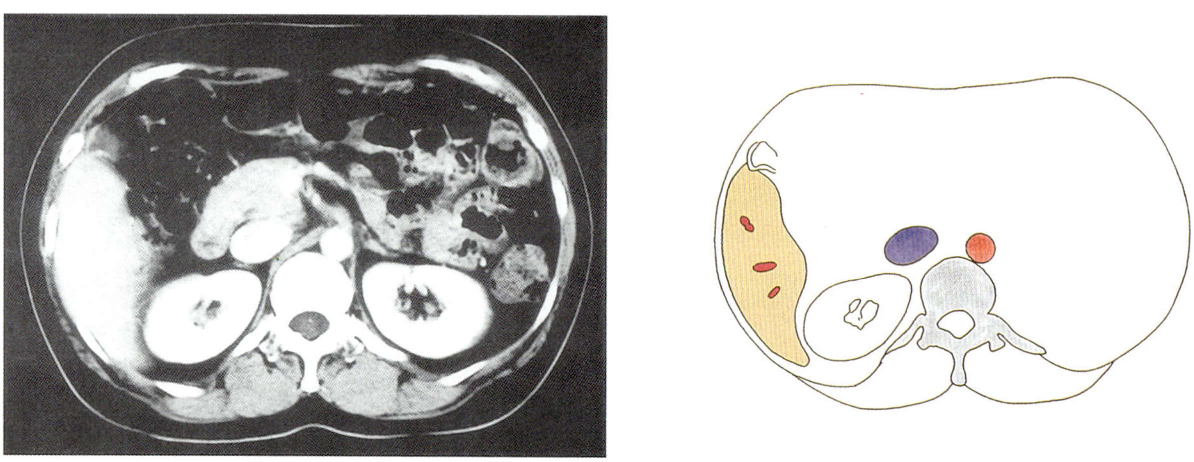

그림 II-30 S_6의 수평단면도

그림 II-28 : 문맥 전하구역지 및 후하구역지의 수평단면도

간좌엽이 보이지 않으며, 간우엽만으로 이루어져 있다. 이 수평단면도에서는 담낭 경부도 보이고, 미상엽 S_9 도 보이고 있다.

그림 II-29 : 그림 II-28로부터 미측의 수평단면도

미상엽 S_9는 소실되고 간은 하대정맥으로부터 떨어져 있다. S_5의 영역은 S_6에 비해 좁아져 있다.

그림 II-30 : S_6의 수평단면도

그림 II-24에 보여지듯이 S_6은 S_5로부터 미측까지 뻗어 있다(그림 II-26에 설명한 것처럼 종축이 두측으로 기울어져 있기 때문에). 이 때문에 이 수평단면에서는 S_5가 보이지 않고 있다. 한편 S_6은 우신 때문에 변형을 피할 수 없게 되어 있다.

One Point Lesson – (2) 간을 여러 방향에서 보자

간구역은 문맥의 주행으로 결정된다. 이 문맥은 발생과정에서 위치가 변하여 나간다. 이 원인은 복강 내의 이동에 있다. 또한 이동 중에 복강이나 타장기의 형태에 맞추어 성장해 간다. 이 두 가지를 이해할 필요가 있다(그림 III-78). 전자를 알면 간 우엽이 두측(상방)으로 기울어져 있는 것을 이해할 수 있다. 후자를 알면 척추에 의해 간 S_7이 작은 것과 S_6 하방이 우신의 우측으로 성장하는 것, 간좌엽이 하부에 편평해 지는 것 등을 이해할 수 있다. 아래에 각 방향으로부터의 간 연속 스케치를 나타낸다. 위의 지식을 학습하면서 스케치도를 참조하기 바란다.

- 아래 그림의 간구역 색 구분

S_2 S_3
S_4 S_1
S_8 S_5 S_7
S_6

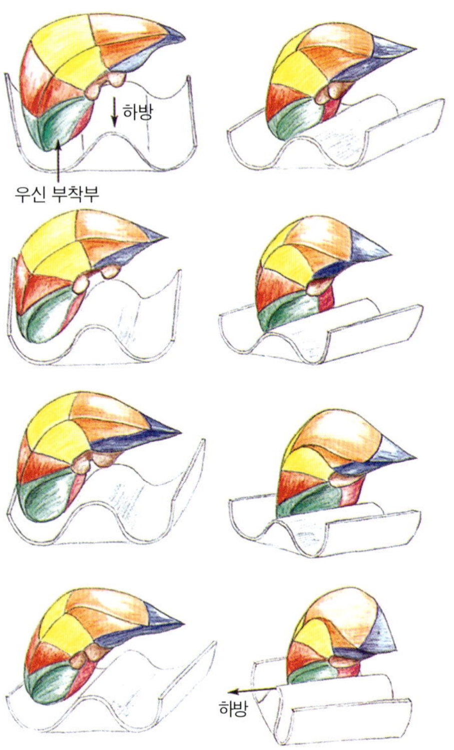

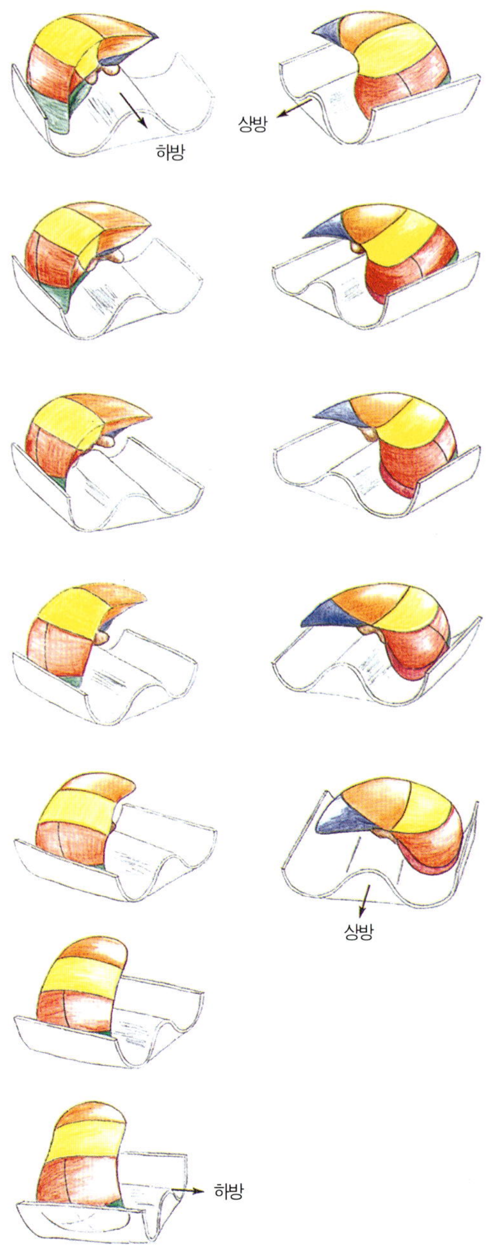

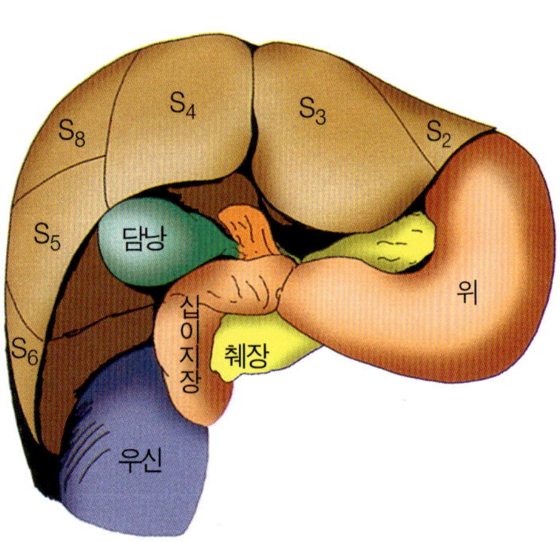

4. 복부 혈관 촬영 (1) 간

본 항목부터는 복부 혈관 촬영의 영상을 판독해 나가는데, CT상이나 초음파상 등과 혈관 촬영 영상이 일체가 되어 간의 구조를 이해할 수 있게 되는 것을 목표로 하고 있다. 그림 II-31, II-32는 각각 간우엽 전구역, 후구역을 정면에서 스케치한 그림이다. 그림 II-33은 간우엽 전구역의 문맥지를 우늑간 스캔에 의해 보이게 한 초음파상, 그림 II-34는 간우엽 후구역의 문맥지를 우늑골하 스캔에 의해 보이게 한 초음파상이다. 이러한 영상이 복부 혈관 촬영 검사에서는 어떻게 나타나게 될지 생각해 보자.

동맥상과 문맥상

간동맥의 주행 분류(우엽 전구역지나 후구역지를 더욱 세분하는 경우 등)는 종래부터 논의가 많은 부분이다.

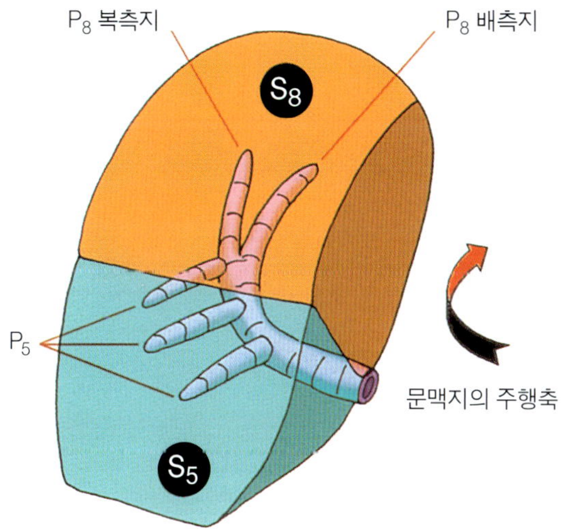

그림 II-31 간우엽 전구역과 그 문맥지

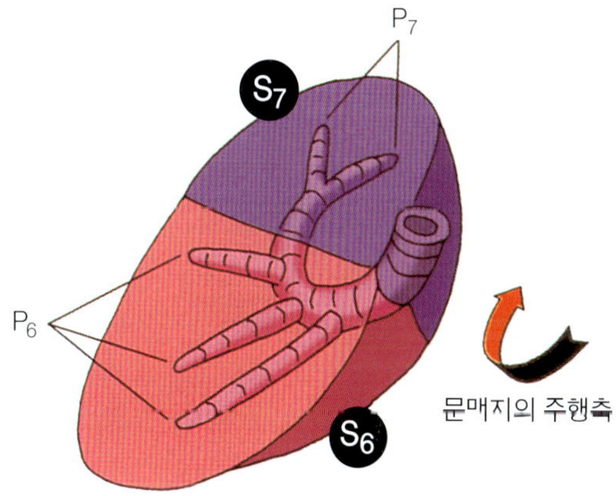

그림 II-32 간우엽 후구역과 그 문맥지

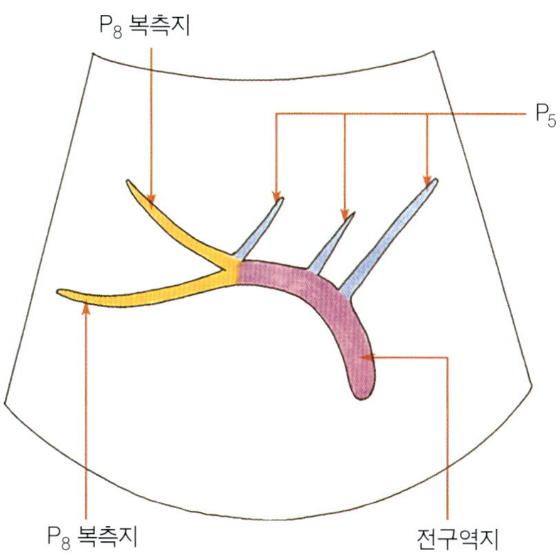

그림 II-33 전구역의 문맥지의 초음파상(우늑간 스캔)
(115, 116쪽 참조)

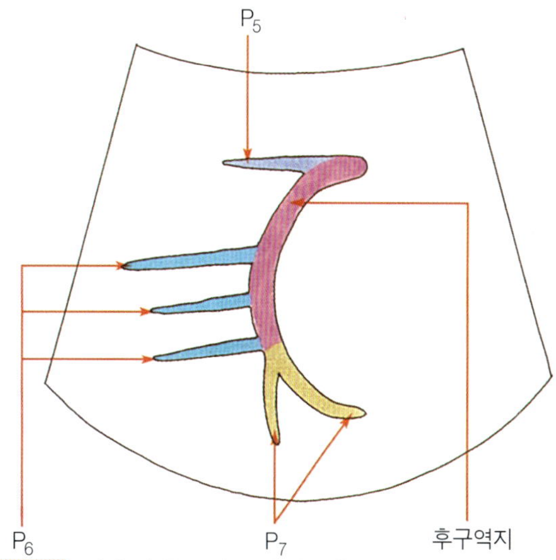

그림 II-34 간우엽 후구역 문맥지의 초음파상(우늑골하 스캔)
(116쪽 참조)

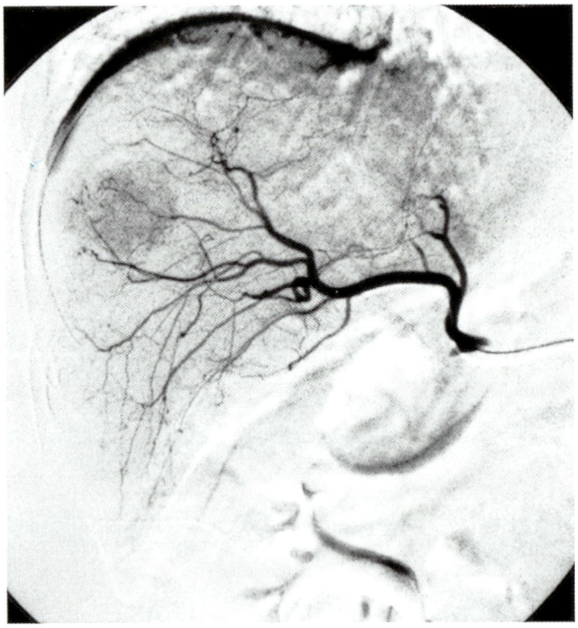

그림 II-35 동맥상 (1)

[해부] 148쪽 - 그림 6, 7 [감별] 148쪽 - 그림 8

전(前)구역에 있는 종양은 간세포암으로 주요 공급동맥은 A_{5b}이다.

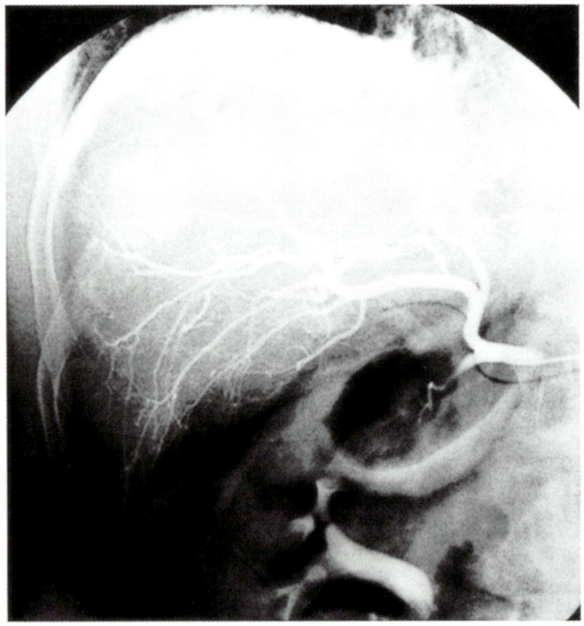

그림 II-36 동맥상 (2)

문맥지(우엽 전구역, 후구역)의 경우, 상구역지와 하구역지가 2분기하는 것이 아니라, 상구역지의 도중에 몇 개의 하구역지가 분지하는데(그림 II-31, II-32) 동맥의 주행도 문맥과 같은 모양으로 2분기하지 않고 하구역지가 차례로 분지해 나간다. 문맥으로부터 변이가 많기 때문에 분류를 어렵게 하고 있다.

그렇지만 간동맥의 주행을 '문맥지의 주행과 구역 분류'(22쪽 참조)와 같은 방식으로 생각하면 쉽게 이해할 수 있다. 따라서 그림 II-37에서는 각 구역(Couinaud 분류)을 주행하는 동맥(A)에 구역 번호와 같은 번호를 부여해 문맥지(동맥과 같은 색)와 대비했다. 본 항목에서는 간동맥의 주행을 이해하기 위해서 문맥상, CT상, 초음파상의 설명을 더했다. 언뜻 보면 번잡하게 느껴지지만 이 중에서 공통점을 배워 머릿속에서 정리하기 바란다.

총간동맥은 위-십이지장동맥을 분기해 고유간동맥이 된다. 고유간동맥은 총담관, 문맥의 사이를 주행해 간문에 이른다. 간문에서 2분기(우간동맥, 좌간동맥)하기 전에 중간동맥이 분지한다(문맥의 경우는 우지와 좌지로 분기한다).

우간동맥과 문맥 우지

우간동맥은 담낭동맥을 분지한 후 간내에 접어든다. 그리고 전구역지와 후구역지로 나누어진다.

우간동맥 전구역지는 상방을 향해 수평 또는 약간 배측으로 기울면서 우엽 전구역을 주행한다. 그림 II-35~II-37의 동맥 촬영상 및 스케치도에서는 도중에 우측으로 비스듬히 전방 45°의 방향으로 2개의 A_5가지를 내고 있다. A_5는 그림 II-39의 P_5와 병주(併走)하는데 이 P_5를 초음파 검사로 우늑간으로부터 보면 그림 II-33과 같은 모습이 된다(동맥 촬영상 A_5와 초음파 · CT상 P_5를 머릿속에서 합치시키면 좋다. 이하도 이와 같이 진행시켜 나간다). P_5를 중추측으로부터 P_{5a}, P_{5b}로 하면 그림 II-43의 CT 상에서는 P_{5a}가 보여지고 있다. 간동맥 전구역지는 끝부분에서 2분기(A_8 배측지와 A_8 복측지)하여

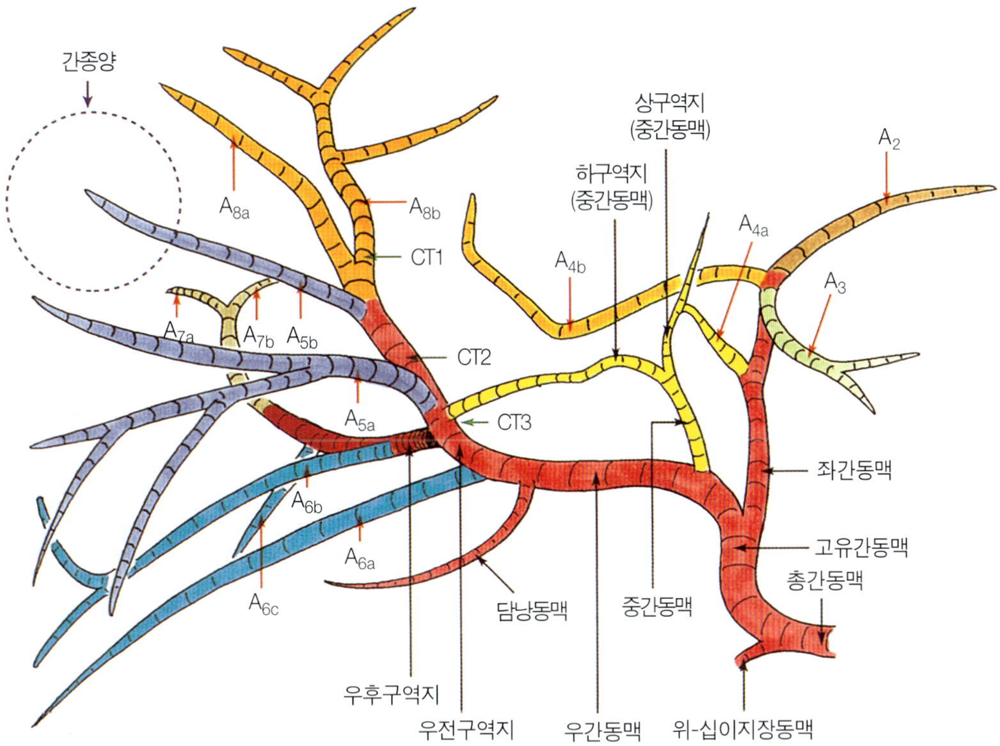

그림 II-37 간동맥의 스케치

알파벳은 그림 II-39의 문맥과 대응한다.

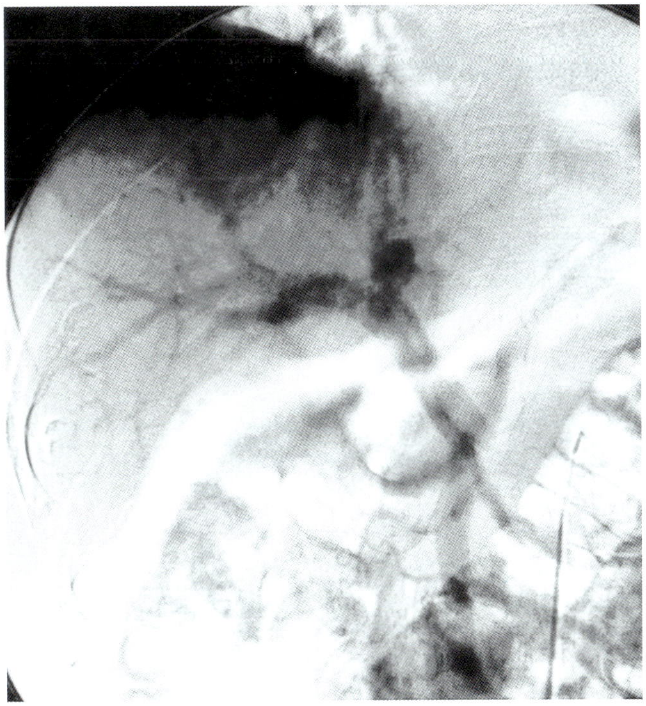

그림 II-38 문맥상

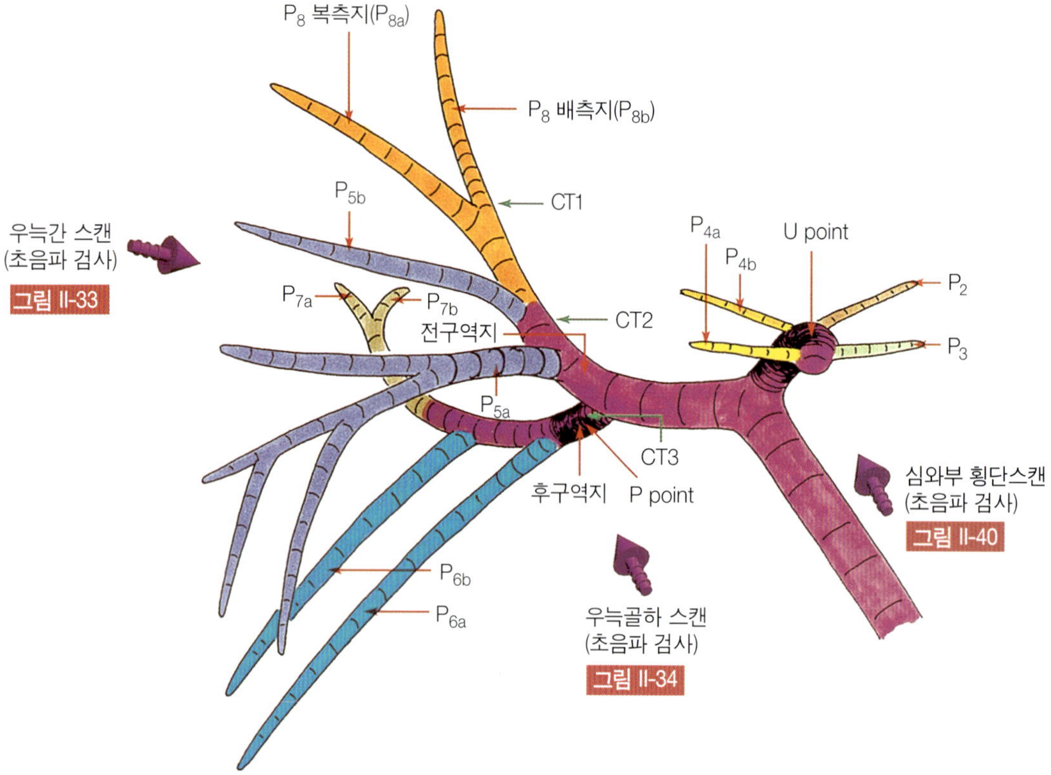

그림 II-39 문맥의 스케치

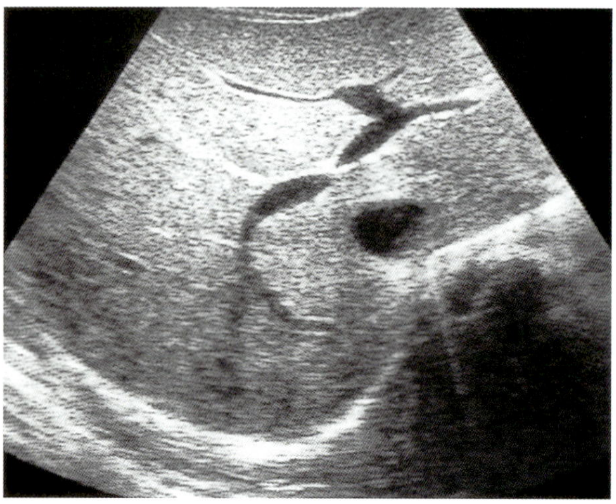

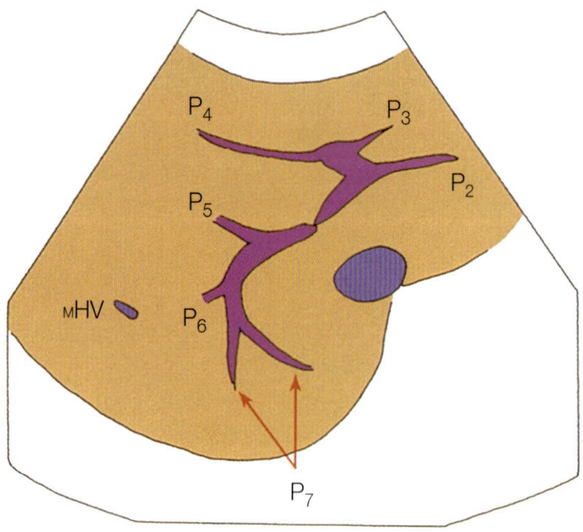

그림 II-40 문맥의 초음파상(심와부 횡단스캔)

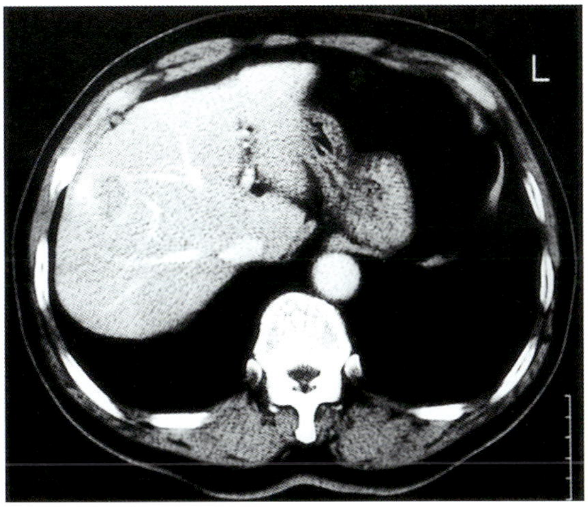

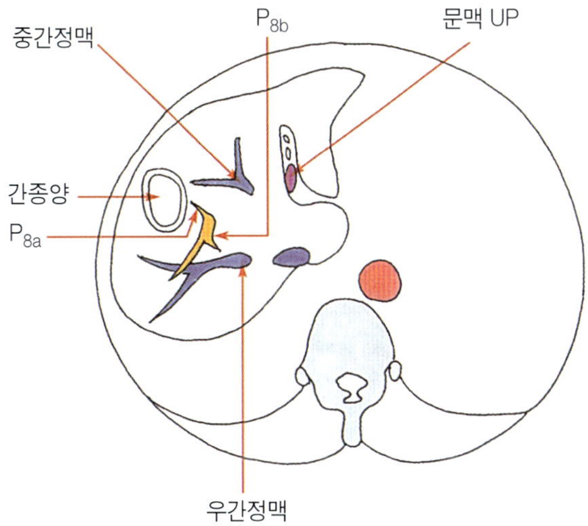

그림 II-41 CT상 (1)
슬라이스면의 위치는 그림 II-39 참조

S_8을 주행한다. A_8 복측지(A_{8a})는 우측 전방으로, A_8 복측지(A_{8b})는 후방으로 향한다. 그림 II-39의 문맥상에서도 P_8는 복측지와 배측지로 나누어진다(가끔 전구역지의 중추측으로부터 복측지와 배측지가 2분기하여 배측지로부터 P_8가 분지한다). 그림 II-33의 초음파상에서 P_8 배측지(P_{8a})와 복측지(P_{8b})가 보여지고 있다. 그림 II-41의 CT상에서도 P_{8a}와 P_{8b}가 보여지고 있다. 이상으로부터 동맥의 주행과 문맥지의 주행이 일치하고 있는 것을 알 수 있다.

우간동맥 후구역지는 급격하게 후우방으로 주행해 문맥 후구역지와 같이 굽어져 있고, 그 도중에 A_6를 분지해 끝부분이 A_7이 된다. 단, 그림 II-37 A_{6a}와 같이 A_6의 1분지가 우간동맥으로부터 직접 분지하는 일도 있다. 그림 II-43의 CT상에서 후구역지가 후방으로 향하고 있는

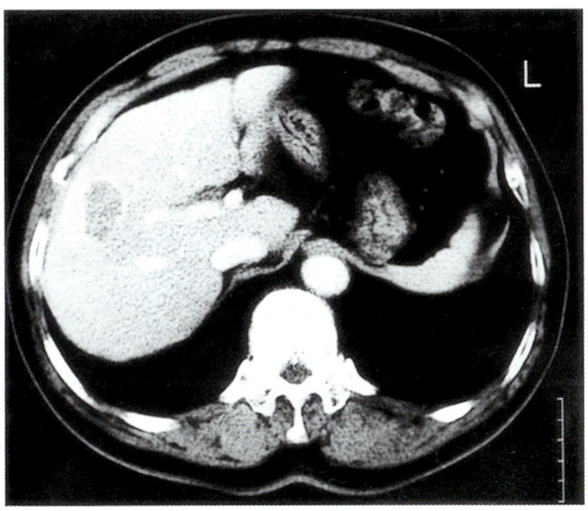

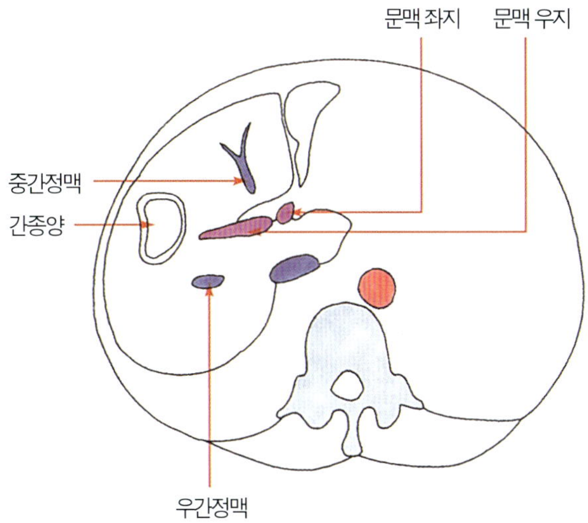

그림 II-42 CT상 (2)
슬라이스면의 위치는 그림 II-39 참조

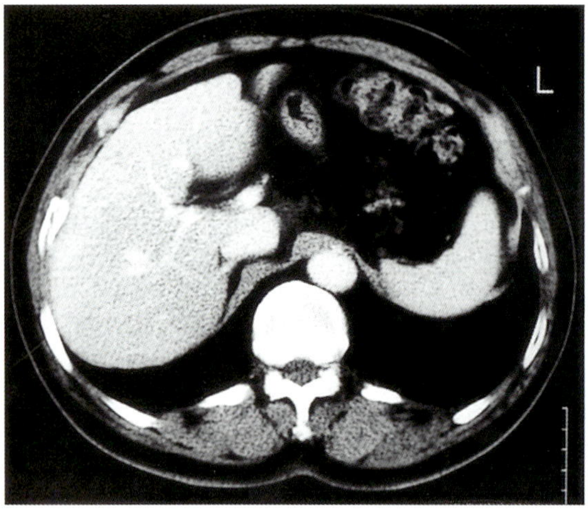

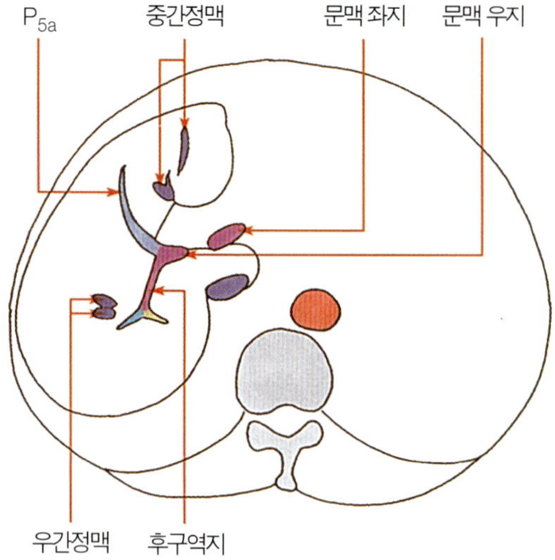

그림 II-43 CT상 (3)
슬라이스면의 위치는 그림 II-39 참조

데 이 부분이 문맥상에서 둥글고 진한 점으로 보여지게 된다(P point). 그림 II-34의 초음파상에서 굽어진 후구역지로부터 P_6이 차례로 분지해 끝부분이 P_7이 되고 있다. 이 증례에서는 A_{6a}, P_{6a}를 제외하고 후구역지에 있어서의 간동맥과 문맥의 주행은 거의 같다.

● 좌간동맥과 문맥 좌지

우간동맥과 마찬가지로 좌간동맥의 주행은 문맥지와 유사하다. 그림 II-40에서 초음파 검사(심와부 횡단스캔)로 문맥 제부를 보면 동맥 촬영에 있어서의 좌엽후방을 주행하는 간동맥 A_{4b}, A_2와 좌엽전방을 주행하는 A_{4a}, A_3를 이해할 수 있다.

● 중간동맥과 문맥 내측구역지

중간동맥은 내측구역 S_4를 주행하는 동맥으로, 상방으로 주행하는 상구역지와 하우측으로 주행하는 하구역지로 나누어지는 경우가 많다.

5. 복부 혈관 촬영 (2) 췌장

본 항목에서는 췌두부의 혈관 촬영상에 대해 해설한다. 우선 발생과정으로부터 췌장의 구조를 이해하기 바란다. 췌장의 장축과 단축은 발생과정에서 변화해 간다. 따라서 이 경과를 알면 췌장의 주축을 알 수 있으며 혈관 촬영상을 입체시하는 것이 가능해져 판독의 응용력을 몸에 익힐 수가 있다.

그림 II-44 : 췌장의 발생

췌장의 발생과정으로부터 혈관 주행 영상 상의 위치 및 그 특징을 설명한다.

(1) 2개의 원기의 유합

췌장은 복측 췌장(후에 구부)과 배측 췌장(후에 췌두상부, 체미부)의 2개의 원기(原基)가 발생한다. 이것들은 후에 십이지장이 되기 전, 장의 복측과 배측에 위치하고 있지만 발생 제6주에 양자는 이동해 합쳐지기 시작한다. 이 때문에 췌구부는 췌두부 상부(배측 췌장 유래)의 후방에 위치하게 된다(그림 II-45). 췌두부의 혈관 구조를 이해하려면 이것을 알아둘 필요가 있다. 췌체미부를 공급하는 주요 동맥은 비장동맥으로, 많은 분지가 췌장으로 유입한다. 췌두부를 지배하는 동맥은 위-십이지장동맥과 상장간막동맥으로, 이 분지(상하췌십이지장동맥)는 십이지장을 따라 주행해, 췌장뿐만 아니라 십이지장이나 위(상췌십이지장동맥의 분핵인 우위대망동맥)도 공급한다. 즉, 이러한 동맥은 소화관도 공급하는 역

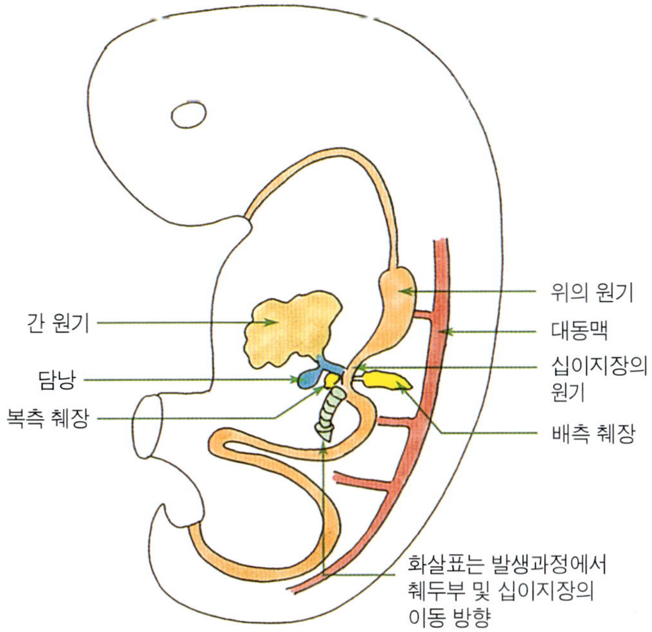

그림 II-44 발생 제5주의 배아

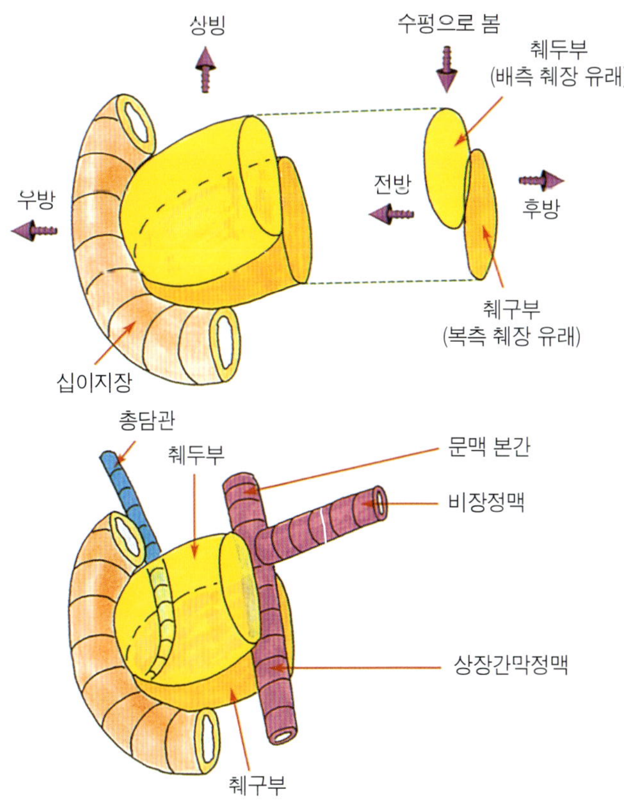

그림 II-45 췌장의 형태

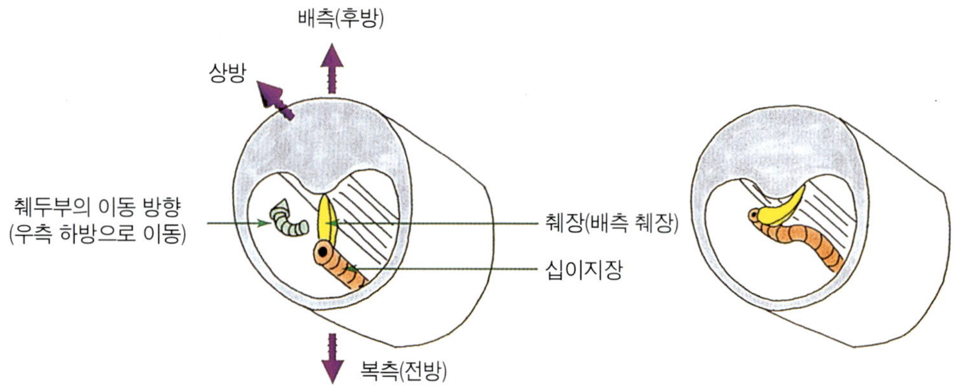

A. 췌장(배측 췌장)이 후방을 향하고 있음

B. 췌장 및 십이지장의 이동이 나타남

그림 II-46 배자(胚子)의 횡단면상

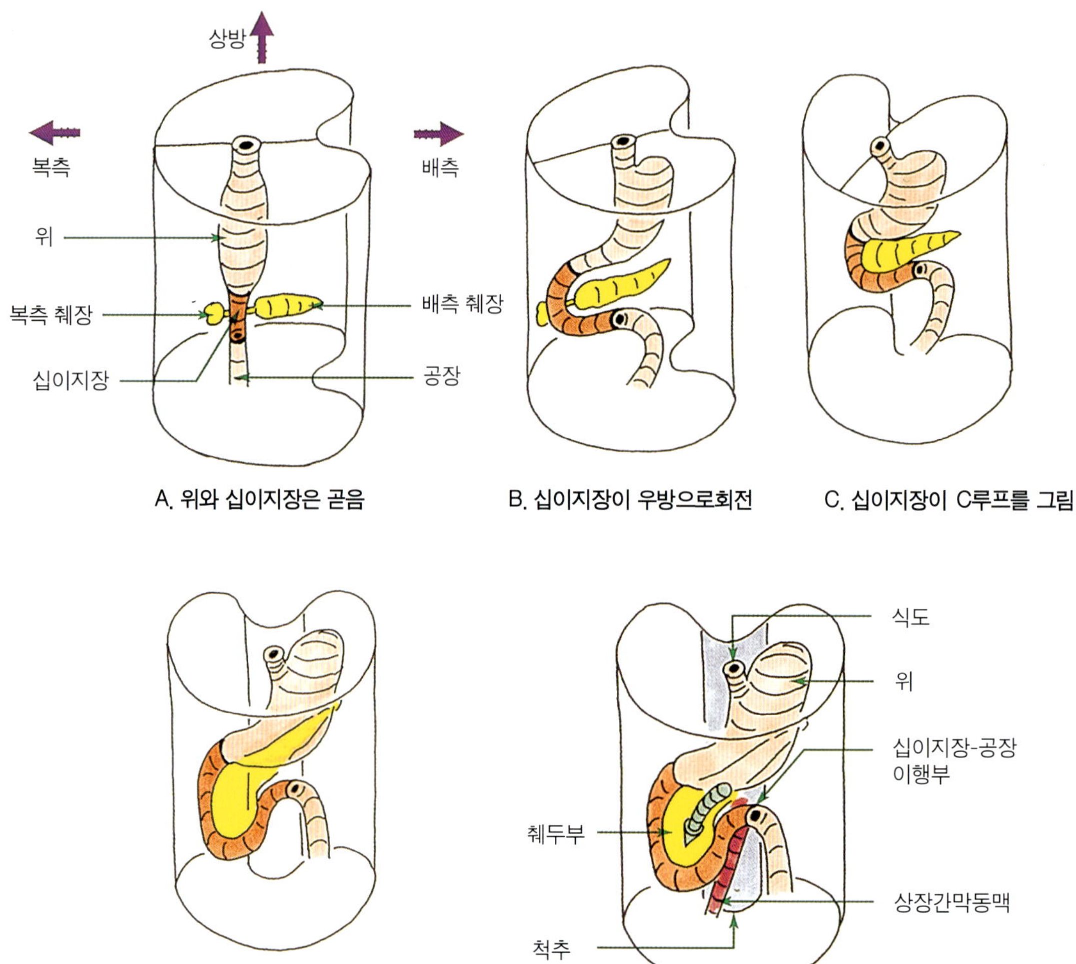

A. 위와 십이지장은 곧음

B. 십이지장이 우방으로회전

C. 십이지장이 C루프를 그림

D. 십이지장이 더욱 길게 늘어나
후방이 후복막에 고정됨

E. 십이지장 및 췌두부의 회전축(화살표)

그림 II-47 각 원기의 이동

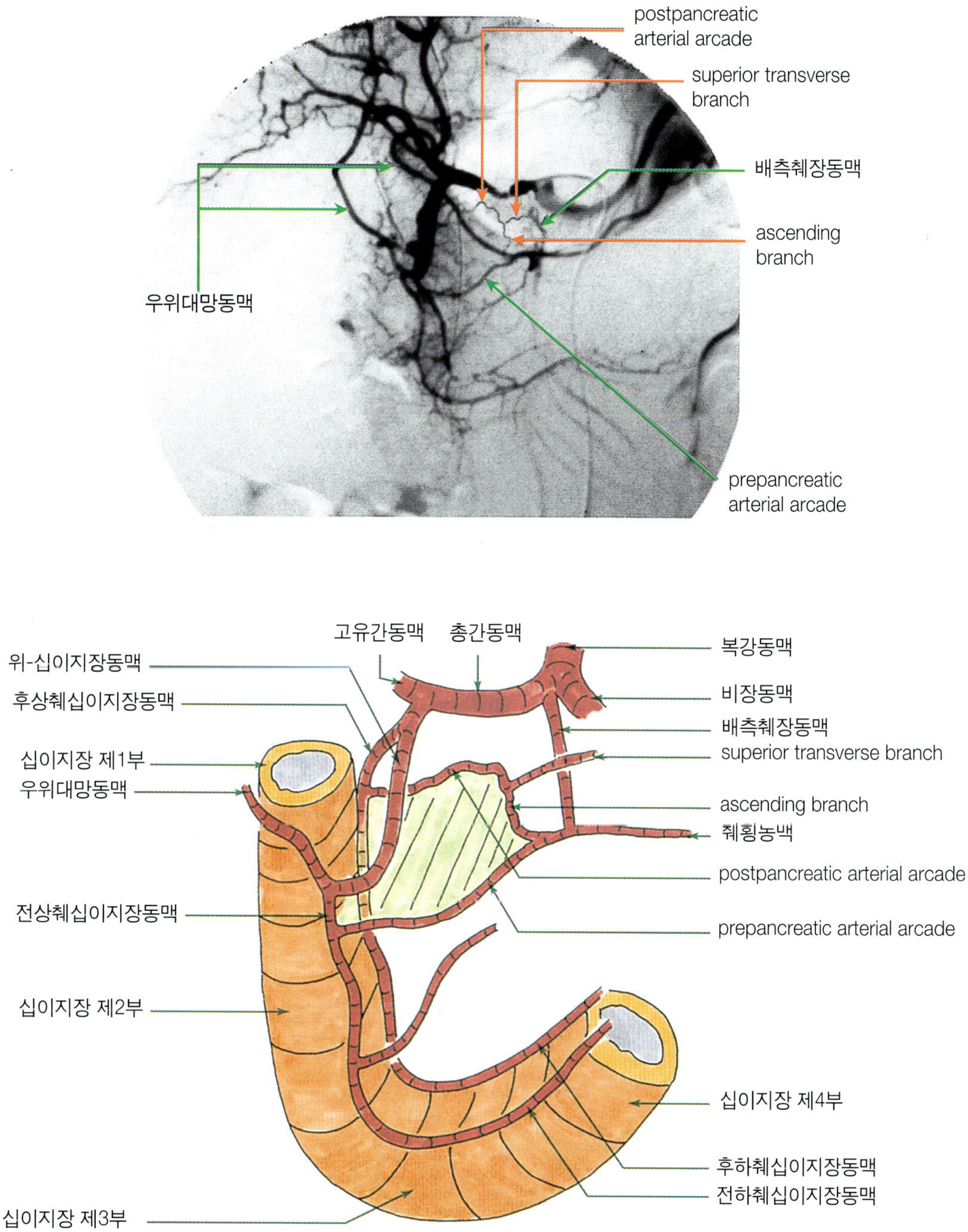

그림 II-48 췌두부의 동맥가지(정면)의 혈관 촬영상과 그 스케치

할을 갖는다. 따라서 췌두부를 공급하는 동맥과 체미부를 공급하는 동맥과는 서로 다른 것으로 구별할 수 있다. 최종적으로 양자가 일치하게 되지만 여러 개의 문합지(arcade)가 형성되기 때문에 가늘고 변이가 많다. 따라서 문합지는 혈관 촬영상으로 뱀 모양으로 주행하거나 확실히 보여지지 않는 경우도 있다(그림 II-48의 빨간 화살표).

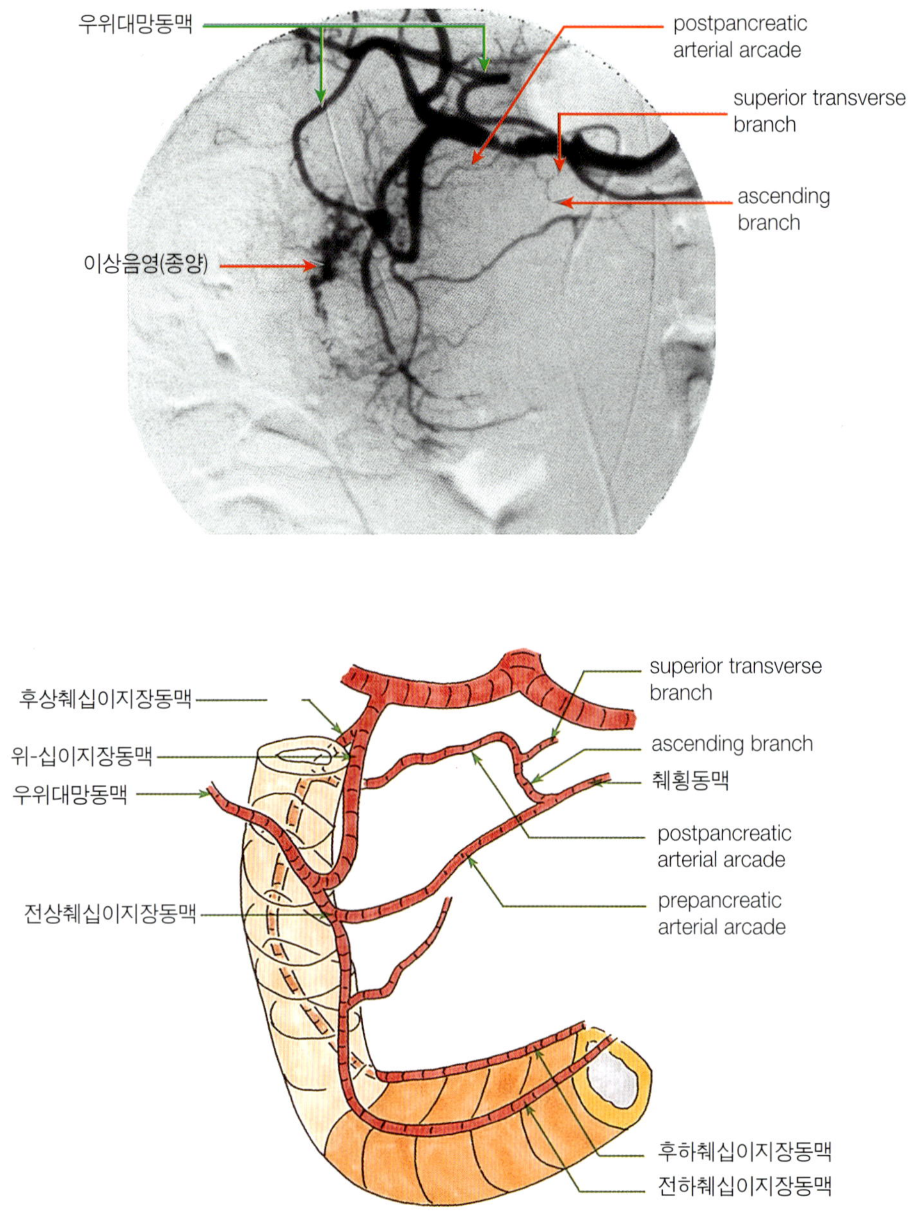

그림 II-49 췌두부의 동맥가지(제1경사위)의 혈관 촬영상과 그 스케치

(2) 췌장의 이동

발생과정에 있어 췌두부는 우측 하방(그림 II-46), 미부는 좌측 상방으로 이동해 간다. 따라서 췌장의 장축은 좌상방으로부터 우하방을 향하고 있다. 여기서 췌두부가 우하후방을 향하는 큰 요인을 설명한다. 십이지장은 서서히 길어져 우측으로 회전해 나간다. 그러나 십이지장–공장 이행부는 횡격막으로부터 트라이트인대에 의해 매달리며, 이 부위는 하방으로 이동할 수가 없다. 또한 간십이지장인대(간막)에 고정된 십이지장 제1부도 이와 같이 하방으로 이동할 수가 없다. 따라서 그림 II-47에서 볼 수 있듯이 십이지장(정확하게는 이동이 적음)은 췌장의 증대와 함께 신장하지만, 양측이 고정되어 있

기 때문에 C자형이 되어 하방으로 굴곡해 나간다. 한편 소장, 대장은 상장간막동맥을 축으로 회전하면서 신장해 나가기 때문에 췌장은 전방으로부터 후방으로 압박받는다. 이것에 의해 췌장은 척추를 따라 U자형으로 구부러진다(그림 II-54). 따라서 췌두부는 약간 배측(후방)을 향하게 된다(그림 II-55). 그림 II-53의 우측 전방에서 본 십이지장 촬영 사진을 보고 상기에 진술되어 있는 형태를 상상해보기 바란다. 이 결과 혈관 촬영의 정면상에서 후하췌십이지장동맥이 전하췌십이지장동맥의 내측에 위치하게 된다(그림 II-51).

● 췌두부의 동맥

췌두부의 동맥 촬영의 정면상을 그림 II-48에 나타낸다. 위-십이지장동맥은 총간동맥으로부터 분지해, 췌장 상연에서 후상췌십이지장동맥을 후방으로 분지한다. 위-십이지장동맥은 그 후 우위대망동맥을 분지해 전상췌십이지장동맥이 된다. 전상췌십이지장동맥은 췌장의 전방, 후상췌십이지장동맥은 췌장의 후방을 십이지장의 변연을 따라 십이지장 및 췌장을 공급하면서 하행해 간다. 전술과 같이 췌장의 장축은 후방을 향하고 있으므로 통상은 전방으로부터 보면 후상췌십이지장동맥이 전상췌십이지장동맥의 내측에 위치하고 있다.

한편, 상장간막동맥으로부터는 하췌십이지장동맥이 분지해 전상췌십이지장동맥 및 후하췌십이지장동맥이 되어 각각 전상췌십이지장동맥, 후상췌십이지장동맥과 합쳐진다. 후상췌십이지장동맥과 문합하는 췌장 후면을 주행하는 가지는 postpancreatic aterial arcade이라 불리며 배측 췌장동맥으로부터 상행하는 ascending branch에 합쳐지며, 좌측에 superior transverse branch가 분기한다. 본 증례에서는 postpancreatic arterial arcade는 가늘며 뱀 모양으로 주행하고 있다. 전상췌십이지장동맥과 합치는 췌장 전면을 횡주하는 가지는 prepancreatic arterial arcade라 부르며, 배측 췌장동맥과 합치된다. prepancreatic arterial arcade와 postpancreatic arterial arcade가 만드는 평면이 췌장 본래의 수평면(그림 II-48의 녹색면)이라고 생각하면 이해하기 쉽다. 단, 전술한 것처럼 이러한 문합지는 변이가 많기 때문에 증례마다 주의 깊게 판독할 필요가 있다.

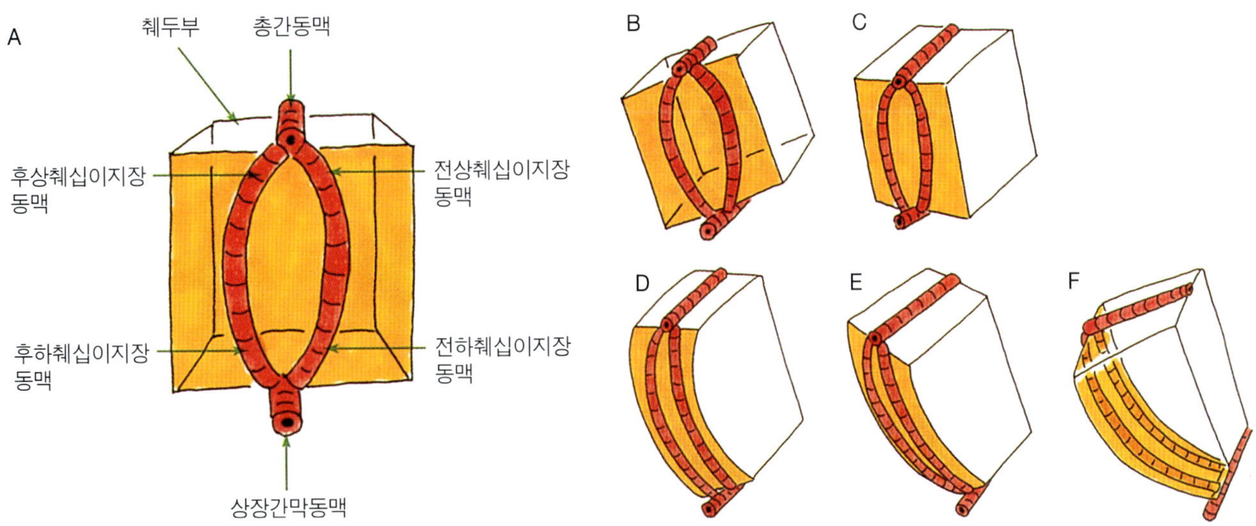

그림 II-50 상 · 하췌십이지장동맥의 발생과정에 있어서의 이동
정면에서 본 그림

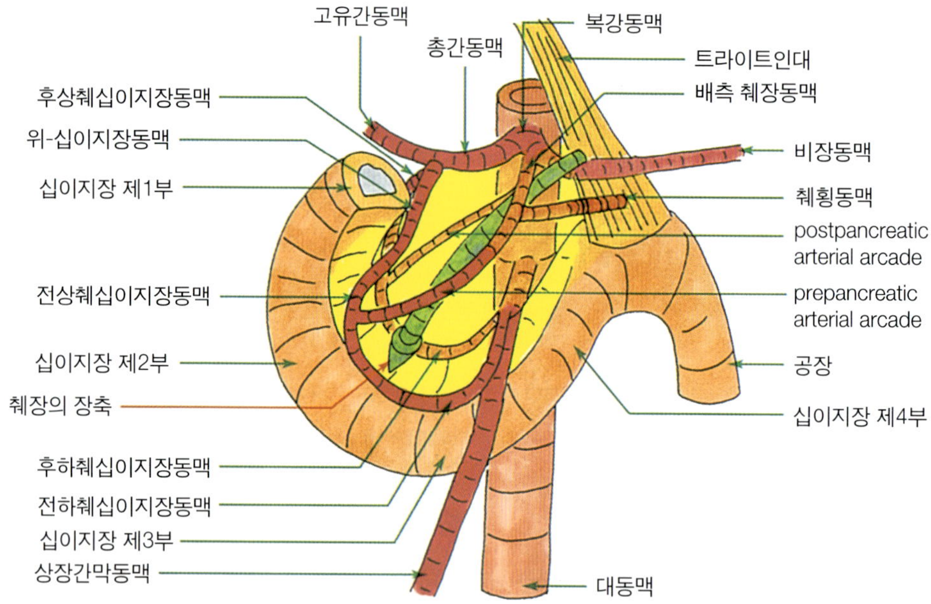

그림 II-51 췌두부의 동맥주행

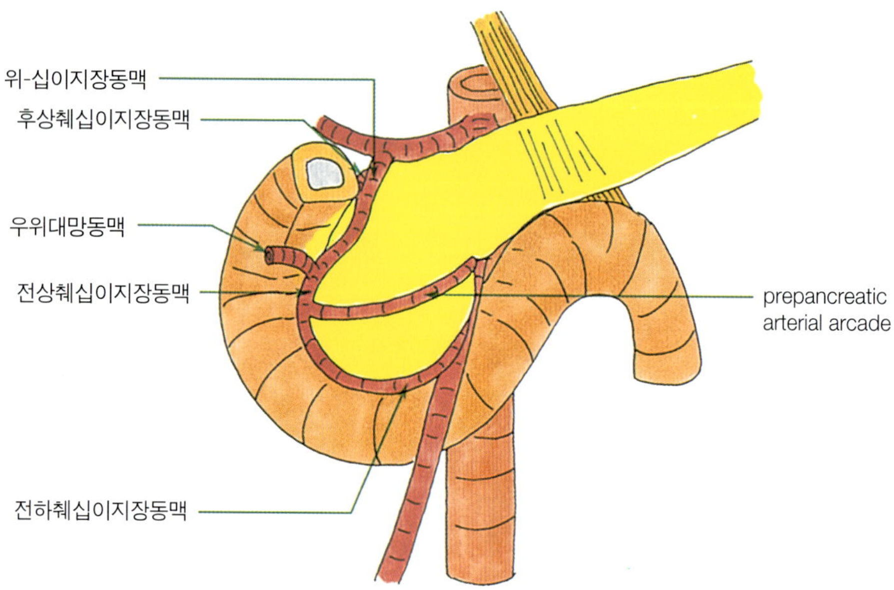

그림 II-52 췌두부 전면을 주행하는 동맥가지

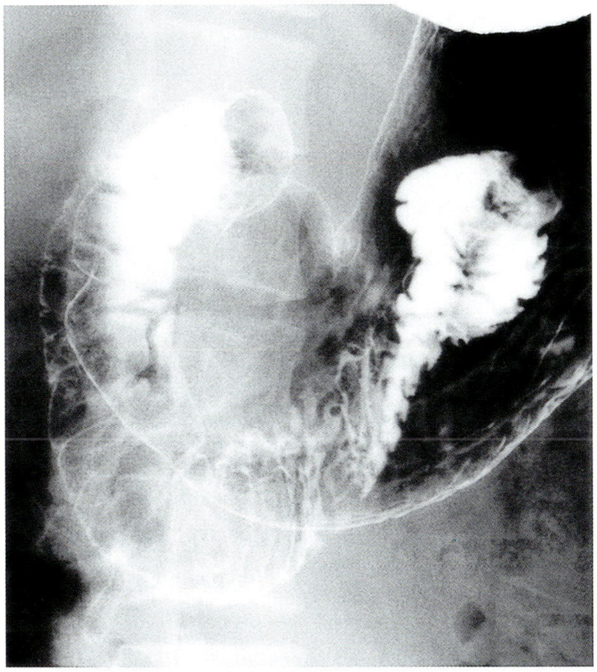

그림 II-53 십이지장 촬영 사진

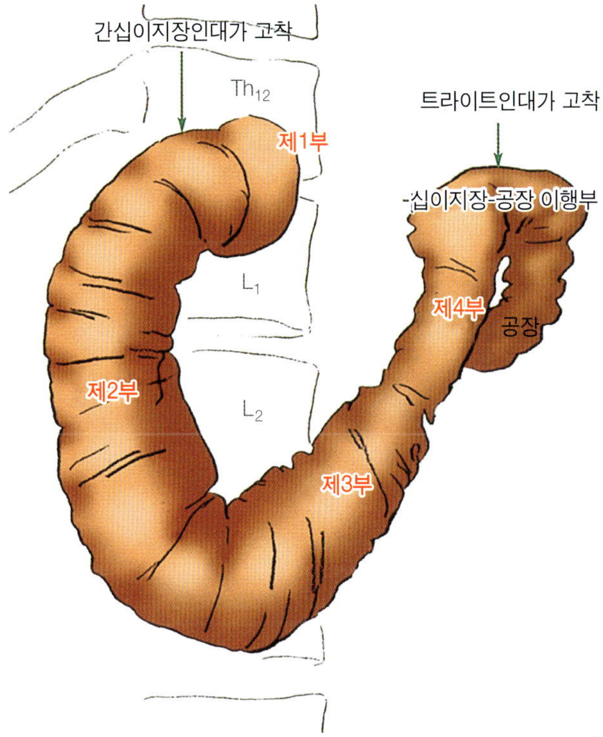

제1경사위로부터 동맥을 보면(그림 II-49), 후상췌십이지장동맥측에 전상췌십이지장동맥이 좌측에 위치하고 있다. 그림 II-48과 그림 II-49를 비교하면서 확실히 이해하기 바란다.

십이지장을 따라 주행하는 상하췌십이지장동맥의 발생과정에 있어서의 이동을 생각할 수 있다. 그림 II-50은 췌두부를 전방에서 본 그림으로, 오렌지색 면이 십이지장과 접하고 있는 면이다. 췌두부 전면을 주행하는 전상췌십이지장동맥과 전하췌십이지장동맥, 후면을 주행하는 후상췌십이지장동맥과 후하췌십이지장동맥이 오렌지색 면에 그려져 있다. A에서는 췌두부(배측 췌장, 전술)를 십이지장의 기본측에서 보고 있다. 이것이 서서히 우하방으로 이동해 간다(A→B→C). 이 사이에 십이지장은 신장해 D와 같이 상하췌십이지장동맥은 만곡을 그린다. 그리고 더욱 이동해 (E), F와 같이 오렌지색 면이 후방을 향하고, 정면에서는 전상하췌십이지장동맥과 후상하췌십이지장동맥이 반대의 위치에 보여지게 된다. 그림 II-55의 CT상을 보면 췌장과 십이지장이 접하는 면이 비스듬히 후방을 향하고 있는 것을 알 수 있다. 또한 배측 췌장(배자)의 단계에서는 A의 명칭은 붙지 않고, 또 혈관망으로 존재하므로 모식적인 주행이 아니다.

여기까지 알면 그림 II-51을 쉽게 이해할 수 있다. 녹색 화살표는 췌장의 이동 방향이다. 십이지장 양단은 간십이지장인대와 트라이트인대로 고정되어 있으므로 C 루프를 그리면서 우후 하방으로 신장해 나간다(전술). 이 때문에 췌두부는 후방으로 떨어지는 형태가 된다. 여기서 주목해야 하는 것은 전상하췌십이지장동맥과 후상·하췌십이지장동맥이 만드는 면과 prepancreatic arterial arcade와 postpancreatic arterial arcade가 만드는 면이다. 혈관 촬영상을 입체시 할 수 있게 되는 열쇠이다. 왜냐하면 2개의 동맥은 각각 췌장 전면 및 후면을 주행하기 때문에 전후관계를 명확하게 파악할 수 있기 때문이다(참고로 그림 II-52에 췌두부 전면을 주행하는 동맥을 나타낸다). 마지막으로 그림 II-48, II-49를 다시 보자. 혈관 촬영상도 입체적으로 인식하여야 한다.

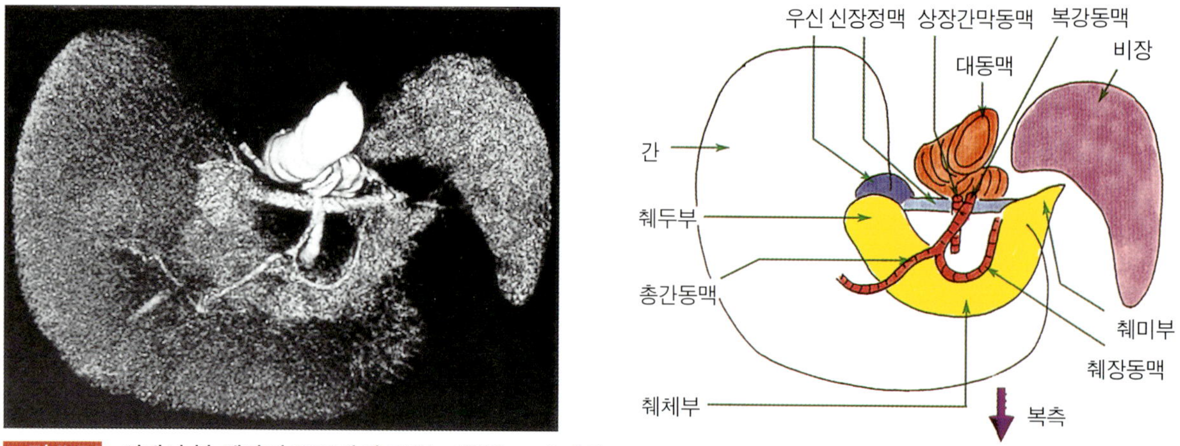

그림 II-54 위에서 본 췌장의 3D(3차원 구축) - CT와 그 스케치

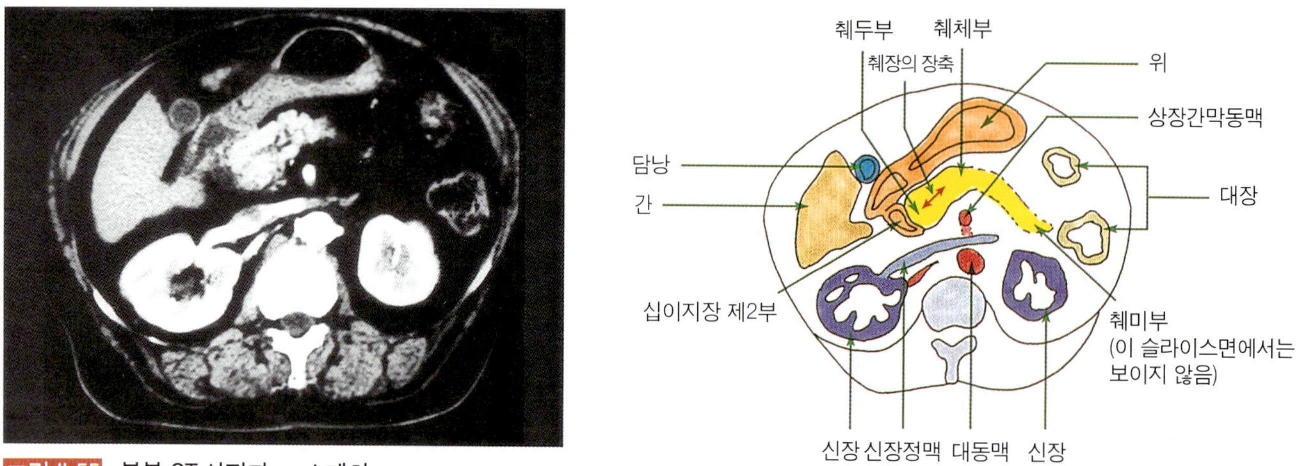

그림 II-55 복부 CT 사진과 그 스케치

6. 복부 혈관 촬영 (3) 위

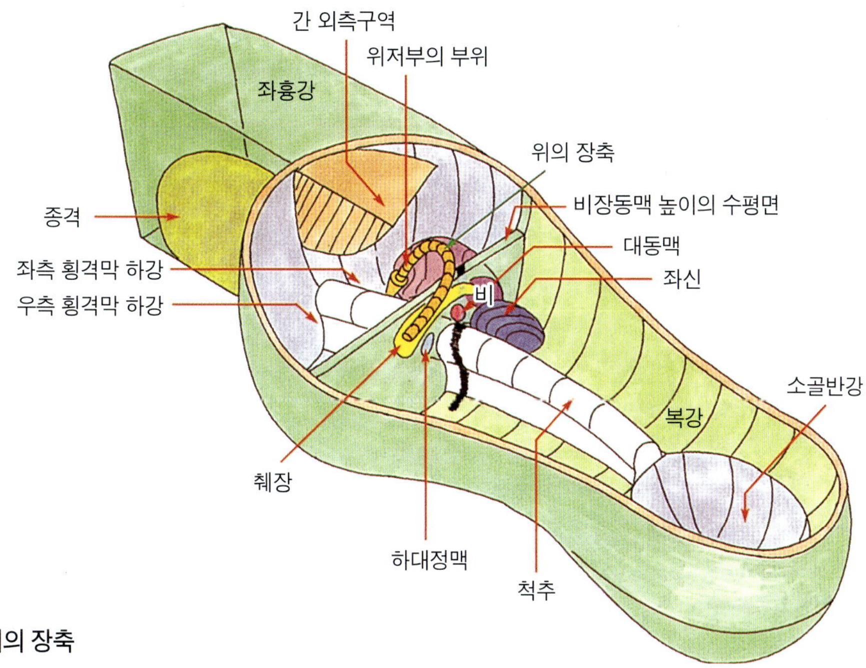

그림 II-56 위의 장축

본 항목에서는 위의 혈관 촬영상에 대해 해설한다. 혈관 촬영상을 배우면서 위의 구조를 이해해 가는 것이 좋다. 위는 관강(管腔) 장기이므로 내용물의 유무에 따라 그기가 완전히 달라지지만 위 본래의 장축은 변화하지 않으므로 주축을 아는 것이 위의 해부를 이해하는 지름길이다.

위가 위치하는 공간

위는 내부에 공간이 존재하는 부드러운 관강 장기이기 때문에 고정된 형태를 형성할 수가 없다. 이 때문에 발생과정에서 간, 췌장, 비장, 신장 등의 장기가 배치되고 남은 공간(상복부)에 위치하게 된다. 우상복부에는 간우엽이 있는데, 이것이 우측 횡격막 하강을 차지하고 있다. 한편 좌상복부에는 전방에 간좌엽(외측구역), 후방에 비장이 있다. 이 간좌엽과 비장 사이의 공간에 위저부가 존재하고 있다. 따라서 간좌엽, 비장, 위저부에서 좌측 횡격막 하강을 차지하게 된다(그림 II-56). 또한 좌상복부의 우측 경계는 척추 및 대동맥, 간 미상엽이다.

위체부 및 유문부(전정부)는 췌장의 전방에 위치한다. 위의 장축은 췌장 전면으로부터 좌측 횡격막 하강으로 향하는 축(좌상방으로 향하는 축 : 그림 II-57)이다. 그림 II-56에 나타내듯이 횡격막 하강은 후방으로 크게 퍼지고 있기 때문에 장축의 앞은 비스듬히게 후방으로 향하게 된다.

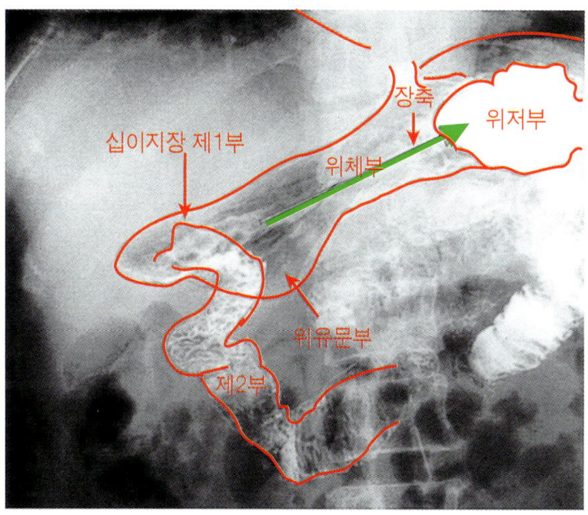

그림 II-57 위의 X선 사진
위 내용물이 적은 상태

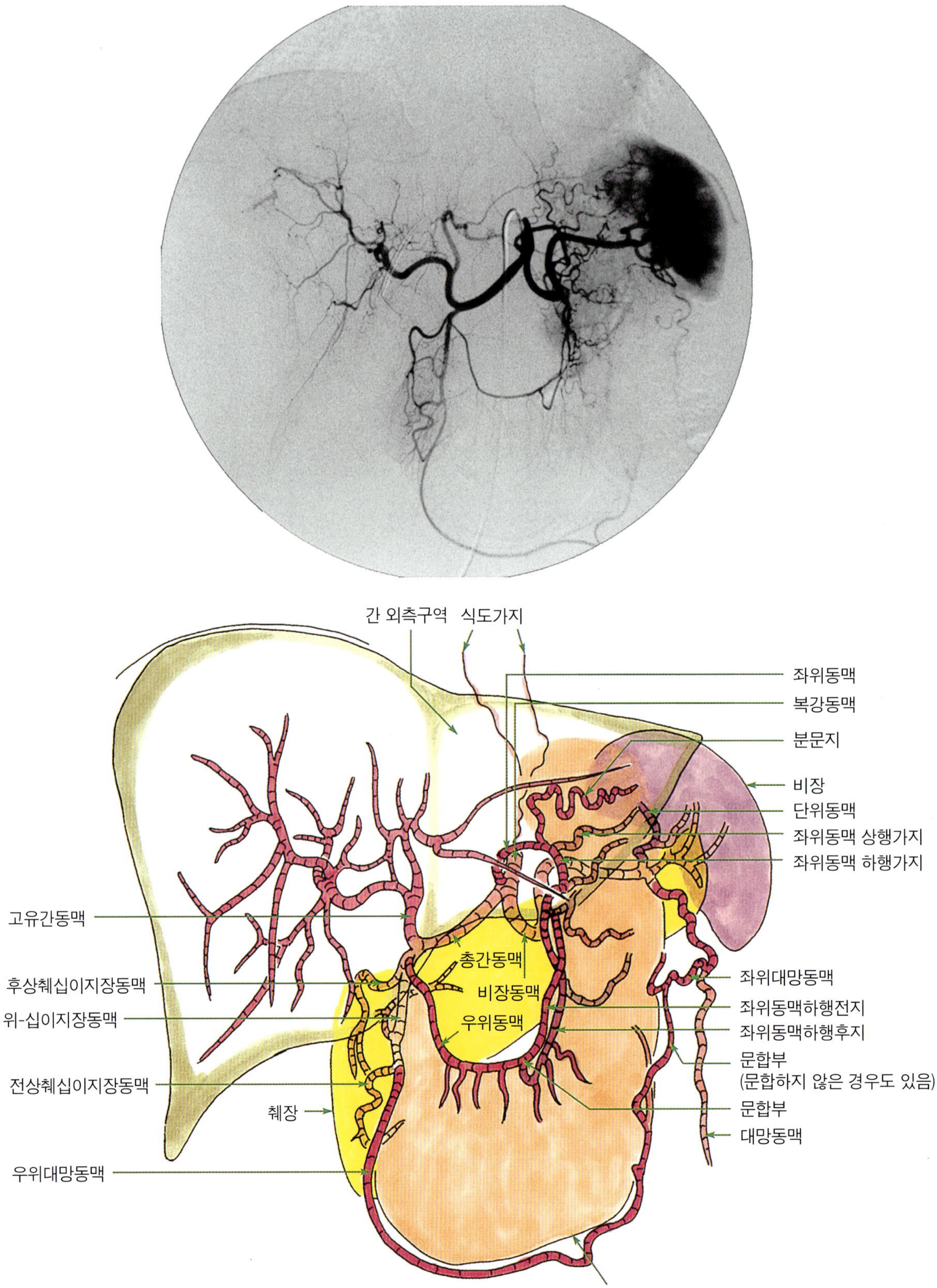

그림 II-58 **동맥 촬영상과 그 스케치**

위의 전방에 간 외측구역, 후방에 췌장이 있다. 위저부는 췌장 상방에 있다. 또한 위의 후좌방에 비장이 있다. 이 위치관계를 이해하고 나서 판독할 것. 간동맥, 문맥의 주행에 관해서는 본장 항목 4(복부혈관 촬영-간)를 참조하여 판독할 것.

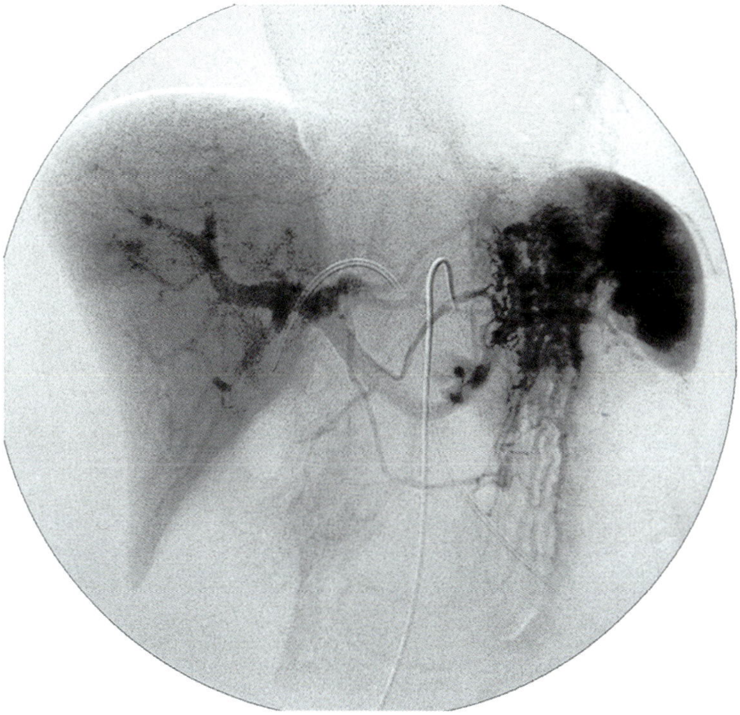

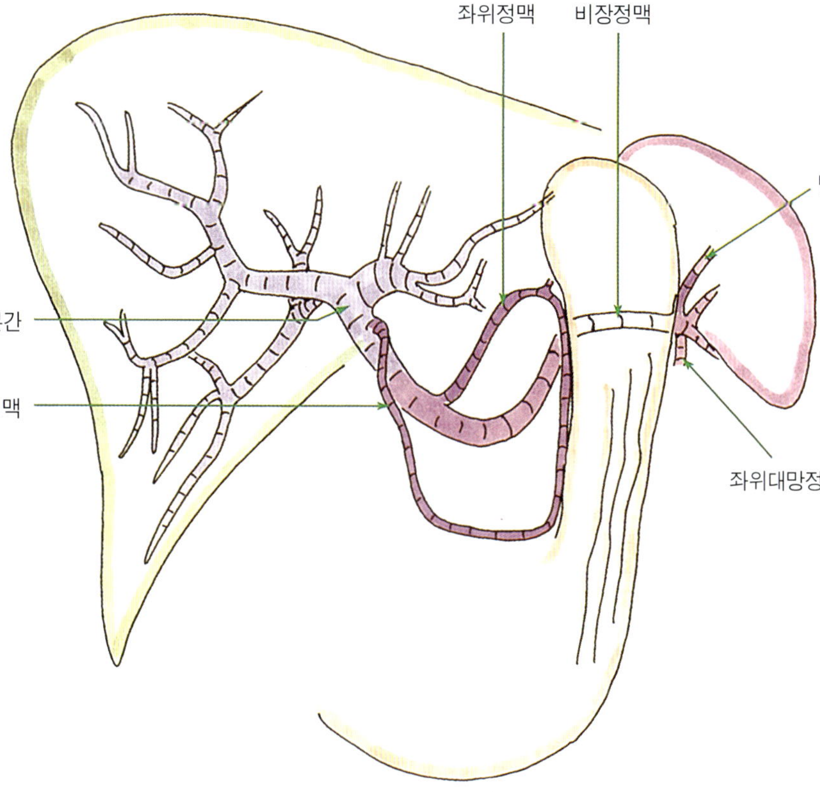

그림 II-59 문맥 촬영상과 그 스케치

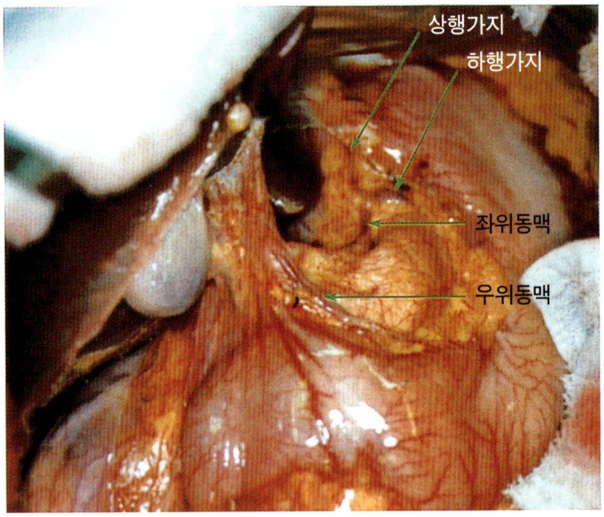

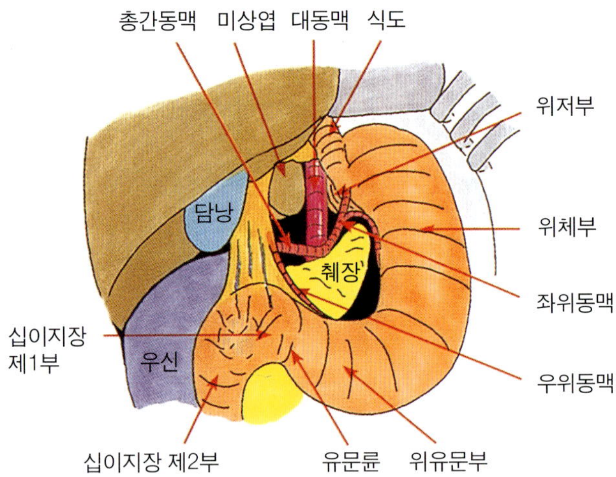

그림 II-60 수술 사진과 그 스케치
우로 비스듬히 전방에서 촬영하였다.

위의 주요 공급동맥(그림 II-58)

위 주위의 동맥 주행에 대해 설명한다. 대동맥은 척추의 전방에서 좌측을 주행하지만 제12흉추 하연의 높이에서 복강동맥을 분기한다. 우측으로부터 총간동맥을 분기하여 이것은 척추의 전방을 횡주한다. 그리고 척추의 우연에서 위-십이지장동맥을 하방으로, 고유간동맥을 상방으로 분기한다. 비장동맥은 복강동맥으로부터 분기해 비장 체부 및 미부의 후상연을 주행해 비문부에서 비장으로 들어간다. 이러한 동맥으로부터 위를 공급하는 동맥이 분지한다.

위대만측의 동맥가지

위-십이지장동맥은 앞에서 설명한 것처럼, 췌장 상연에서 후상췌십이지장동맥을 후방으로 분기해, 그 후 우위 대망동맥을 분기해 전상췌십이지장동맥이 된다. 우위 대망동맥은 위의 큰 굽이에 따라 주행해 비장동맥으로부터 분기한다. 좌위대망동맥과 문합해 혈관궁을 형성하고 있다. 따라서 이 좌우위대망동맥이 위 대만의 라인이 된다. 여기서 위의 형태를 연상해 주길 바란다. 위의 형태를 인식하면서 혈관 촬영상을 판독할 필요가 있다. 대망은 위의 큰 굽이로부터 아래쪽으로 뻗어 있는데, 이것을 공급하는 동맥이 여러 개의 가지로 분지하고 있다(대망동맥).

위소만측의 동맥가지(그림 II-60)

좌위동맥은 복강동맥으로부터 분기한다. 위 분문(噴門)에 이르면 상행가지와 하행가지로 분지한다. 하행가지는 전지와 후지가 되어, 각각이 위전벽측과 후벽측을 소만에 따라 우하방으로 주행해 우위동맥과 문합하여 혈관궁을 형성하고 있다. 우위동맥의 상당수는 고유간동맥으로부터 분기한다. 본 증례와 같이 위-십이지장동맥으로부터 분기하는 증례도 나타난다.

위저부의 동맥가지(그림 II-61)

위저부는 췌장 상연보다 상방에 있으며 횡격막 하강에 깊게 들어가 있다. 따라서 위저부의 동맥가지는 비장의 상연을 주행하는 비장동맥보다 상방에 있는 동맥가지라는 것이 된다. 비장동맥으로부터 후상방을 향해 분기한다. 후위동맥, 비장동맥(비문부)으로부터 분기하는 단위동맥, 좌동맥으로부터 분기하는 상행가지가 위저부를 공급하는 동맥이다.

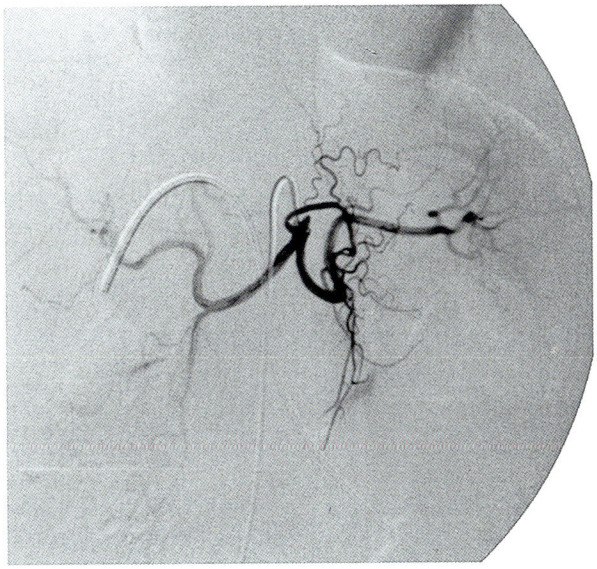

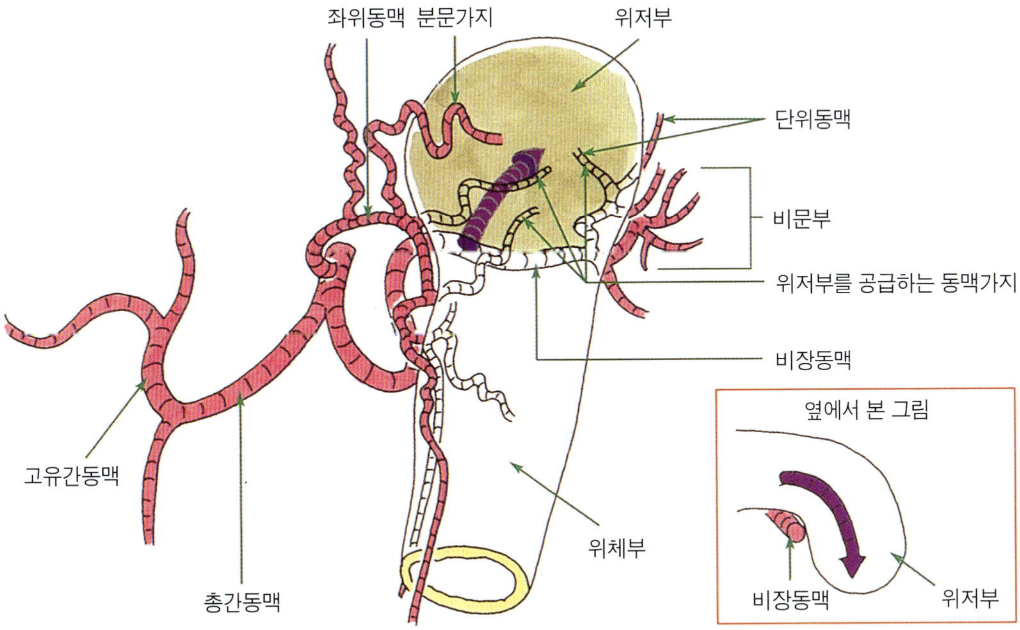

그림 II-61 위저부의 동맥 촬영상과 스케치

● 위의 주요 정맥(그림 II-59)

위의 정맥에는 좌우위정맥, 좌우위대망정맥, 단위정맥이 있고 위 주위에서는 동명의 동맥과 함께 주행한다. 그러나 이러한 정맥은 유입하는 정맥이 문맥계이기 때문에 후에 동명의 동맥과 떨어져 주행하게 된다. 좌위정맥은 비장정맥(또는 문맥 본간)에 유입한다. 우위정맥은 문맥 본간(또는 상장각막정맥), 좌위대망정맥 및 단위정맥은 비장정맥에 유입한다. 우위대망정맥은 상장간막정맥(또는 문맥 본간)에 유입한다.

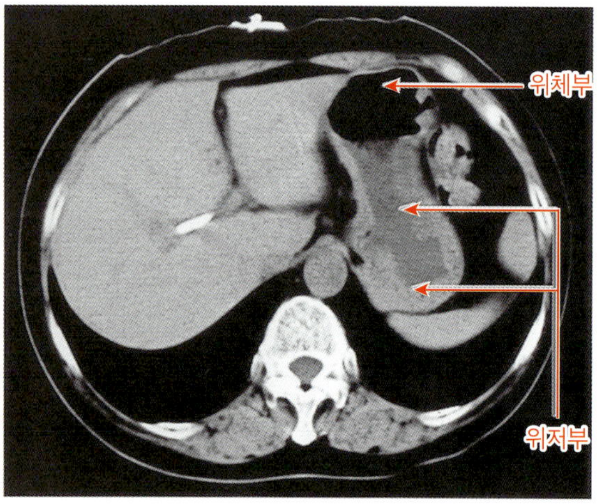

그림 II-62 CT상 (1)

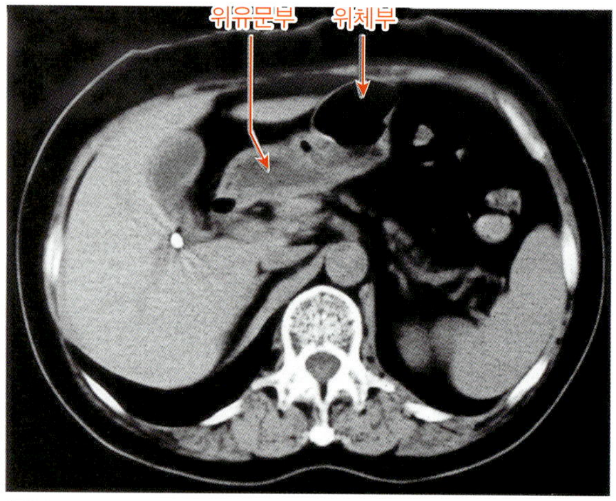

그림 II-63 CT상 (2)

혈관 촬영상과 CT상

혈관 촬영상으로부터 위의 형태를 인식했을 경우에 그것이 올바른지 어떤지를 CT상으로 확인하자(그림 II-62, II-63). 혈관 촬영상으로 위저부를 보면 면적이 좁지만 실제로는 내측으로 퍼지고 있는 것에 유의해야 한다. CT상을 보면 위저부는 좌측 횡격막 하강을 세로로 후방으로 늘어나 있는 것을 알 수 있다. 반대로 위체부나 유문부는 췌장의 전방에 평탄(공복 시)하게 가로놓여 있다. 위의 축이 굽어 있기 때문이다.

7. 복부 혈관 촬영

(4) 위 · 비장 및 상복부 장기의 발생과정

앞에서 위의 혈관 촬영에 대해 설명하였는데, 본 항목에서는 그 이해를 깊게 하기 위해서 위 및 상복부 장기의 발생과정에 대해 상세히 해설한다.

학문은 데카르트 사고방식(개개를 구별하고, 각각을 탐구한다)을 기본으로 하여 만들어져 있다. 이것이 없으면 현대 문명은 없었을 것이다. 그러나 최근에는 이 개념만으로는 불충분하다는 반성이 나왔다. 그것은 '공생' 이라는 개념이다. 공생이란 모두를 동일시하는 것이 아니라 개개의 것으로 구별할 수 있기 때문에 각각이 공생할 수 있는 것이다.

해부도 예외는 아니다. 부드러운 장기로는 간, 비장이 있고 이에 비해 딱딱한 장기로 신장, 췌장이 있다. 간, 비장은 신장이나 췌장의 형태에 맞게 변형되고 있다. 즉, 신장이나 췌장 이외의 공간을 메우듯이 형태를 바꾸고 있는 것이다(실제로는 좌신도 췌장에 의해 살짝 눌려 있음). 딱딱한 장기만 있다면 복강은 간극이나 지방만으로 되어 비릴 것이다. 반대로 부드러운 장기만 있으면 형태를 유지할 수가 없어, 이것들을 골성 흉곽이 감싸고 있는 것이다(간이나 비장은 늑골에 감싸여 보호되고 있다). 이상과 같은 공생의 개념을 알면 영상 판독의 응용력을 몸에 익히게 된다. 해부는 변이가 많은 것이지만 일원적으로 보이게 된다. 본서에서 설명하고 있는 지식은 그것을 알기 위한 것이므로 큰 흐름으로 파악하기 바란다. 발생과정에서 각 장기가 이동해 나가는 것은 성장하여 커지기 위한 공간을 필요로 하기 때문이며 따라서 장기의 축 방향으로 혈관주행에도 이동방향이 생기게 된다.

상복부 장기의 발생(그림 II-64, II-65)

(1) 위의 발생

발생 제4주에 원장(原腸)이 형성된다. 위의 원기는 제4주 중반에 방추상으로 확대된다. 그리고 앞뒤로 길이가 늘어나 앞쪽으로 작은 굽이, 뒤쪽으로 큰 굽이가 형성된다(그림 II-64, II-65A). 위가 성장함에 따라 이 위치에서는 들이가지 않고 회전해 나가게 된다. 위 원기의 구측이 위저부, 미측이 유문부가 된다. 시계방향으로 회전하면

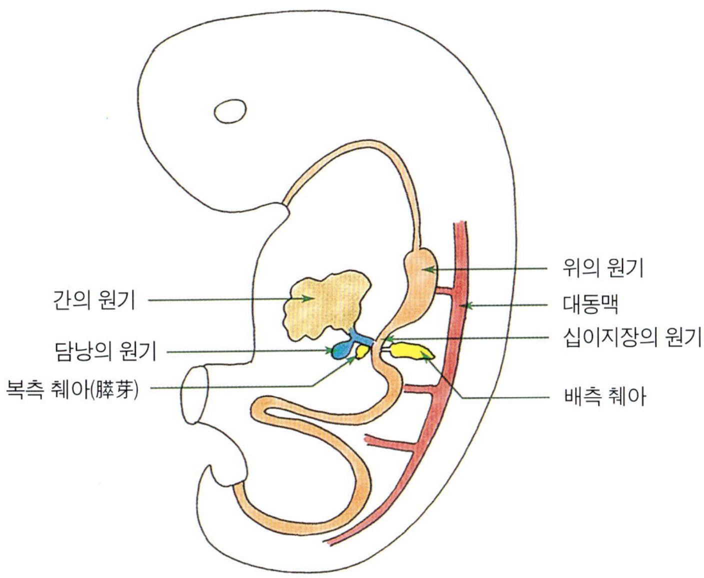

그림 II-64 발생 제5주의 배자

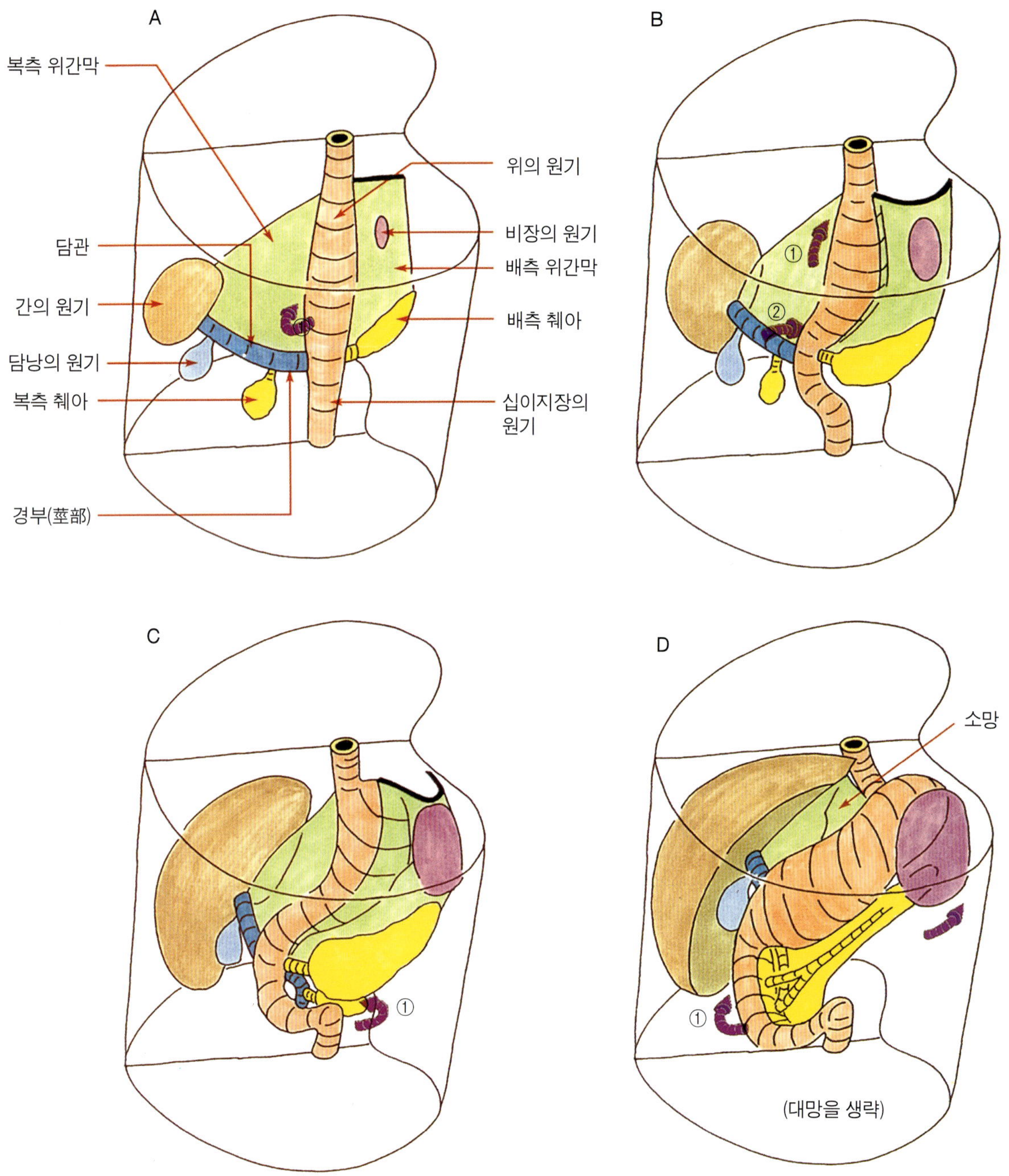

그림 II-65 위의 발생

서 복측에 있는 위소만은 복강 후벽 방향을 향하기 때문에(그림 II-65B 화살표①), 성숙하면 위 원기의 우측이 배측(망낭 전벽), 좌측이 복측에 위치하게 된다. 발생과정의 결과 망낭이 형성되지만 이 망낭의 존재에 의해 위의 유동이 부드러워지고 위 내용물의 양에 따라 위의 크기를 바꾸는 것이 쉬워진다. 위 원기 후방의 간막을 배측위간막이라고 하는데, 이것은 위대만에 부착해 함께 좌미측으로 향하고 말단은 대망을 형성한다. 이 대망이 타

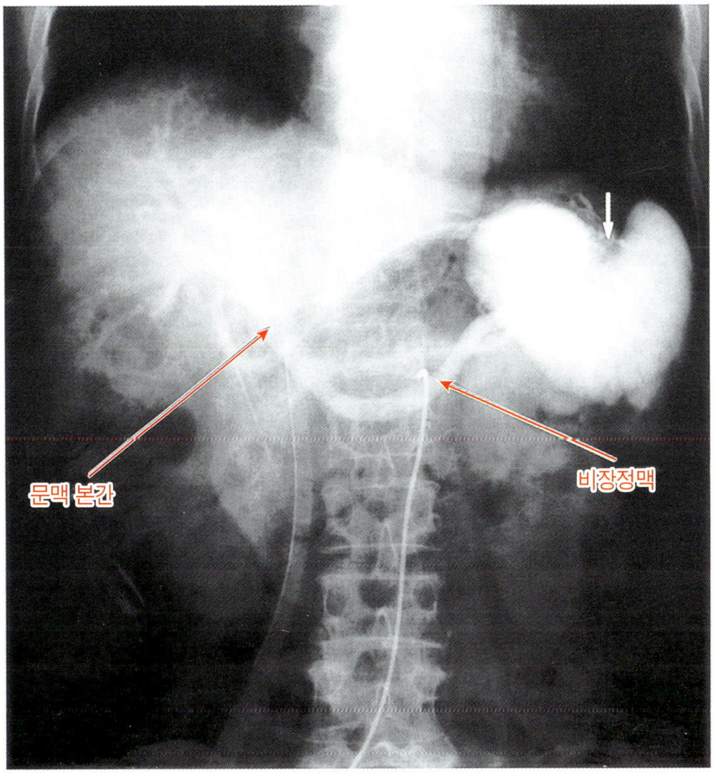

그림 II-66 문맥상
분엽된 비장(흰색 화살표)이 촬영되고 있다.

박 등의 외력을 완충하거나 감염부위를 감싸는 역할을 한다. 위 원기 전방의 간막을 복측 위간막이라고 하는데 이것이 위의 소망을 형성한다. 소망은 간 하면에 부착해, 간십이지장간막과 함께 위를 매달아 올리고 있다.

(2) 십이지장의 발생

십이지장의 원기는 제4주에 복측으로 C자형으로 돌출하기 시작한다. 배측에 배측 췌아, 복측에 복측 췌아 및 담관이 위치하고 있다. 제5~8주 사이에 반대측에 있는 이것들이 이동해(그림 II-65C 화살표①) 유합하게 된다(후술). 당연한 일이지만 이 사이에 십이지장이 비틀리게 된다. 이 때문에 십이지장 내강은 점차 좁아져 일시적으로 증식한 상피 세포로 막히게 된다. 그 후 상피세포는 변위해 내강이 생겨 배자말기까지 다시 관상화한다.

십이지장은 시계 회전이 뒤틀림에 의해 십이지장 원기에 부착하고 있던 복측 장간막은 배측으로 들어오듯이 하여 소실된다. 이 과정을 거쳐 십이지장은 배측(후복벽)에 고정되게 된다(그림 II-65D 화살표①). 이 십이지장의 고정은 음식물의 정체를 방지하고 있다. 같은 부위가 수술 조작되면 십이지장 내에서 음식이 정체하기 쉬워지는 경우가 있다.

(3) 간, 담관의 발생

간아(肝牙)는 제4주 초에 십이지장 원기의 배측으로 돌출되어 발생이 시작된다. 간아는 제5주에 2개로 나누어져 두측부의 큰 영역이 간, 미측부의 작은 영역이 담낭으로 성장해 간다(그림 II-64), 간의 원기는 이후 급속히 발육해 복강 공간의 큰 부분을 차지하게 된다(그림 II-65 A→B→C→D). 간 및 담낭을 연결하는 경부는 십이지장 원기의 복측으로부터 우측(그림 II-65A 화살표①), 나아가 배측으로 돌아(그림 II-65B 화살표②), 배측 췌아 유래(후술)의 췌장의 배측에 유합한다(그림 II-65C

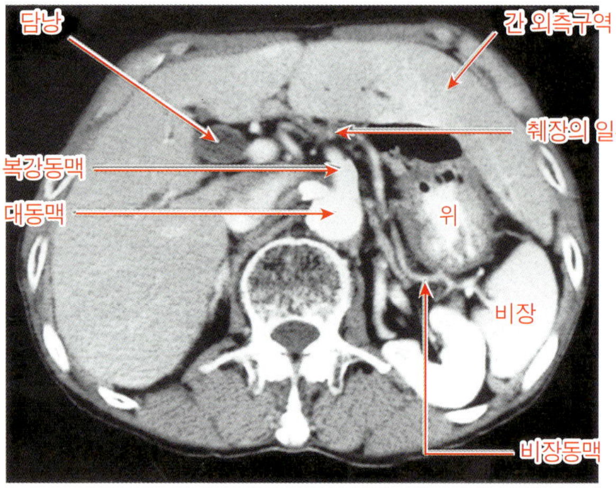

그림 II-67 상복부 CT상

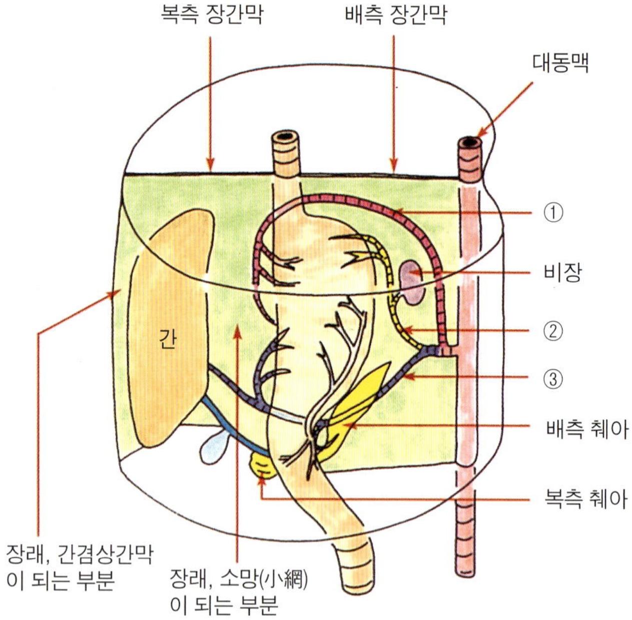

그림 II-68 제5주의 동맥

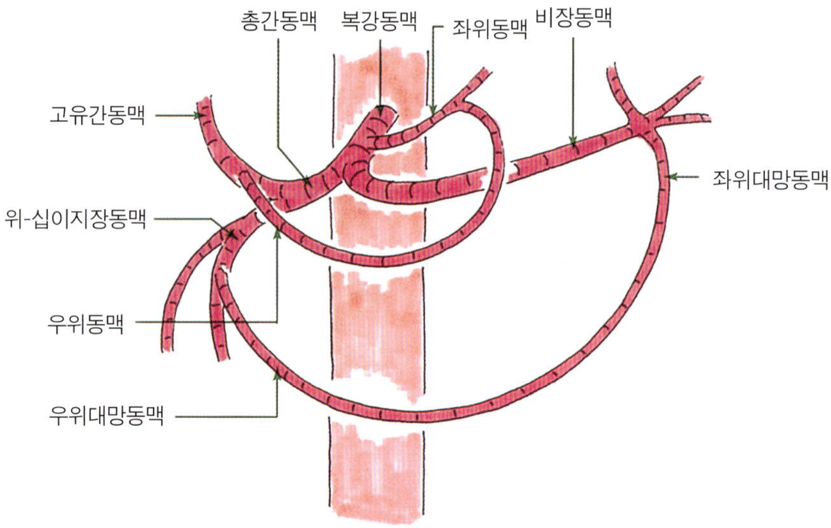

그림 II-69 위 주위의 동맥

화살표①), 총담관의 배측 췌아에의 부착부는 수술에 의해 십이지장을 손으로 움직여 췌두부를 후방으로부터 박리하는 것에 의해 만질 수 있는 부위(손가락으로 가볍게 누르면 저항이 없는 곳)이다. 담관에는 복측 췌아(후술)가 있지만 같은 부위와 담낭담관 부착부에 발생과정에서 뒤틀림이 생긴다(그림 II-65 B와 C를 비교). 십이지장과 같이 협착이 생겨 표피 세포가 충만해 그 후 변성, 내강 형성 과정을 거친다.

그림 II-67은 간 외측구역이 종대한 증례의 CT상이다. 그림에 보여지듯이 간은 위, 담낭, 췌장, 비장의 외측에 있다. 즉, 간은 발생 시부터 항상 위, 담낭, 췌장, 비장의 전방(외측)에 있는 것이다. 복강이 둥글기 때문에 좌우로 만곡한 것뿐이다.

복측 장간막으로부터 형성된 소망은 간으로부터 위를 매달아 올리고 또 겸상간막은 전복벽으로부터 간을 매달아 올리고 있다(그림 II-68). 간십이지장간막은 간으로부터 십이지장 제1부를 매달아 올려 내부에 담관, 문맥, 동맥을 넣는다. 간십이지장간막의 후방이 윈슬로우공으로, 이것은 상방이 간, 후방이 후복벽 · 췌장, 전방이 소망, 위(위 원기 우벽인 부위) 등으로 둘러싸인 망낭의 입구이다. 간십이지장간막은 간문부에 있기 때문에 후방 조직과의 사이에 거리가 있으므로 후방과 유착하지 않고 삼각형의 구멍이 되고 있다(필자는 이것이 호흡성 이동의 폐해를 경감하고 있다고 생각한다. 심호흡에 의해 복강 장기 쪽이 후복막강 장기보다 더욱 하방으로 이동하므로 차이가 생긴다).

(4) 췌장의 발생

십이지장 원기의 배측에 배측 췌아가 위치한다. 또한 반대측인 복측에 복측 췌아가 위치한다(그림 II-64, II-65A). 이 복측 췌아는 담관 경부에 발생해, 담관 경부와

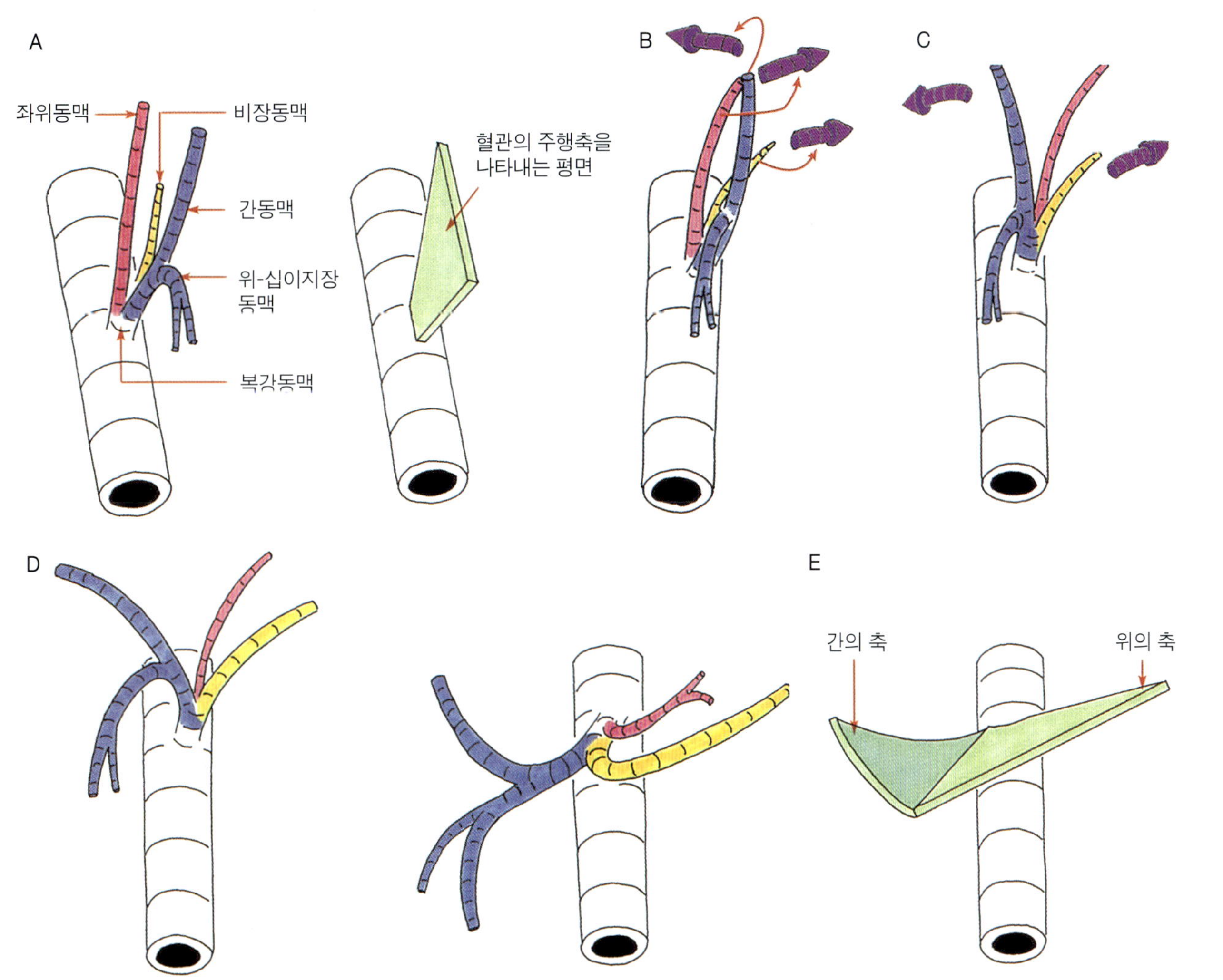

그림 II-70 좌위동맥, 간동맥, 위-십이지장동맥, 비장동맥의 발생과정에서의 이동
화살표 방향이 이동 방향을 나타내고 있다.

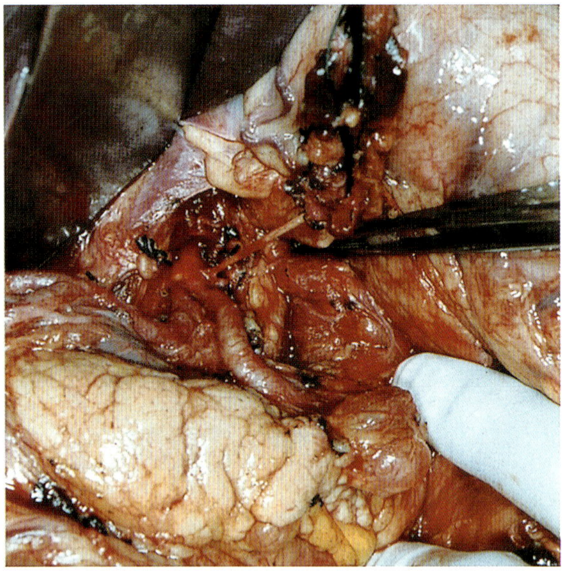

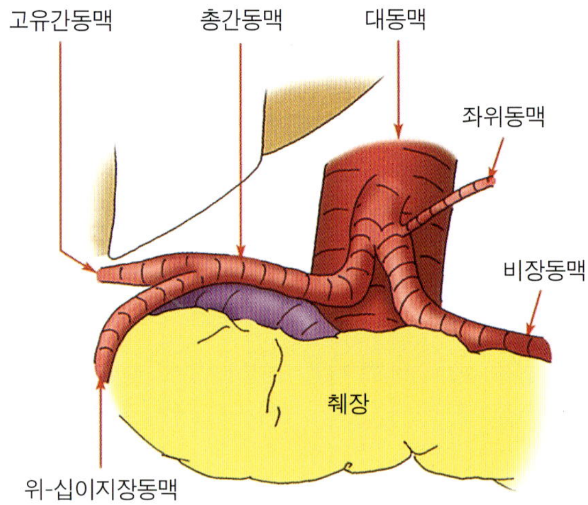

그림 II-71 복강동맥의 분기부 부근의 수술 사진과 그 스케치

함께 배측으로 돌아(그림 II-65B 화살표②), 배측 췌아의 후방으로부터 유합한다(그림 II-65C 화살표①). 그리고 복측 췌장 유래가 췌구부가 된다.

(5) 비장의 발생

비장은 제5주에 발생을 시작한다. 그러나 발달은 매우 늦어, 태아기가 되어야 충분한 발육이 보이게 된다. 성인이 되면 분엽한 비장은 소실해 1개가 된다. 그림 II-66에 보여지듯이 이 흔적으로 큰 패임이 존재하는 일이 있다. 비장은 복강 후방으로 움푹 들어간다. 더욱 변형하면서 복강의 공간을 메우게 된다(그림 II-67).

● 위동맥의 발생

위동맥의 발생과정에 대해 아래에 설명하는데 여기에서 동맥명은 편의상, 성숙 후의 이름을 이용하는 것으로 한다.

태생 초기에 있어 복강동맥은 좌위동맥(그림 II-68 ①)과 총간동맥(그림 II-68 ③)을 대동맥의 복측으로 분지한다. 전자는 위 원기의 구측을, 후자는 항문측을 횡단하여 간 원기에 달한다. 양 동맥 모두 위의 우측을 따라 위 원기의 작은 굽이에 동맥가지(좌위동맥과 우위동맥)를 분지한다. 이것은 후에 합쳐진다. 총간동맥은 위의 큰 굽이에 동맥가지를 분지한다. 이것은 초기에는 가늘지만 비장을 공급하는 동맥(그림 II-68 ②)이기도 하기 때문에 전술한 것과 같이 늦게 발달하는 비장의 성숙에 수반해 굵게 발달해 온다. 이 동맥이 비장동맥이다. 동맥은 공급하는 대상이 발달하면 동맥 그 자체도 발달한다. 일상 경험하는 것은 종양혈관이다. 이 형성 과정으로부터 그림 II-69에 보이듯이 총간동맥과 비장동맥이 공통간을 형성하고 있는 이유를 알 수 있다. 위-십이지장동맥은 총간동맥으로부터 분지하는데, 이것은 췌장의 발달에 수반해 굵어진다. 지금부터 위대만에 우위대망동맥, 배측 췌아나 복측 췌아에 상췌십이지장동맥을 분지한다(필자는 배측 췌아로 향하는 동맥가지가 전상췌십이지장동맥, 복측 췌아로 향하는 동맥가지가 후상췌십이지장동맥이라고 생각하고 있다).

그림 II-70에 좌위동맥, 간동맥, 위-십이지장동맥, 비장동맥의 발생과정에 있어서의 이동을 나타낸다. 화살표의 방향이 이동 방향이다. 그림 II-70의 A와 E에 각 동맥을 연결한 평면을 나타낸다(그림 II-71의 수술 사진 참조). 48쪽 그림 II-58의 동맥 촬영상과 대조하면서 머릿속에서 발생과정을 상상해보기 바란다.

8. 복부 혈관 촬영

(5) 소장 · 결장 및 하복부 장기의 발생과정 ①

본 항목에서는 소장 및 결장의 혈관에 대해 해설한다. 또한 전 항목에서 상복부 장기의 발생과정(전장의 발생)에 대해 해설하였는데, 본 항목에서는 하복부 장기의 발생과정(중장의 발생)에 대해서도 해설한다.

소장 · 결장의 혈관

발생학적으로 중장에서 유래된 공장~횡행결장 우측 2/3는 상장간막동맥, 후장의 횡행결장 좌측 1/3~S상결장, 직장 상부는 하장간막동맥에서 공급된다.

(1) 상장간막동맥 (그림 II-72, II-73, II-75)

상장간막동맥은 제1~2요추 높이의 복부대동맥 전면에서 복강동맥 직하(약 1cm)에서 분기해 우하방을 향해 주행한다. 도중에 하췌십이지장동맥, 회장동맥, 중결장동맥, 우결장동맥, 회결장동맥, 공장동맥을 분지하는 상장간막동맥의 말초는 공장동맥이 된다. 하췌십이지장동맥은 상장간막동맥 기시부 부근으로부터 분지해, 위-십이지장동맥으로부터 분기하는 전후 2개의 상췌십이지장동맥과 췌두부의 전후에서 합쳐진다. 중결장동맥은 상장간막동맥의 제1결장가지로 이것은 좌지와 우지로 분기한다(변이가 많다). 우지는 결장 간만곡부를 향해 주행한 후, 상행결장의 변연에서 우측 결장동맥과 문합하고, 좌지는 하장간막동맥의 가지인 좌측 결장동맥과 합쳐진다. 우측 결장동맥은 중결장동맥보다 말초 상장간막동맥의 우측으로부터 분지해 회결장동맥의 결장가지와 합쳐진다. 이 3개의 동맥가지로 상행결장을 공급한다. 또한 맹장 및 충수는 회결장동맥 맹장가지와 충수동맥에 의해 공급된다. 회결장동맥의 회장가지는 상장각막동맥의 종말가지에 합쳐진다. 상장간막동맥의 좌측벽으로부터 복수가지(10~20개)가 소장을 향해 주행하지만, 회결장동맥 분지부에서 중추로 분지하는 동맥가지는 공장동맥, 말초로 분지하는 동맥가지는 회장동맥이다.

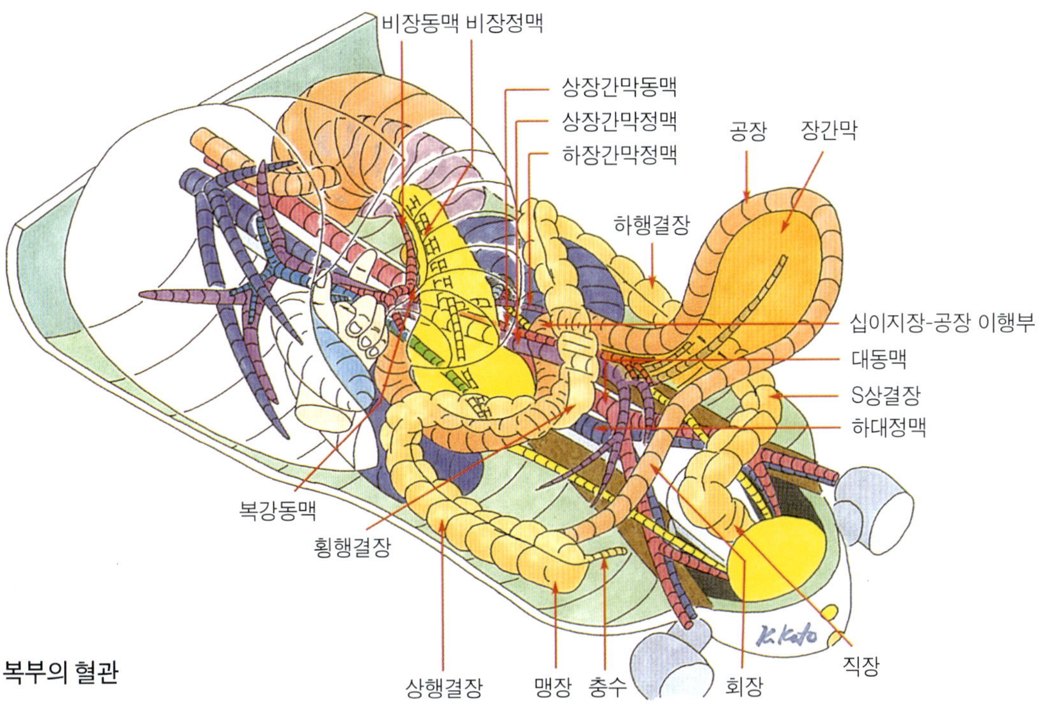

그림 II-72 복부의 혈관

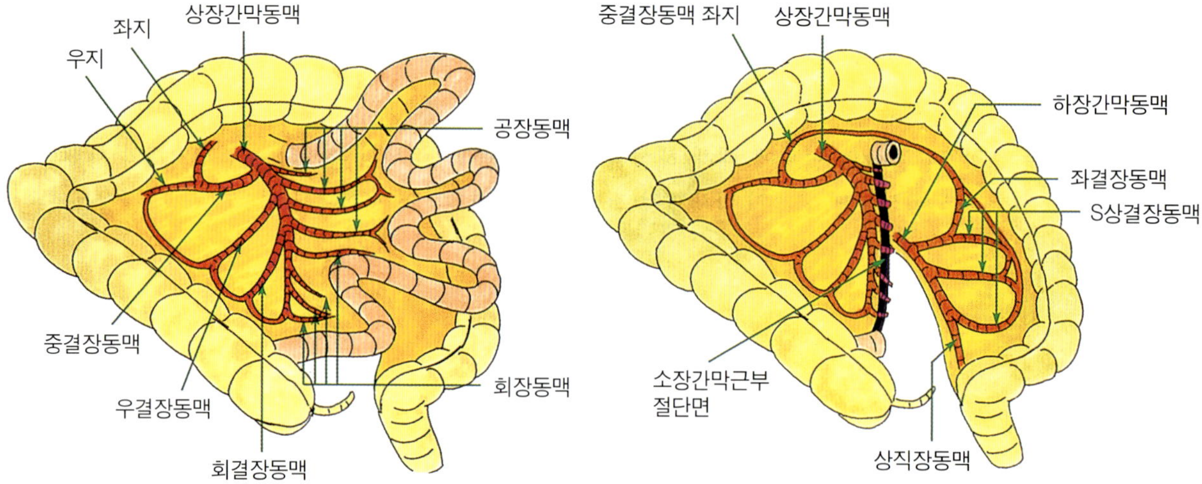

A. 상장간막동맥

B. 상장간막동맥(소장에의 동맥가지를 제외)과 하장간막동맥

그림 II-73 소장 및 결장의 동맥

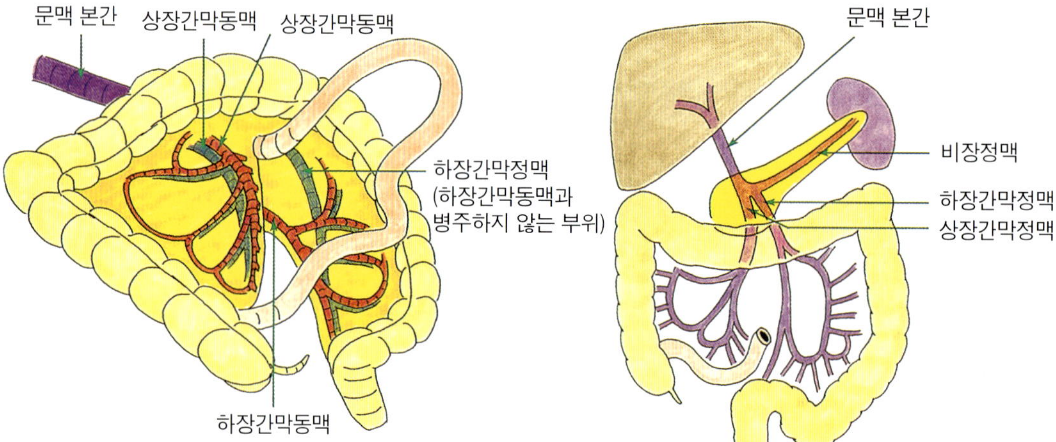

A. 동맥과 정맥

B. 문맥

그림 II-74 상장간막동맥과 하장간막동맥

(2) 하장간막동맥 (그림 II-73)

하장간막동맥은 복강동맥 바로 아래, 제2~3요추 높이의 복부대동맥 전면에서 분기해 복부대동맥의 좌방을 아래쪽으로 주행한다. 좌결장동맥, S상결장동맥을 분지해 종말은 직장동맥이 된다. 좌결장동맥 상행가지는 중결장동맥과 합쳐진다.

(3) 변연동맥 (그림 II-75)

장간막 내에 궁동맥을 형성해, 그 궁동맥으로부터 장관을 향해 종말동맥인 직동맥을 분지한다. 또한 결장에서는 변연동맥이 결손하기 쉬운 부위[회맹부, 비장만곡부(Griffith's point), S상결장-직장 이행부(Sudeek's critical point)]가 존재한다.

(4) 정맥계 (그림 II-74, II-76)

상장간막정맥은 공장, 회장, 우반결장의 정맥혈을 모으고, 하장간막정맥은 좌반결장 및 직장 상부의 정맥혈을 모아 문맥 본간에 유입한다.

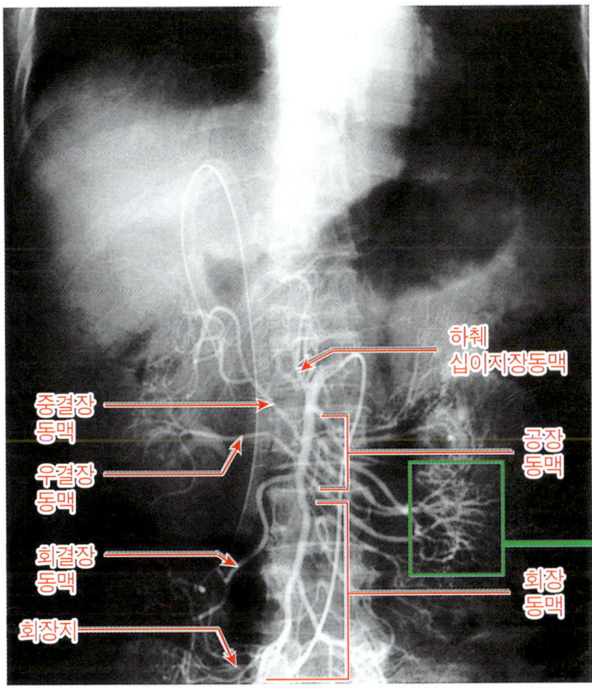

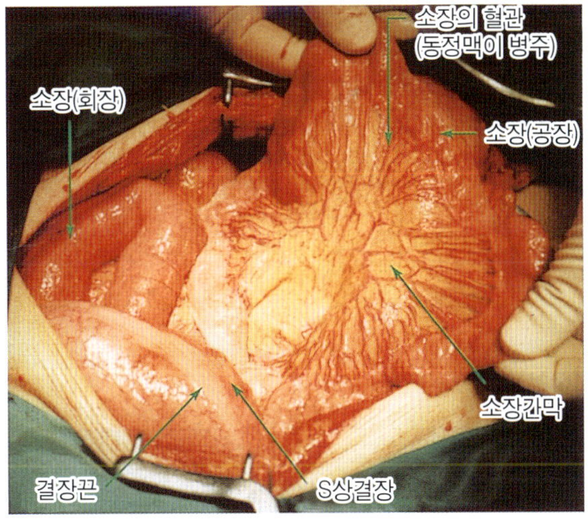

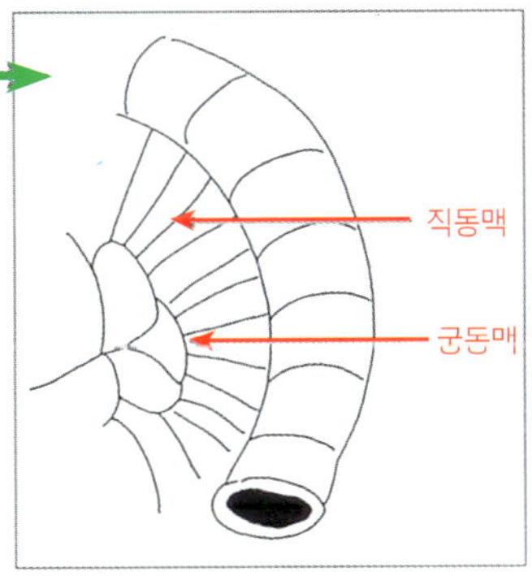

그림 II-75 상장간막동맥의 촬영상과 녹색 사각형 부분의 확대모식도(변연동맥) 및 수술 사진

[참고] 149쪽 - 그림 11

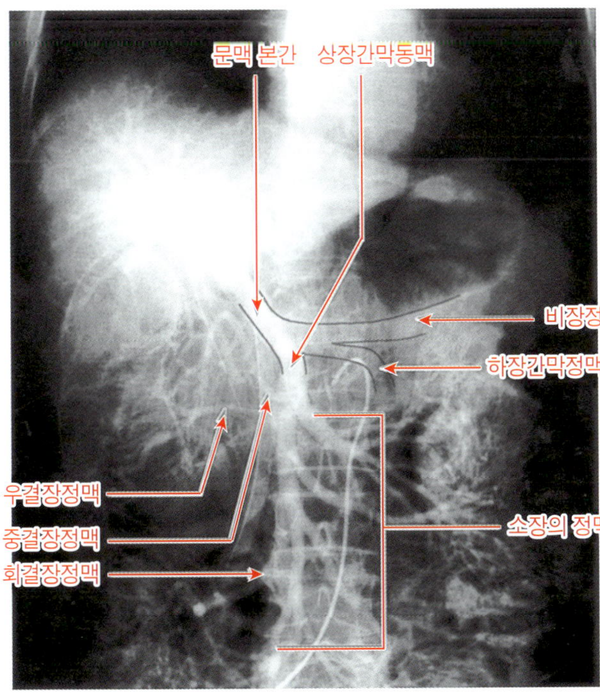

그림 II-76 상장간막동맥의 촬영상

비장정맥, 하장간막정맥은 상장간막동맥 촬영 때문에 보이지 않는다.

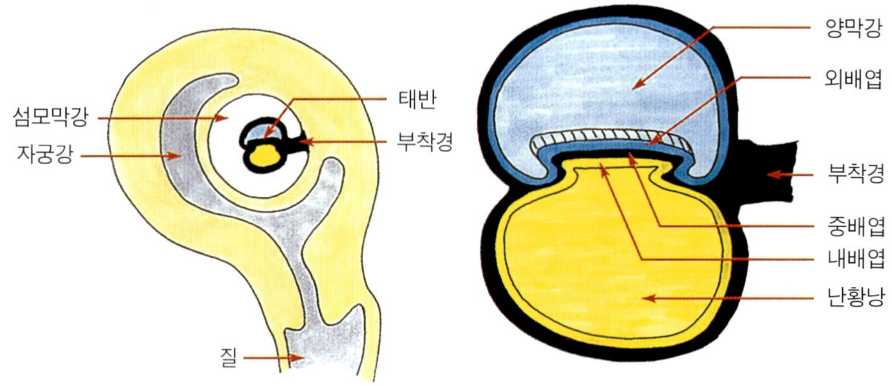

그림 II-77 자궁과 태반 및 그 확대도

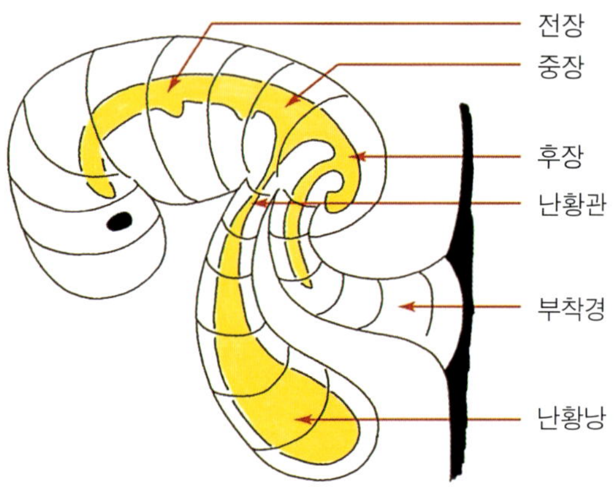

그림 II-78 태생 제4주

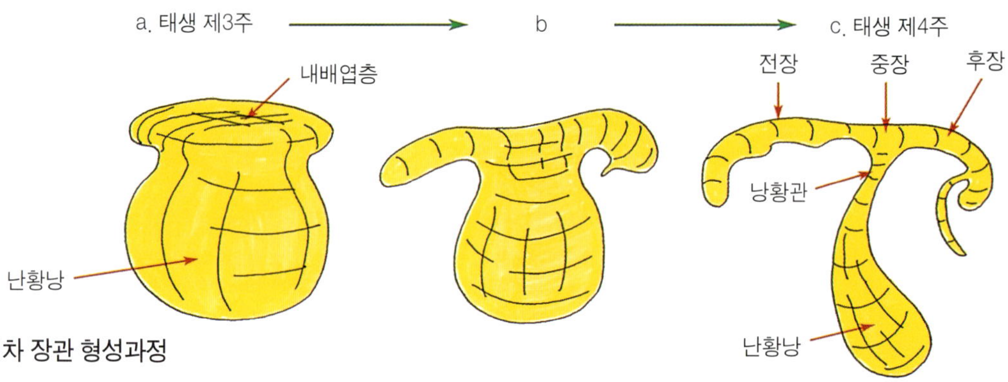

그림 II-79 일차 장관 형성과정

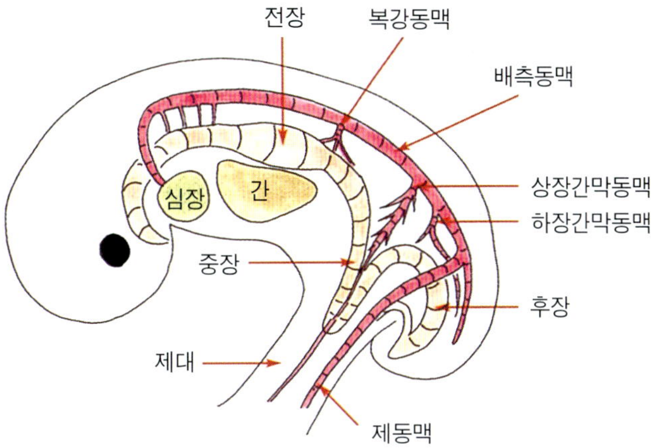

그림 II-80 태생 제6주

복부 장기의 발생

태생 4주에 두굴, 미굴, 측굴에 의해 단조로운 3층성의 태반(그림 II-77)은 구부러진 원통이 된다(그림 II-78). 굴곡에 의해 평면이 입체가 된 것이다. 외측으로부터 외배엽, 중배엽, 내배엽이 되고, 이 최내측 내배엽이 1차 장관이라고 해 소화관의 시작이 된다(그림 II-79). 이 1차 장관은 구측으로부터 전장, 중장, 후장으로 나눌 수 있다. 전장은 복강동맥 지배 영역, 중장은 상장간막동맥 지배 영역, 후장은 하장간막동맥 지배 영역이다(그림 II-80). 전장의 발생에 대해서는 전 항목을 참조하기 바란다. 중장은 십이지장의 반, 공장과 회장, 상행결장 및 횡행결장의 우측 2/3, 후장은 횡행결장의 좌측 1/3, 하행결장, S상결장, 직장을 형성한다. 전장은 복측 장간막과 배측 장간막에 고정되고 있는 데 비해, 중장이나 후장(직장 Ra, Rb를 제외하고, 다음 페이지에 해설)은 배측 장간막에만 매달아 걸 수 있다. 이것이 중 · 후장의 발생과정에 있어서의 현저한 이동을 가능하게 하고 있다.

난황낭(그림 II-79) : 난황낭이 변형해 가늘어지는 것에 의해 일차 장관이 된다. 이 때, 중장은 난황낭으로 열려 있다. 반대로 말하면 이 난황낭 자체가 중장의 일부이다. 그리고 다음 장관은 복강 내를 회전하면서 길어져 소화관으로 성장한다. 제대부의 난황낭(난황관)은 제9주까지 수축해, 직경 약 5mm의 띠가 형성된다. 같은 부위가 열려져 있을 경우에 메켈 게실로서 확인된다. 이러한 경과로 소장, 결장의 혈관은 복잡한 형태가 된다.

9. 복부 혈관 촬영

(6) 대동맥과 그 분지 및 하복부 장기의 발생과정 ②

본 항목에서는 전 항목에 이어서 중장(후반) · 후장에 대해 해설함과 함께 혈관 그 자체에 변이가 많기 때문에 이것에 대한 것(복부 혈관의 발생)을 해설한다.

● 대동맥의 발생

태생 제3주 초에 중배엽, 부착경 및 섬모막으로 맥관 형성이 시작되어 제3주 말까지 심장이 박동해 혈액이 순환하는 모체로부터 영양분과 산소를 운반해 오기 때문에 조기에 원시 태반 순환이 형성되는 것이다(순환계의 조기 발달). 이 때문에 내장 분화 후에는 급속히 발달한 혈관의 정리가 필요하다.

태생 제3주 초에 심내막동이라고 불리는 1대의 혈관이 발생하며(그림 II-81), 이것은 제3주 말에는 배자의 두굴과 측굴에 의해 흉부에 위치한다. 그리고 2개의 심내막동은 합해져 단일 원시심동이 된다(그림 II-82). 한편 장래 대동맥에 성숙하는 배측 대동맥은 2개 존재한다. 이 원시심동과 배측 대동맥은 굽은 동맥궁으로 결합한다. 처음은 1쌍으로 제1동맥궁이라고 한다. 그 후(제4~5주), 차례로 다른 1쌍의 대동맥궁이 형성되어 간다〔좌우 대동맥궁은 각각 동측의 배측 대동맥에 연속한다

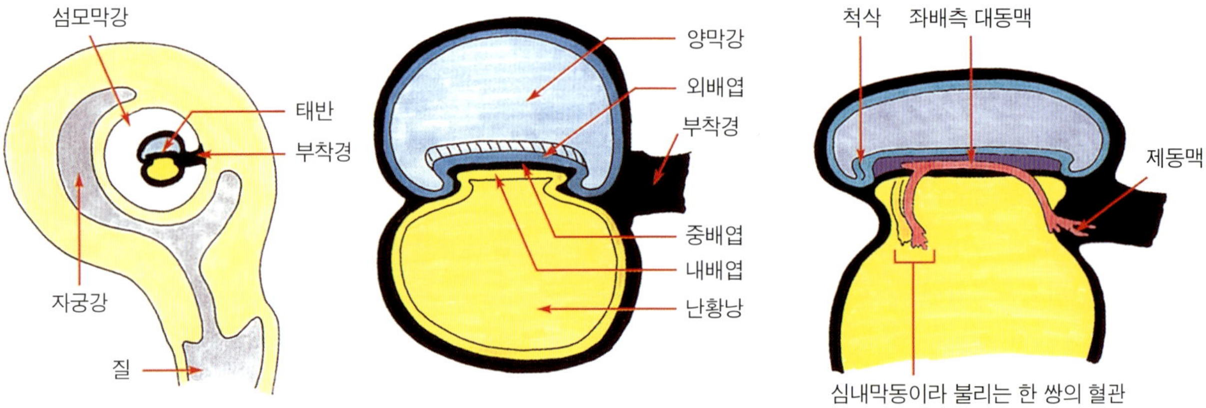

그림 II-81 심내막동의 발생(태생 제3주 초)

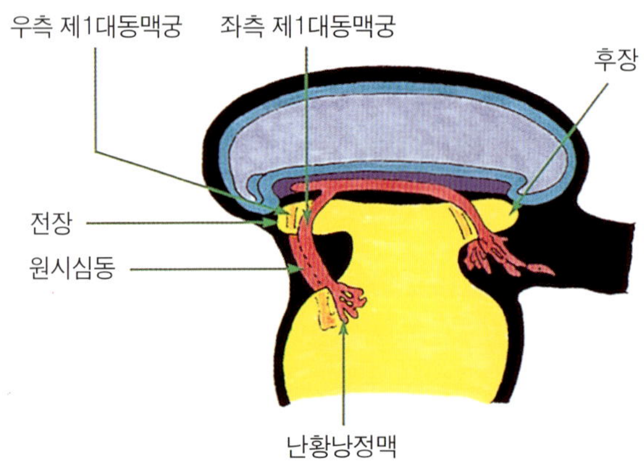

그림 II-82 원시심동(심내막간의 유합)의 발생(태생 제3주말)

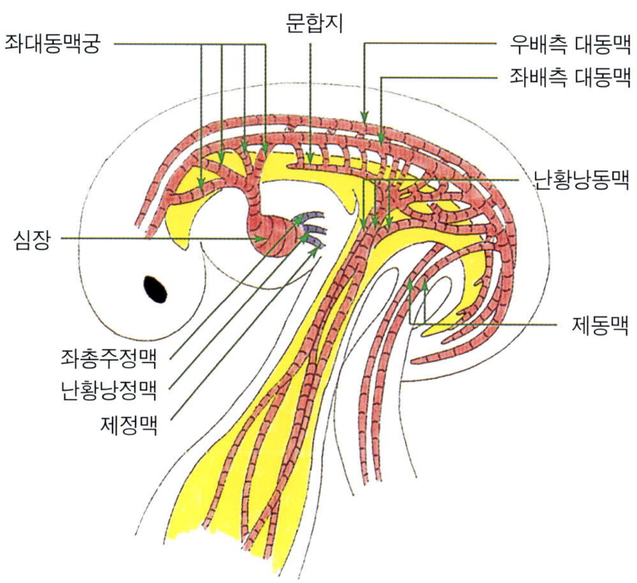

그림 II-83 대동맥궁의 형성(태생 제4주)

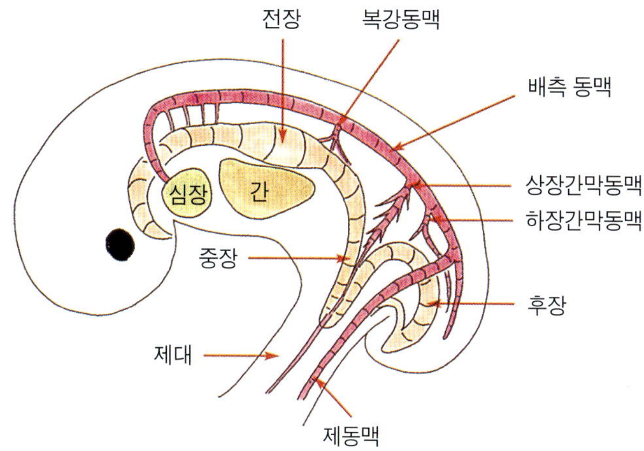

그림 II-84 복강동맥과 상 · 하 장간막동맥의 형성(태생 제6주)

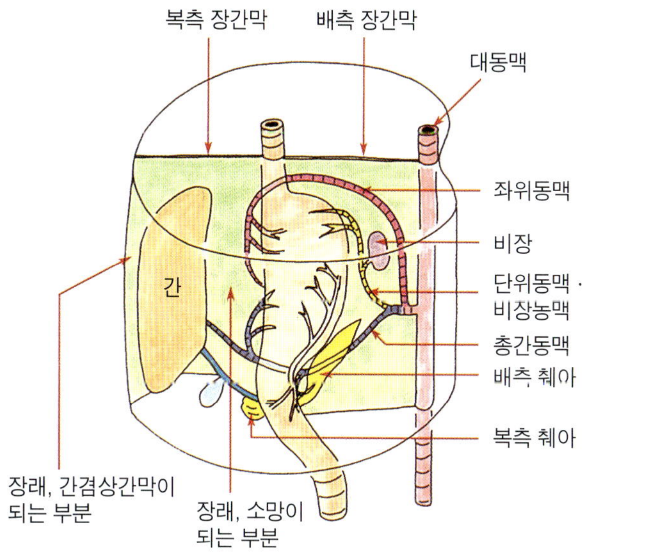

그림 II-85 복강동맥의 분지동맥(태생 제5주)

(그림 II-83)]. 최종적으로 6쌍이 발생하지만, 모두 같은 시기에 존재하는 것은 아니다. 복수의 대동맥궁으로부터 상흉부 및 두부의 굵은 동맥(총경동맥이나 쇄골하동맥 등)이 형성되지만 일부는 소실한다.

복강동맥 및 상 · 하 장간막동맥의 형성

제4주에는 다수의 난황낭동맥이 망상에 형성되어 난황낭에 분포한다(그림 II-83). 제4주 말에는 배측 대동맥은 제4흉추체~제4요추체로 합쳐져 하나의 배측 대동맥이 된다. 그 후 많은 난황낭동맥은 소실해 복부에서는 복강동맥, 상 · 하 장간막동맥의 3개가 된다(그림 II-84). 복강동맥 근부는 제7경추의 높이로부터 제12흉추의 높이까지 하행하며 복부식도~십이지장, 간, 췌장, 비장에 혈류를 공급한다(그림 II-85). 상장간막동맥근부는 제2흉추의 높이로부터 제1요추의 높이까지 하행해 십이지장의 반분, 공장과 회장, 상행결장 및 횡행결장의 우측 2/3를 공급한다. 하장간막동맥 근부는 제12흉추의 높이로부터 제2~3요추의 높이까지 하행하여 횡행결장의 좌

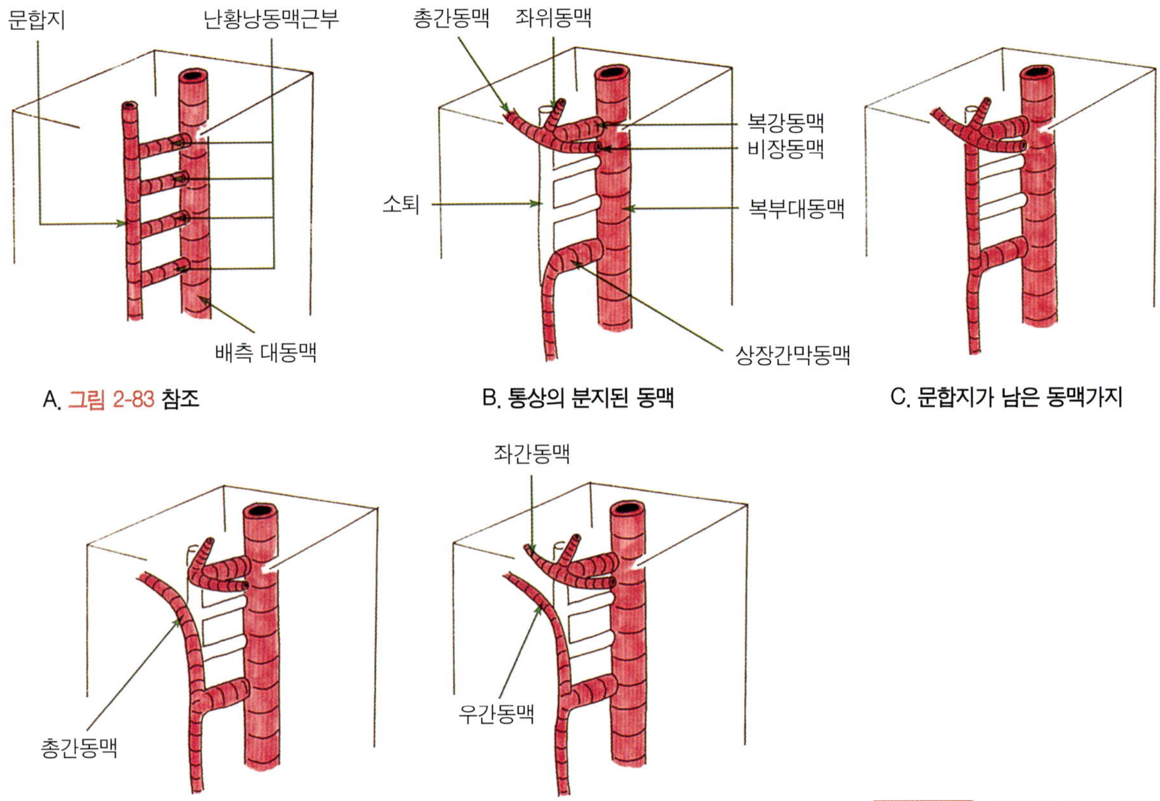

그림 II-86 복부동맥의 발생과 변이

측 1/3, 하행결장, S상결장, 직장 상부를 공급한다.

동맥가지의 변이

많은 난황낭동맥이 소실해 정리되는 것에 의해 혈관이 완성된다(그림 II-86). 그림 II-87에서는 우간동맥은 상장간막동맥으로부터 분기하고 있다. 완전히 동떨어진 곳으로부터 우간동맥이 분기하고 있는 것 같지만 혈관 형성 초기에는 합쳐져 있던 부위에서 본래 소실하는 혈관이었던 것이 남아 있던 것이다. 즉, 혈관의 소실이 통상과 차이가 있었기 때문에 변이가 있었던 것이다. 따라서 이러한 변이를 일원적으로 이해해 가는 것은 혈관의 발생과 위치가 변하는 혈관의 장축에 주목할 필요가 있다.

복부 장기의 발생(중장 · 후장)

태생 4주에 두굴, 미굴, 측굴에 의해 평편한 3층성 태반은 굴곡한 원통이 된다. 최내측의 내배엽을 1차 장관이라고 하며 소화관의 시작이 된다. 이 1차 장관은 구측으로부터 전장, 중장, 후장으로 나눌 수 있다. 전장은 복강동맥 지배영역, 중장은 상장간막동맥 지배 영역, 후장은 하장간막동맥 지배영역이다(그림 II-84). 중장은 십이지장의 반분, 공장과 회장, 상행결장 및 횡행결장의 우측 2/3, 후장은 횡행결장의 좌측 1/3, 하행결장, S상결장, 직장을 형성한다.

(1) 중장

생리적 헤르니아 형성(그림 II-83) : 중장은 신장함에 따라 제6주 초 무렵부터 U자형의 루프를 그리면서 제대내(배외 체강의 잔존부)로 돌출해 간다(생리적 제대 헤르니아 형성). 중장이 선회해 소장, 결장이 완성하기 위해서는 장관 그 자체도 360° 장축 방향으로 돌지 않으면 안 된다. 십이지장의 발생과정에서도 말했지만 이러한 축이 돌 때는 장관 내강이 점차 좁아져 일시적으로 증식

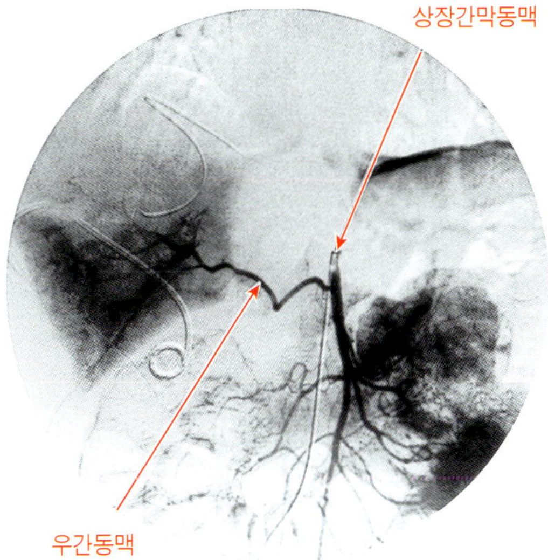

그림 II-87 상장간막동맥 촬영(그림 II-86E)의 분기 형식

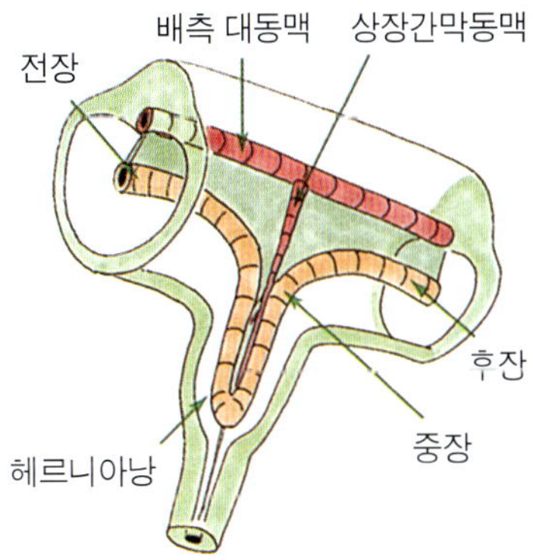

그림 II-88 생리적 헤르니아 형성(중장의 돌출)

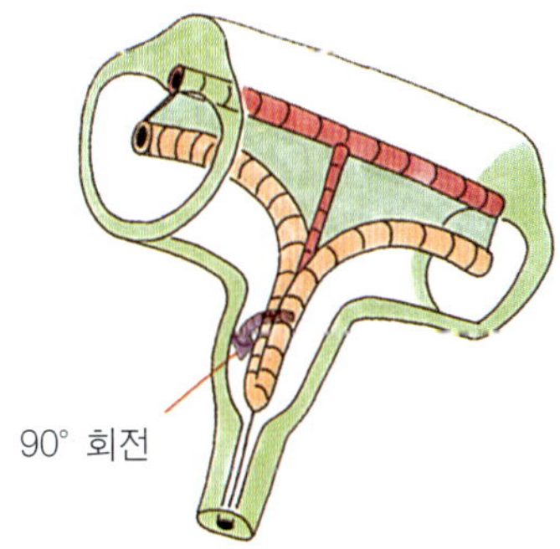

그림 II-89 중장의 헤르니아내 회선

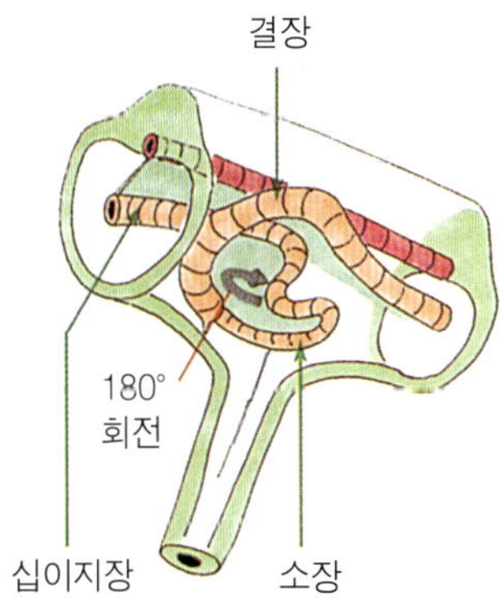

그림 II-90 중장의 복강내 위치

한 표피 세포로 막히게 된다. 그 후, 표피세포는 변성해 내강이 생겨 다시 관상화한다. 필자는 이 생리적 제대 헤르니아 형성 시에 십이지장 발생과정과 마찬가지로 축을 따라 꼬이고 있는 것이라고 생각하고 있다. 실제로 관강인 중장도 제6주에서는 증식한 내배엽성 표피에 의해 내강이 막히게 된다. 그 후 변성해 다시 관강이 되지만(제9주), 이 시기에 탈출한 중장은 복강 내로 복귀하게 된다. 생리적 제대 헤르니아 형성의 원인으로서 복강 내의 공간이 좁아지기 때문에 제대 내로 돌출되어 온다고 생각되고 있다. 이것도 원인의 하나이지만 중장이 길게 늘어나는 과정에서 중장의 내강이 막혀 있기 때문에 장축 방향으로 힘이 걸린다고 하는 것도 원인의 하나라고 생각하고 있다. 관강이 된 시점에서 중장이 복강으로 들어온다고 하는 것도, 이것으로부터 이해할 수 있다(복강에 복귀하는 원인은 불명하지만).

중장의 헤르니아 안에서의 선회(그림 II-89) : 중장 루프는 헤르니아 안을 상장간막동맥을 장축으로 반시계 방향으로 90° 선회한다. 이 선회는 제8주 말에 완결된다.

중장의 복강내 위치(그림 II-90) : 제대 내로 탈출한 중장은 제10주 중에 복강 내로 돌아간다. 복강 내로 환납할 때 중장은 길게 늘어나면서 180° 선회한다. 헤르니아의 내선과 합해 270° 회선하게 된다.

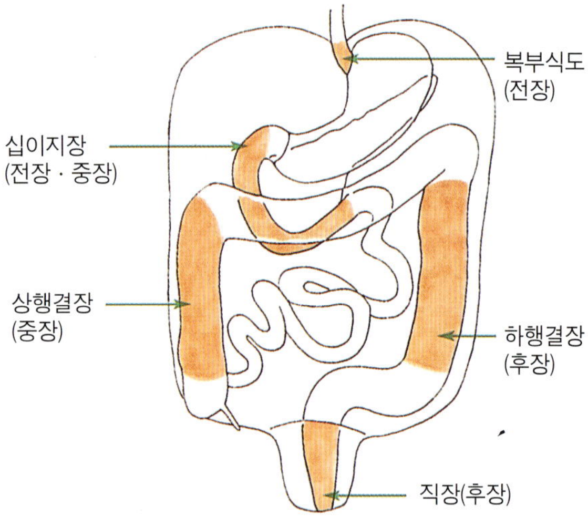

그림 II-91 후복벽에 고정되어 있는 소화관

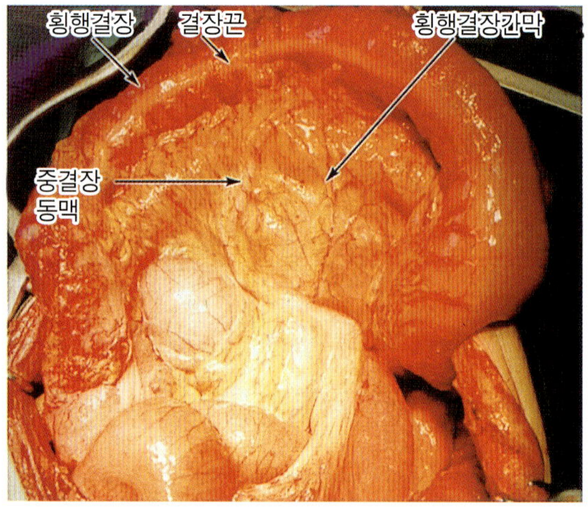

그림 II-92 수술 사진

횡행결장은 고정되어 있지 않으므로 바깥으로 나올 수 있다.

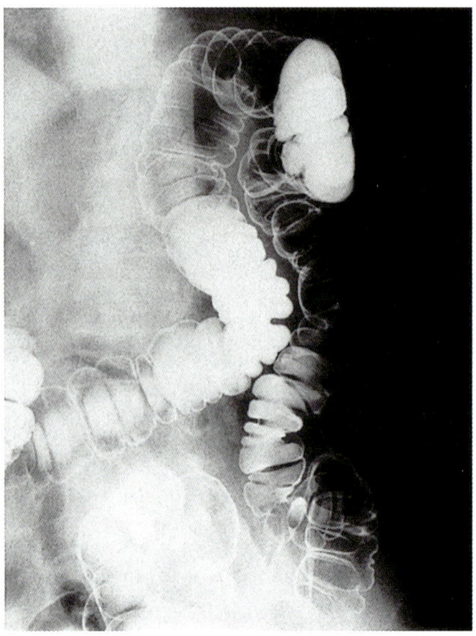

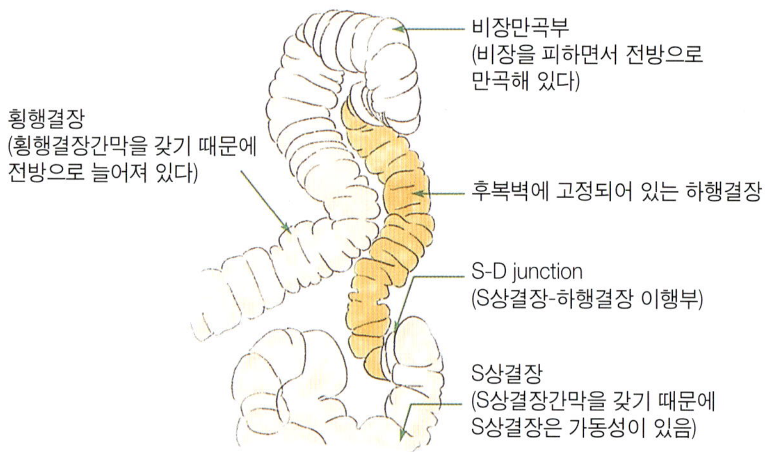

그림 II-93 좌반결장의 주장결장 촬영 사진과 그 스케치

후복벽에 고정되어 있는 상 · 하행결장은 곧고 길이에 여유가 없지만 고정되어 있지 않다. 횡행결장이나 S상결장은 느슨해져 그 길이는 개인차가 현저하다.

중장의 복강내 고정(그림 II-91) : 제11주까지는 중장은 복강 내로 완전히 들어오게 된다. 상행결장 및 후장에서 나온 하행결장은 하복부의 양측에 고정된다. 따라서 같은 부위는 2차적 후복막 장기라고도 한다. 이에 비해 횡행결장은 십이지장이나 췌장의 전방에 위치하고 있으므로 후복벽에 고정되어 있지 않다(그림 II-92, II-93).

(2) 후장

배설강의 형성 : 1차 장관은 배설강을 형성하고 이것은 상방, 좌우 3방향으로부터 연장되어 온 요생식중격에 의해 태생 제4~6주에 전방의 1차 요생식동(洞)과 후방의 직장으로 나누어진다(그림 II-94). 결과적으로 복막강이 하방으로 들어가는 형태가 된다. 이것이 장래 더글라스낭이 된다(그림 II-95).

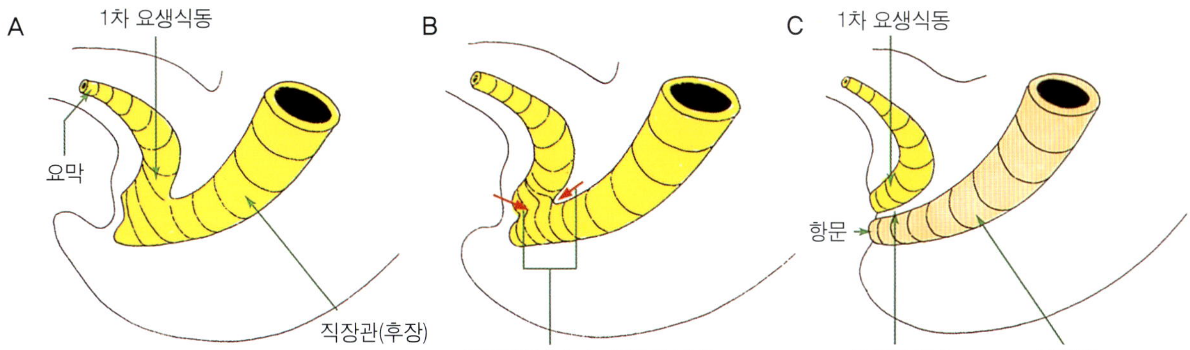

그림 II-94 배설강의 형성

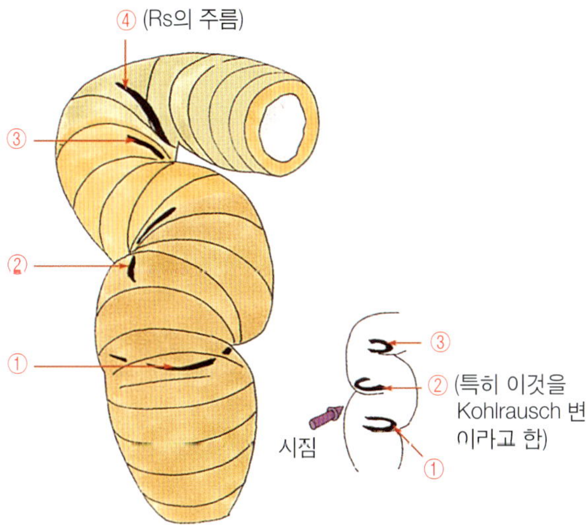

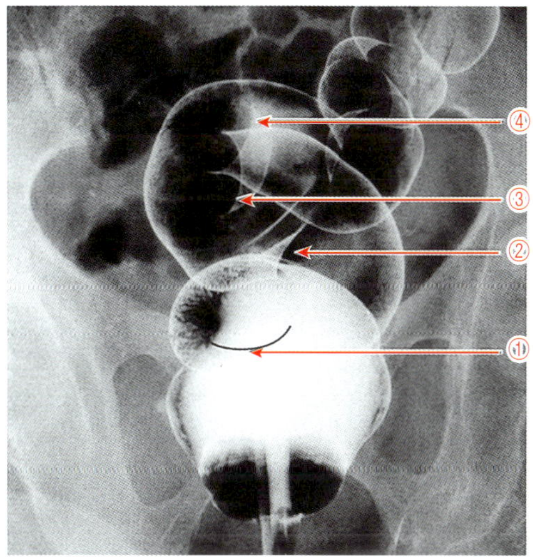

A. 정면상. 직장은 통상 ①~③의 3개의 Houston변(직장 가로주름)이 있고 교대로 배열되어 있다. ③으로부터 항문측이 직장이고 구측이 S상결장(해부학적)이다. 외과적으로는 혈류지배의 차이에 의해 S상결장의 항문측도 직장(Rs)이 포함되어 있다.

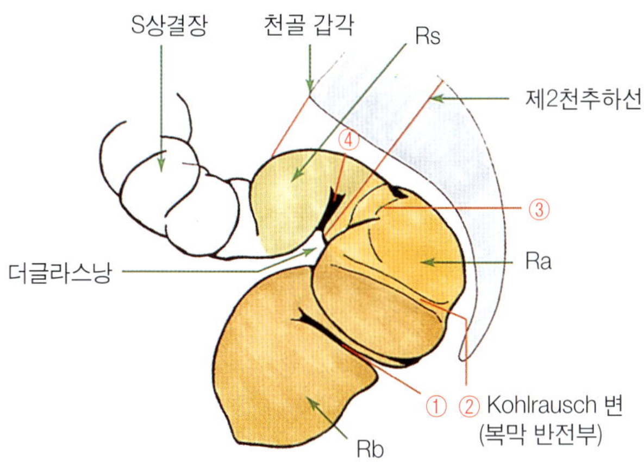

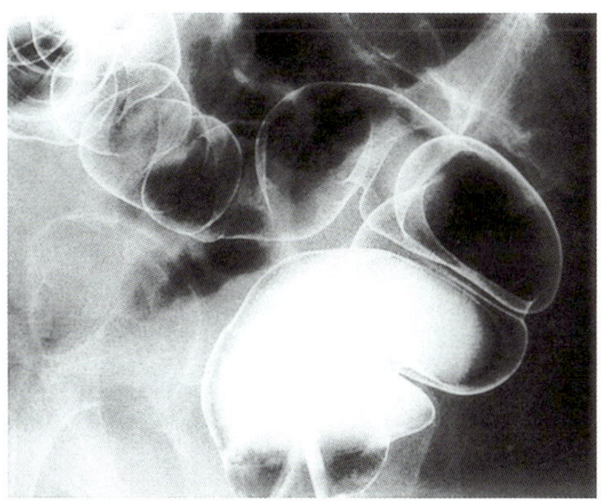

B. 측면상. 보통 영상의 판독이나 수술의 기재에서는 대장암 취급 규약(아래 ①~③)이 이용되고 있다.

① Rs(직장 S상부) : 천골 갑각의 높이에서 제2천추 하연의 높이까지
② Ra(상부 직장) : 제2천추 하연의 높이에서 복막 반전부까지
③ Rb(하부 직장) : 복막 반전부로부터 치골직장근 부착부 상연까지

그림 II-95 직장의 주장 촬영(barium enema) 사진(우)과 그 스케치(좌)

제 III 장

질환별 복부 영상 판독법

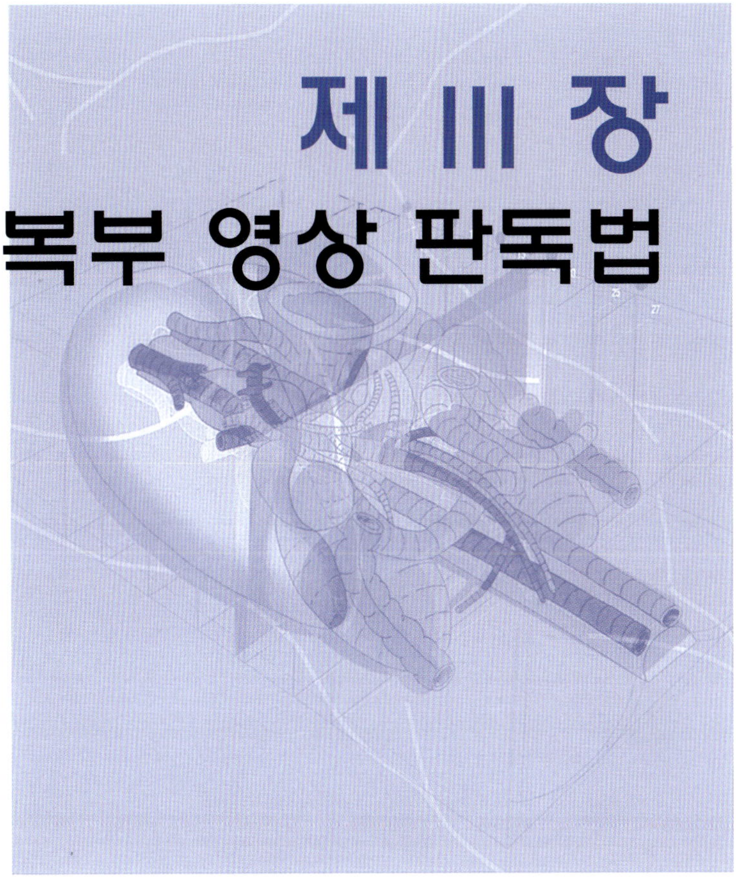

본장은 영상으로부터 질환을 상상할 수 있도록 구성되어 있다. 복부 질환에는 특징적인 형태가 있다. 이것을 영상으로부터 배우고, 왜 이러한 형태가 되는지 학습한다. 시각에 의해 질환의 특징을 알 수 있게 되면 향후 병변의 판독이 쉬워질 것이다.

질환의 특징을 모르면 영상으로부터 병변을 판독해 다른 질환과 감별할 수 없다. 따라서 본장에서는 각 질환의 특징을 쉽게 이해할 수 있도록 해설하고 있다. 특징을 배우는 데에는 여러 가지 전형 영상을 판독하는 것이 지름길이다. 그것을 위해서는 병변 영상을 입체시하는 것이 조건이 된다. 따라서 입체 스케치를 덧붙여 다른 방법이나 방향으로 촬영된 영상, 수술 중 사진, 표본 등을 필요에 따라서 제시하였다. 이러한 사진이나 영상을 머릿속에서 하나로 조립해보면 질환을 상상할 수 있을 것이다. 또한 고화상의 영상으로 질환의 특징을 확인해 참고 영상이나 감별 영상으로 차이를 판독할 수 있도록 제V장의 전형 영상(국가고시 기출문제-일본)을 인용하였다.

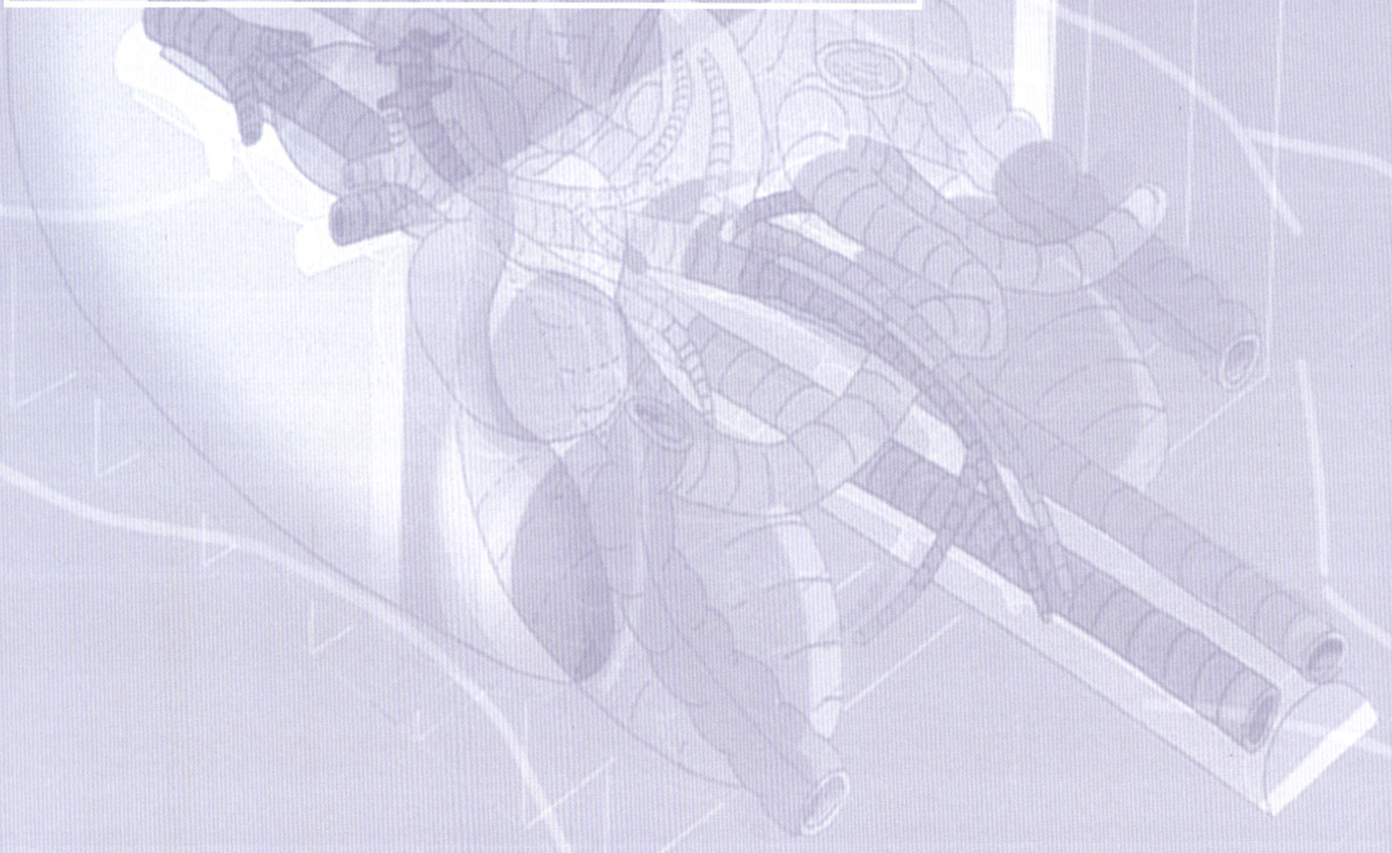

1. 복막염 (1) 십이지장궤양 천공

그림 III-1의 수술 사진에서는 간, 담낭, 위, 십이지장 구부, 췌장, 결장이 보이고 있다. 이 사진을 보고 입체적으로 상상해보기 바란다. 간은 우상복부를 중심으로 존재하며 담낭은 여기에 붙어 있다. 위는 위저부가 좌상복부 횡격막 하강으로 넓어지고 위체부, 전정부(유문부)는 전방에 존재하고 있다. 십이지장 구부의 우측으로 담낭, 두측(상방)에 간이 접하고 있으며, 여기에서부터 십이지장은 후방으로 향한다.

위 X선 검사

위, 십이지장이 척추를 사이에 끼우듯이하여 위저부와 십이지장 제2부(하행부)가 후방을 향하고 있다. 조영제는 낮은 위치에 있는 위저부와 십이지장 제2부에 모인다. 십이지장 제1부는 전방에 위치하고 내강은 후방 약간 우측 방향으로 계속된다(제2부). 이 때 생기는 각을 상십이지장각(SDA)이라고 한다. 만약 십이지 제1부의 영상을 촬영하는 경우는 복와위로 해야 한다. 이 X선 사진은 정상상(그림 III-2)이지만 십이지장궤양의 천공 증례에서는 십이지장 제1부 전벽으로부터 조영제가 새는 경우가 많다.

내시경 검사

십이지장궤양 천공(제1부 전벽) 후, 보존적 치료로 완화한 환자의 내시경 사진이다(그림 III-3 좌측). 스케치는 십이지장 제1부를 열어 전방에서 본 것이다(그림 III-3 우측). 내시경이 유문륜을 넘어 제2부 방향으로 향하고 있다. 후 하부에 제2부가 개구해 앞에 SDA가 보이는 이 증례는 전벽에 H_2 stage의 궤양이 형성되어 있다.

한층 더 내시경을 진행시키면 십이지장 주름이 많은

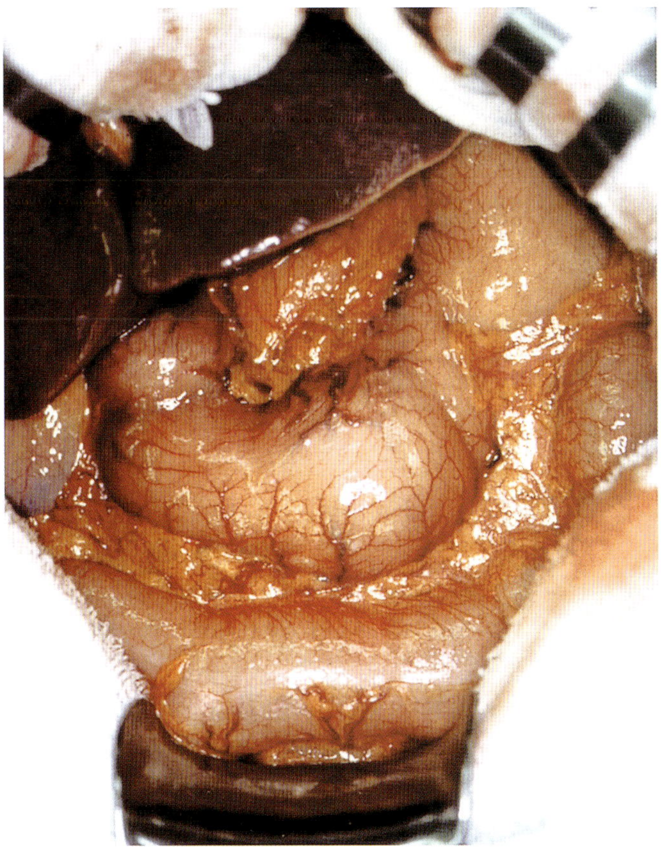

그림 III-1 상복부 수술 사진

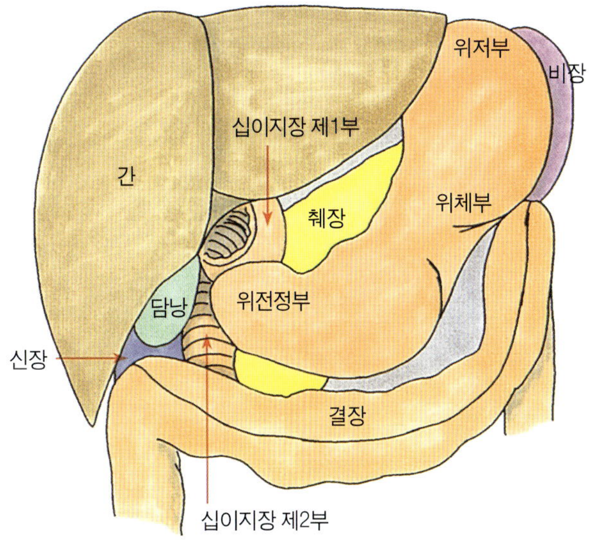

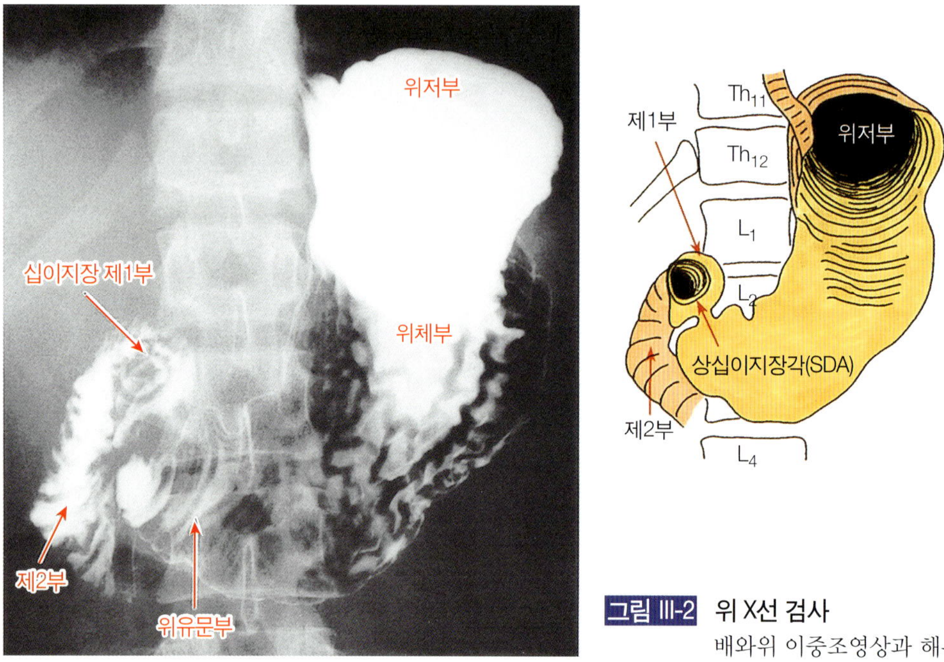

그림 III-2 위 X선 검사
배와위 이중조영상과 해부 스케치

제2부에 들어간다. 술자쪽의 우측이 십이지장 후벽이다(그림 III-4).

◎ 복강

복강은 횡격막에 의해 흉강과 경계되고 있다. 간은 횡격막에 접하고 있지만 횡격막에는 거의 고정되어 있지 않다. 간이 고정되어 있는 부위는 후방에 있기 때문에 복강 내에 공기의 누출이 있었을 경우에는 입위 시에 간이 전하방으로 고개를 숙이듯이 횡격막으로부터 떨어져 그림 III-5와 같이 빈 공간(free space)이 생겨 가스상이 보인다(free gas).

척추는 배와위로 제3요추가 가장 높고, 제5흉추가 가장 낮은 위치에 있다. 이 때문에 배와위에서 상복부는 두측(횡격막측)이 가장 낮아진다.

◎ 우상복부(그림 I-1 참조)

우상복부에 존재하는 장기 장관은 간, 담낭, 췌장, 십이지장, 위전정부(유문부), 결장이다.

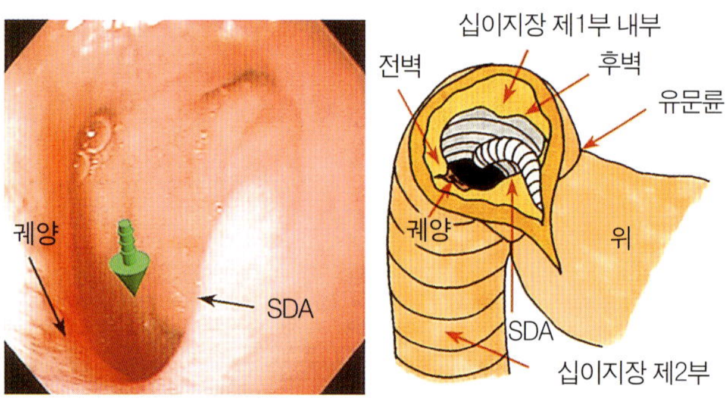

그림 III-3 상부 소화관 내시경 검사 소견과 십이지장 제1부(구부)의 스케치

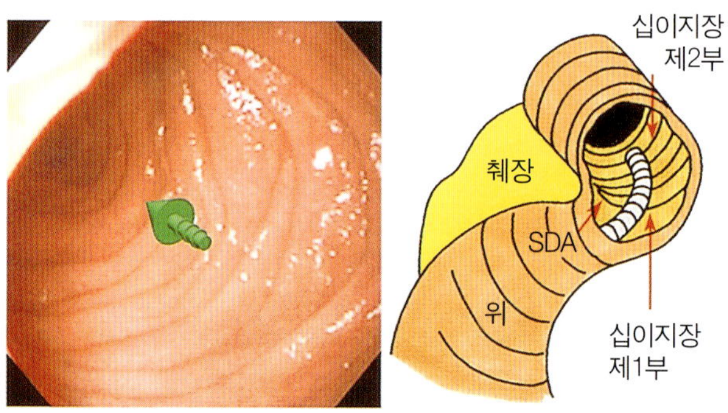

그림 III-4 상부 소화관 내시경 검사 소견과 십이지장 제2부의 스케치

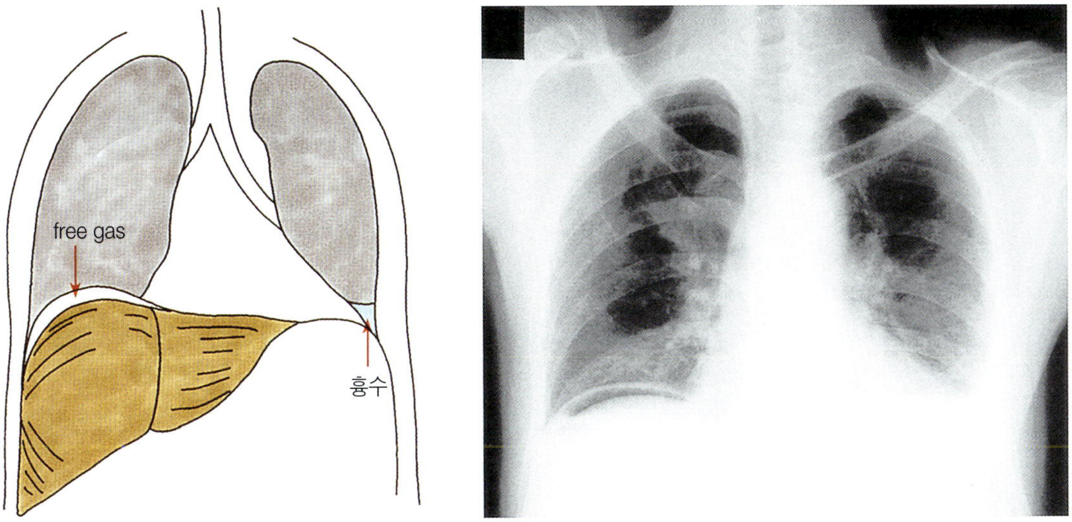

그림 III-5 **단순 X선 검사**

우측 횡격막 아래에 free gas가 나타난다.

[유사] 150쪽 - 그림 12~14

(1) 간 · 담낭

간좌엽은 척추로부터 전방, 간우엽은 우측 횡격막하에 있는 큰 공간(cavity) 안에 존재한다. 담낭은 간우엽 하면에 부착하며 십이지장 제1부(구부)의 우측에 접한다.

(2) 십이지장

십이지장은 척추에 걸치듯이 위치하여 췌두부를 둘러싸고 췌장과 함께 십이지장 제2부, 제3부가 후방에 고정되고 있다. 제1부(구부)는 고정되지 않고 움직인다. 제1부(구부)와 제3부가 가장 전방에 위치하며, 제2부가 가장 후방(우신 전면)에 위치한다.

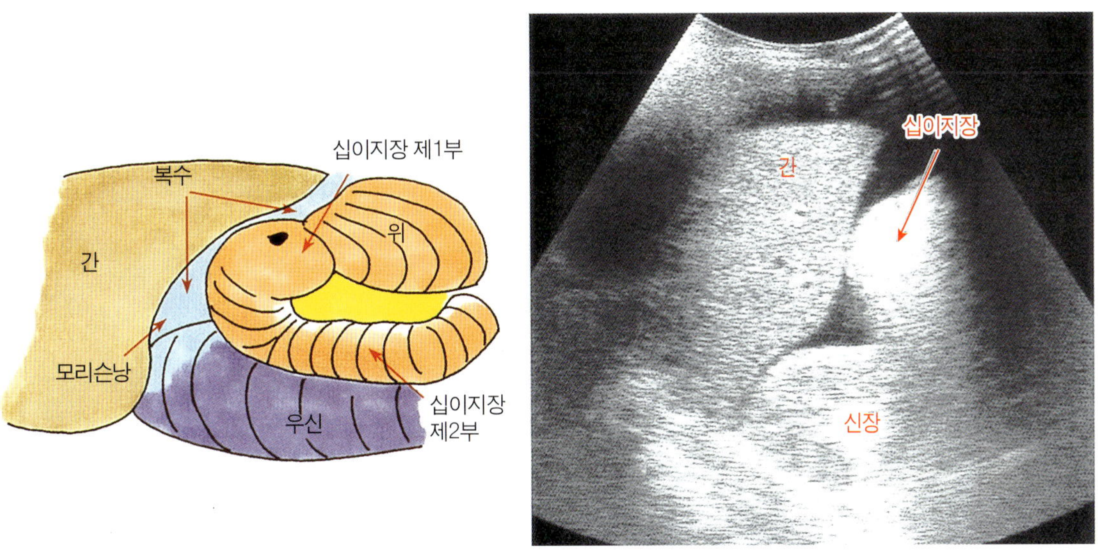

그림 III-6 **복부 초음파 검사**

모리슨낭에 복수가 모여 있다.

[유사] 151쪽 - 그림 15~16

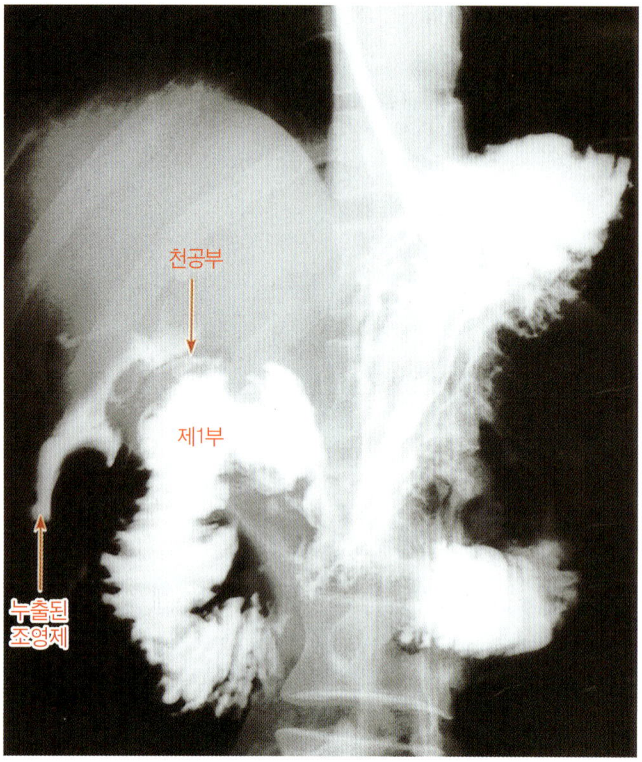

그림 III-7 소화관 촬영 검사(바로 누운 자세)
십이지장궤양 천공부에서 조영제의 누출이 보인다.

위의 정면상을 입체적으로 해석해서 본다

위를 두측에서 보면 후방에 크게 잘록해진 부위가 있는데 그곳이 위저부이다. 십이지장 제2부는 후방에서 미측으로 방향을 바꾸고 있다. 이와 같이 위 · 십이지장은 척추에 걸치듯이 굽어져 있다. 위의 정면상을 이렇게 입체적 해석으로 보는 훈련이 중요하다

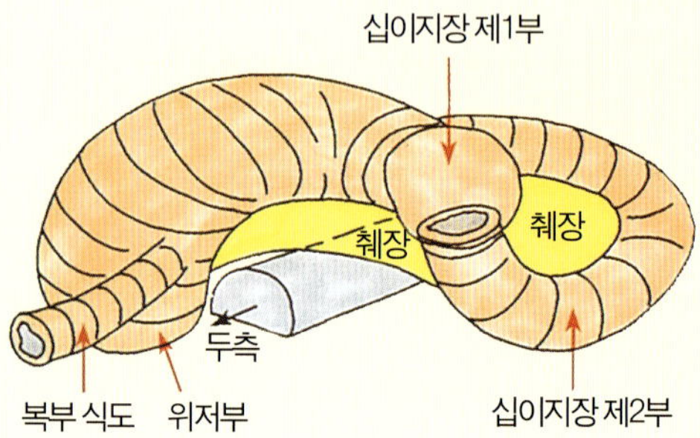

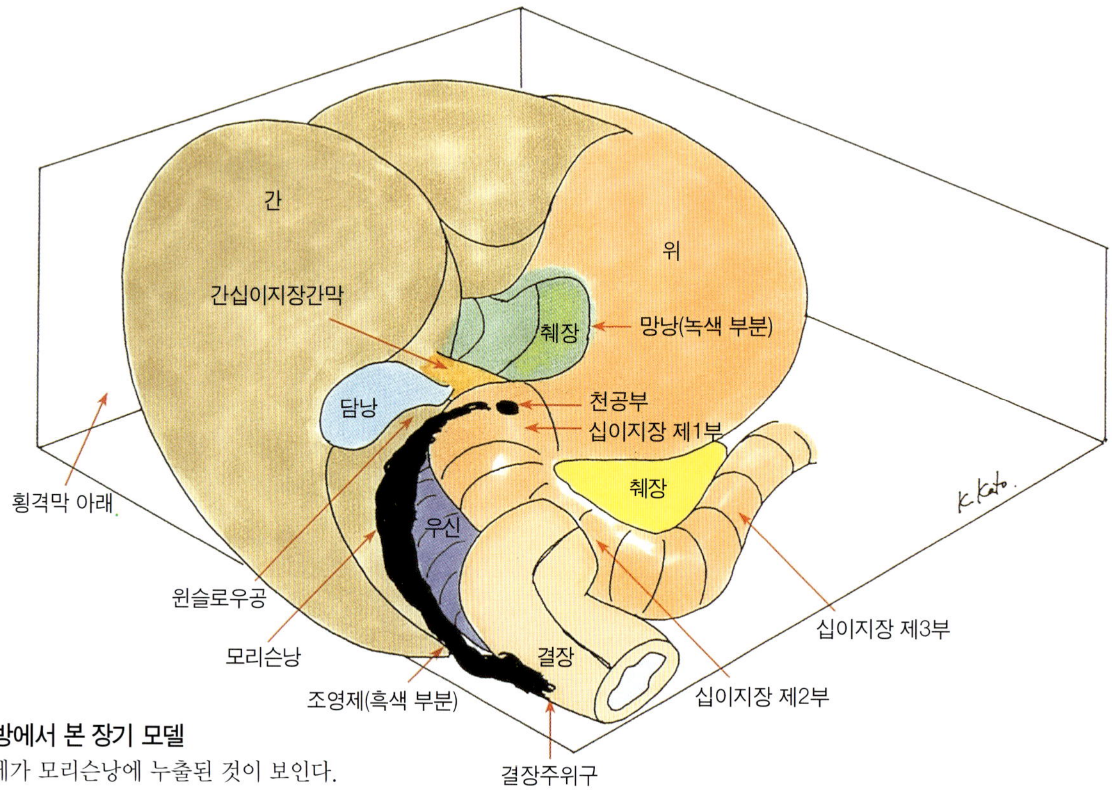

그림 III-8 우하방에서 본 장기 모델
조영제가 모리슨낭에 누출된 것이 보인다.

(3) 췌장

췌장은 척추에 걸치듯이 고정되어 위의 후방에 위치한다. 췌장과 간은 간십이지장인대로 연결되며 그 안에 담관, 문맥, 간동맥이 위치한다. 옆으로 담낭이 존재한다. 간십이지장인대의 후방에는 윈슬로우공이 있다. 3횡지 정도의 구멍에서 후방은 하대정맥, 두측(상방)은 간미상엽, 미측(하방)의 벽은 췌장 및 십이지장으로 이루어지며, 이것은 좌방에 있는 망낭으로 통하고 있다. 윈슬로우공의 우측에 모리슨낭이 있다. 이것은 우신과 간하면과 십이지장과의 사이에 있으며, 복수는 그림 III-6과 같이 우신 전방에 모여 있다.

(4) 결장

상행결장은 후방에 고정되어 우결장곡(간만곡부)은 우신의 우측 전방에 위치한다. 약 반 바퀴가 후복막강에 매몰되어 있기 때문에 복막강(상행결장의 우측)에 도랑이 형성된다. 이것을 결장주위구라고 한다.

그림 III-7은 십이지장궤양(십이지장 제1부 전벽) 천공 증례의 가스트로그라핀(gastrografin) 촬영사진이다. 그림 III-8은 이것을 스케치한 것이다. 전술한 것처럼 제1부는 전방에 있기 때문에 배와위에서는 높은 위치에 있다. 이 전벽에서부터 천공하므로 당연히 후방으로 낙하하게 된다. 그림 III-7에서는 우측방으로 유출하고 있는 것처럼 보이지만, 실제로는 그림 III-8과 같이 비스듬하게 후방으로 간 하면을 따라 흘러간다. 이 부위가 모리슨낭이다. 외과 수술에서 윈슬로우공에 배액관을 유치하는 경우가 있지만 모리슨낭에 모여 있는 액을 배액하는 것을 목적으로 한다. 배와위에 있어 모여 있는 다른 부위로는 우측 횡격막하나 결장주위구 등을 들 수 있다.

좌상복부

좌상복부에 존재하는 장기 장관은 간, 췌장, 위, 십이지장, 비장, 결장이다. 이 중, 좌측 횡격막 바로 아래에 있는 것은 위저부이다. 이 후방에서 좌측에 걸쳐 비장이 접하는 간좌엽이 전방에 위치한다. 그림 III-9의 복부 CT 사진은 좌측 횡격막 하강에 복수가 모여 있는 모습이다. 비장의 전방에서 측방에 걸쳐 복수가 모여 있다. 우측 횡격막 하강에도 복수가 모이며 한 편에는 공기가 존재하고 있다.

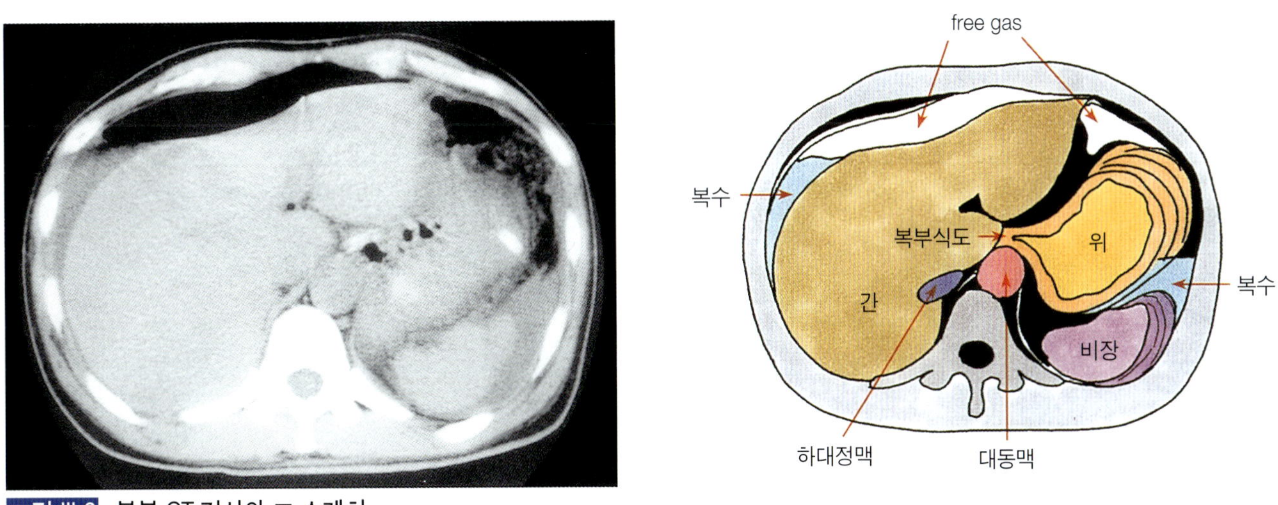

그림 III-9 복부 CT 검사와 그 스케치
좌측 횡격막 하강에 복수가 나타난다.

십이지장궤양 천공의 치료

종래, 십이지장궤양 천공 증례는 수술의 절대적 적응으로 여겨져 왔다. 그러나 최근 H_2 브로커 등의 개발이나 의료의 발달과 함께 보존적 치료가 가능해진 증례가 많아졌다. 17 증례의 십이지장궤양 천공 증례 중, 14 증례가 금음식, 위관 삽입, 수액, H_2 브로커, 항균제의 투여 등에 의한 보존적 치료에 의해 완화하였다. 3 증례는 수술을 시행할 필요가 있고 2 증례는 대망 충전 및 배액술법, 1 증례는 위 절제 및 배액술법을 시행하였다. 이와 같이 많은 증례에서 보존적 치료가 가능해진 배경으로서 위, 십이지장 내에는 세균이 적은 것을 들 수 있다. 십이지장궤양 천공 증례의 복수 중의 세균 검색에서는 일반적으로 세균 양성 증례는 30~40%이다. 검출 균종의 대부분이 *Candida*이며, 그 밖에 호기성 그람양성구균이 발견될 뿐이다.

십이지장궤양 천공 예의 복수로부터의 검출균(n=59)

Case No.	검출균	균량	Case No.	검출균	균량
1	*C. albicans*	*	11	*Candida* sp.	*
2	*C. albicans*	극소량	12	*Candida* sp.	*
3	*E. coli*	극소량	13	*Candida* sp.	*
4	*α-Streptococcus*	소량	14	*γ-Streptococcus*	*
	C. albicans	극소량	15	*Candida* sp.	*
5	*C. albicans*	극소량	16	*Candida* sp.	*
6	*C. albicans*	극소량	17	*Candida* sp.	*
	Staph. coag.(−)	극소량	18	*Candida* sp.	*
7	*γ-Streptococcus*	*	19 ~ 59	검출균 없음	
8	*C. albicans*	*			
9	*α-Streptococcus*	극소량			
10	*Candida* sp.	*			

* : 배양액 상 코로니 수 표시

(일본대학 이타하시병원)

2. 복막염 (2) 췌장염 · 췌낭포

췌장은 후복막의 후방(후복막강)에 있는데 척추를 휘감는 형태로 비스듬하게 고정되어 있다(그림 III-10). 그림 III-12는 척추를 휘감고 있는 췌장(그림 III-13 참조)의 양측을 박리해 손을 넣어 전방으로 들어 올린 그림이다. 췌장의 길이는 약 15cm로 두부, 체부, 미부로 나눌 수 있다. 제1, 2요추의 높이에 있는 췌두부는 십이지장으로 둘러싸여 있고, 하내후방으로부터 구상돌기가 이어져 있다. 췌두부로부터 좌상방에 췌체미부가 있고 체부와 두부는 문맥에 의해 경계되고 있다. 문맥으로부터 비장까지를 2등분 하여 체부와 미부로 나눈다. 췌체미부의 배면에 접해 비장정맥이 주행해 비장에 유입한다. 췌두부의 폭은 5cm, 두께 2cm, 체부의 폭은 3cm, 두께 2 cm, 미부의 폭은 2cm, 두께 1~2cm이다(그림 III-10~III-11).

다음으로 췌장과 그 주위의 장기와의 위치관계에 대해 설명한다(그림 I-1~I-3 참조).

검게 칠해져 있는 부위가 후복막강이다(그림 III-13 스케치). 전방의 복막강에 위가 있는데 췌장과는 단지 접하고 있는 것뿐이다. 이에 대해서 후방의 장기 · 맥관은 지방조직이나 결합직 안에 췌장과 함께 고정되어 있다. 췌두 · 체부의 후방에 척추를 따라 주행하는 하대정맥과 복부대동맥(CT에서는 둥글게 잘라져 있음)이 있다. 췌체미부의 후방에는 좌신, 좌측 후방에는 비장이 위치한다.

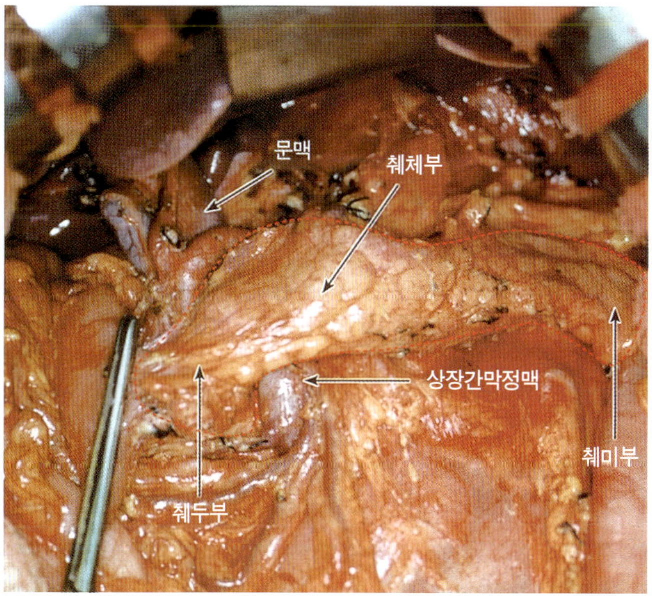

그림 III-10 전방에 있는 위를 절제해 제외하였다.

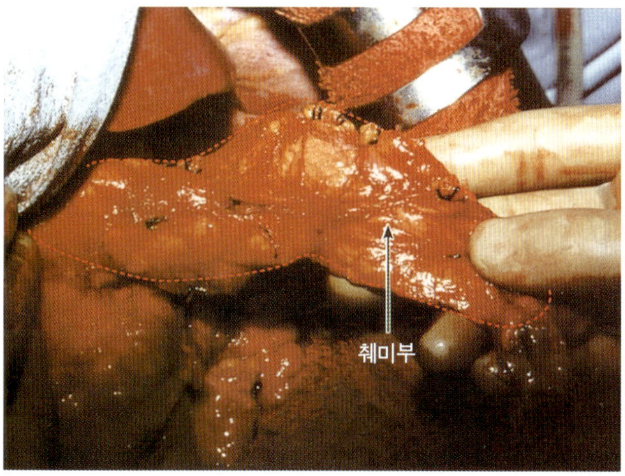

그림 III-11 췌미부를 박리해 들어 올렸다.

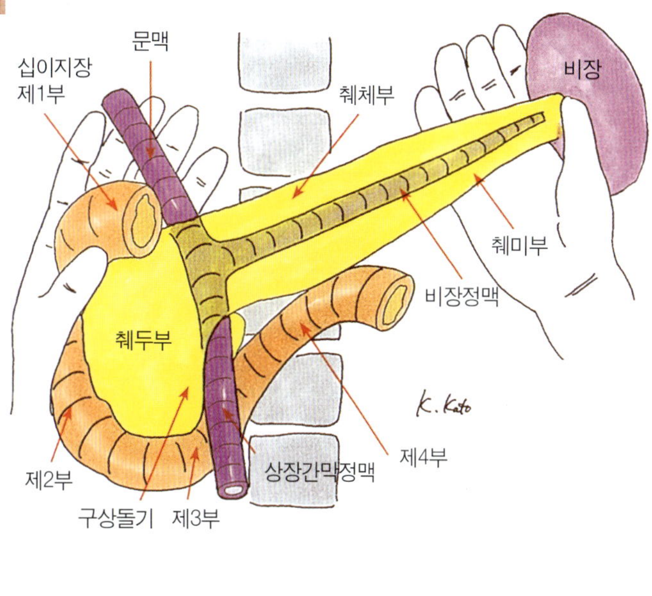

그림 III-12

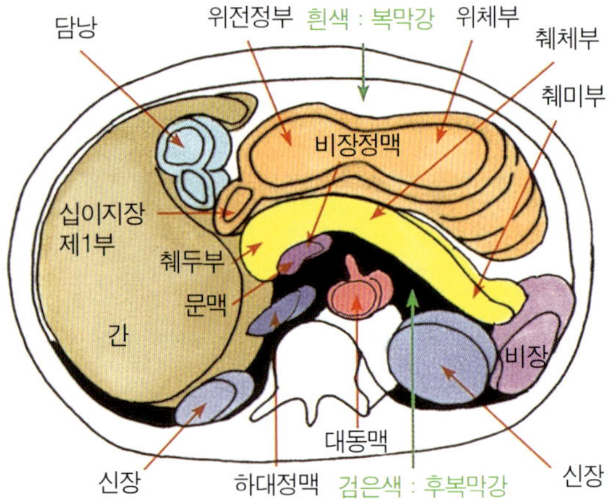

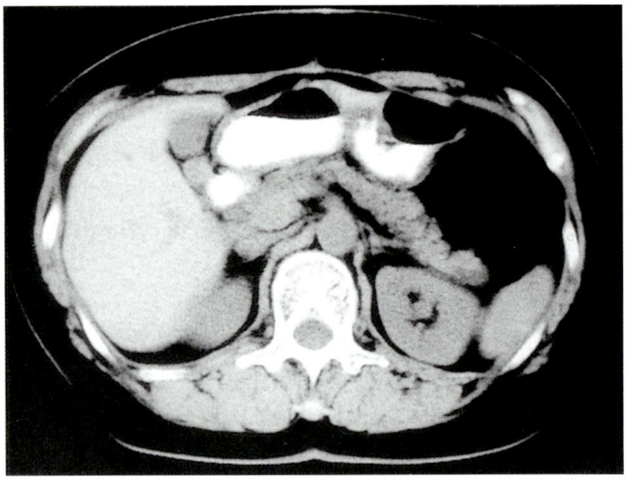

그림 III-13 정상 CT와 그 스케치

◎ 증례 1 : 급성 췌장염과 가성 낭포

급성 췌장염은 췌장 효소의 췌관 외에의 이탈에 의해 지방조직이 변화되어 췌장 및 다른 조직이 괴사에 빠지는 병이다. 여기에는 췌장의 부종 정도가 경증인 것으로부터 후복막강에 광범위하게 괴사가 나타나는 중증인 것까지 다양한 형태로 나타난다. 이 증례는 췌장 전체의 부종에 가세해 췌미부 및 주위의 지방조직(후복막강)이 괴사를 일으켜, CT에서는 불균일한 저흡수역이 되고 있다(그림 III-14). 그림 III-13과 같이 지방은 일반적인 CT에서는 검게 보이지만 염증이나 괴사를 일으키면 불균일한 저흡수역으로 보인다. 그리고 여기에서는 후복막강이 퍼져, 전방을 밀어 올리고 있는 모습을 상상할 수 있다(그림 III-13과 그림 III-14를 비교할 것).

급성 췌장염이 경과하면 주위가 기질화하고 지방조직은 변화되어 소실된다. 이 부위에 괴사 물질, 혈액, 췌액

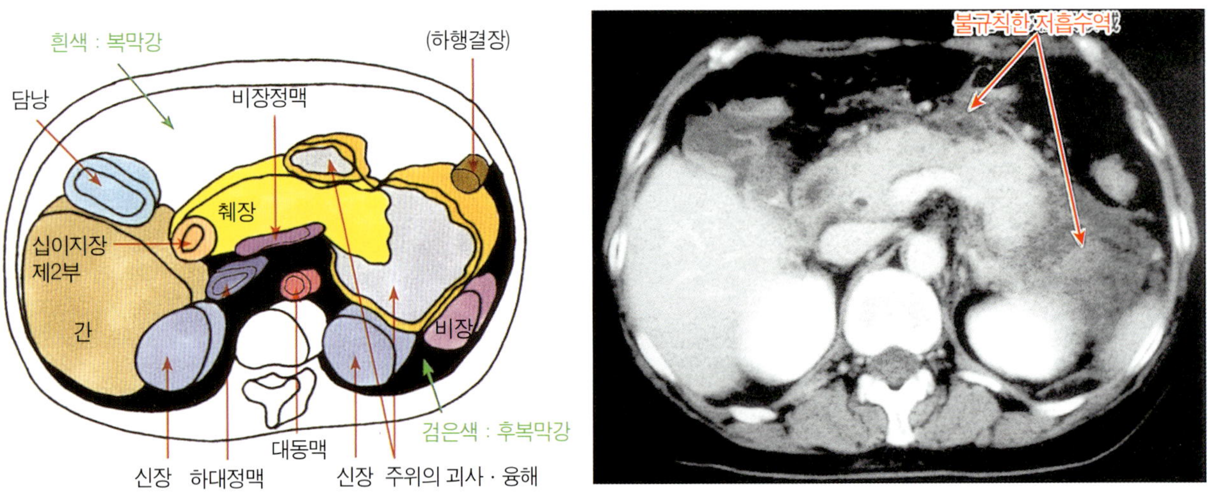

그림 III-14 급성 췌장염에 의해 췌체미부 및 주위 조직이 괴사를 일으키고 있다(증례 1).
[유사] 152쪽 - 그림 17~21

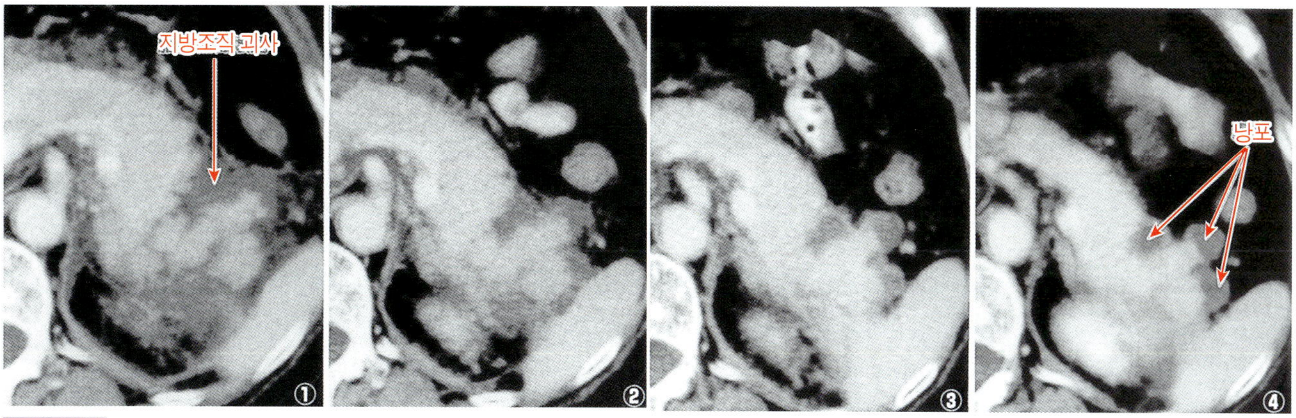

그림 III-15 증례 1의 과정

급성 췌장염에 낭포가 형성되어 있다(① → ② → ③ → ④).

[④의 유사] 152쪽 - 그림 21

등을 포함한 침출액이 저류해 췌낭포가 형성된다. 그림 III-15는 ①~④에 걸쳐 급성 췌장염으로부터 췌장 가성 낭포가 형성되는 과정을 나타내고 있다. ①은 앞서 말한 것처럼 췌체미부의 부종(종대)과 주위 지방층의 변성이 나타난다. ② → ③ → ④와 췌장의 종대는 경감하고 있다(이것을 평면이 아니라 입체적으로 상상한다). 또한 주위 지방층의 변성의 범위는 좁고 ④에서는 완전하게 국한화하여 주위와의 경계가 확실하게 되어 있다(지방 변성으로부터 섬유화, 국한화의 변화를 상상한다).

증례 2 : 만성 췌장염과 가성 낭포(췌두부)

만성 췌장염으로부터 가성 낭포를 형성하는 경우에는 주로 췌관의 폐색 기전이 관여한다. 췌관 협착이나 췌석 등의 췌액 울혈이 일어나, 췌관으로부터 췌액이 유출하면 가성 낭포가 형성된다. 그림 III-16에서는 췌두부에 형성된 직경 8cm 크기의 가성 낭포가 나타난다. 낭포는 2포성으로 벽은 두껍고 내부에 액체의 저류가 나타난다. 낭포 주위의 췌조직은 섬유화해 딱딱한 급성해 췌장염과 같은 주위 조직의 지방 변성은 나타나지 않는다.

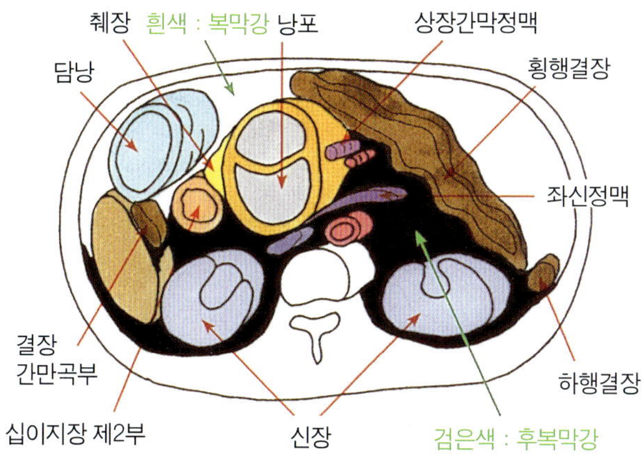

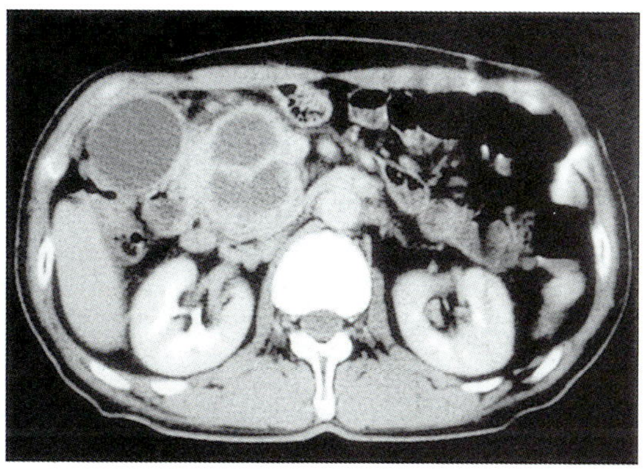

그림 III-16 췌두부에 낭포가 나타난다(증례 2).

[유사] 153쪽 - 그림 22 [참고] 153-154쪽 ~ 그림 23~26

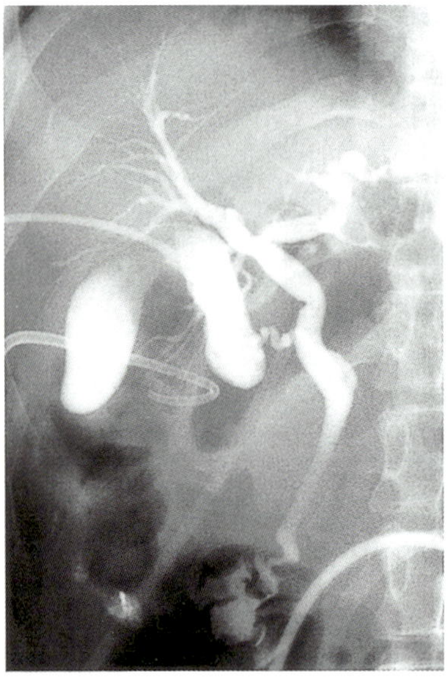

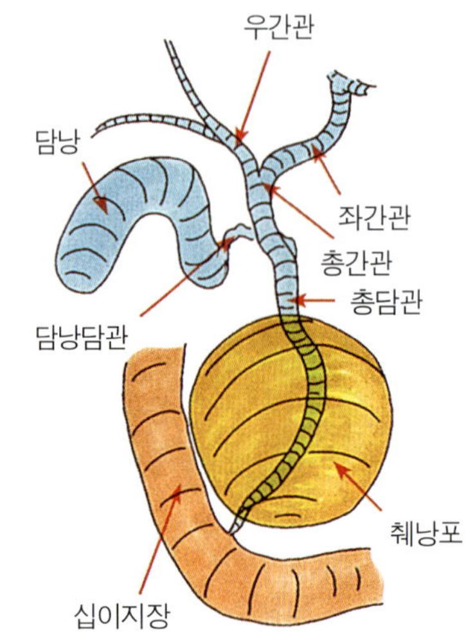

그림 III-17 총담관이 췌낭포에 의해 눌려 있다(증례 2).

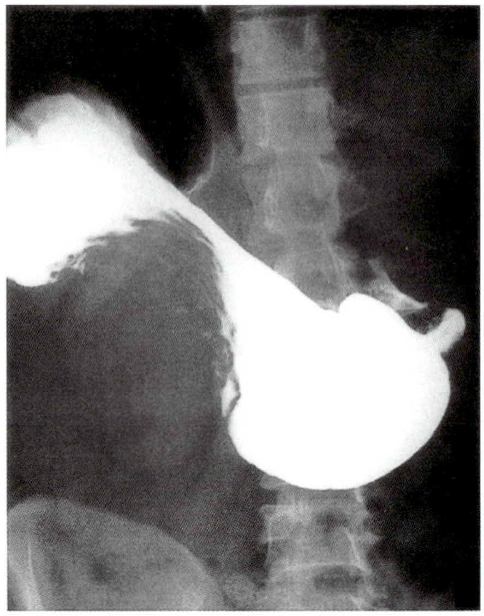

그림 III-18 위 X선 검사(엎드린 자세)

우측으로 십이지장 제2부(하행부), 전방으로 횡행결장이 있어 눌려지고 있다. 후방에 하대정맥 및 우신이 나타난다. 또한 그림 III-16은 그림 III-13의 CT보다 하방(미측)을 스캔하고 있기 때문에 췌체미부는 보이지 않는다. 총담관은 췌두부의 후방(배측)을 주행해, 십이지장 제2부에 개구한다. 이 때문에 낭포가 총담관을 후방으로 누르고 있는 것을 상상할 수 있다(그림 III-17).

좌우간관은 합류해 간 외에서 총담관이 된다. 담낭담관과 합류해 총담관이 되어 십이지장 제1부(구부)의 후방으로부터 췌장의 뒤면을 통해 췌내에 접어든다. 이 때문에 췌두부에 생긴 종괴가 커지게 되면 총담관을 후방으로 누른다. 그림 III-17에서는 총담관의 전방으로 거대 췌낭포가 있기 때문에 총담관이 후방으로 이동하는 것과 동시에 협착을 일으키고 있다.

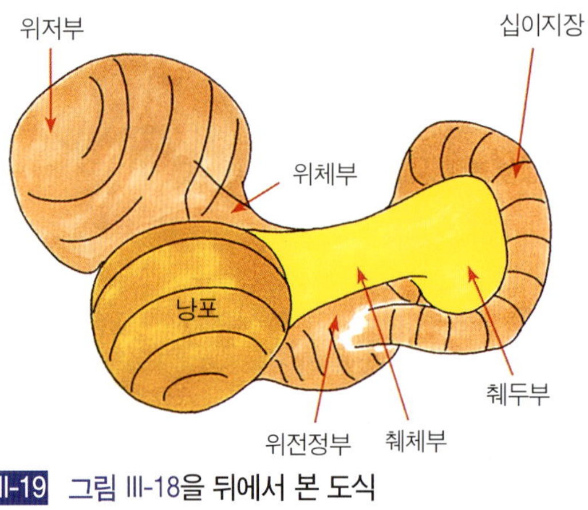

그림 III-19 그림 III-18을 뒤에서 본 도식

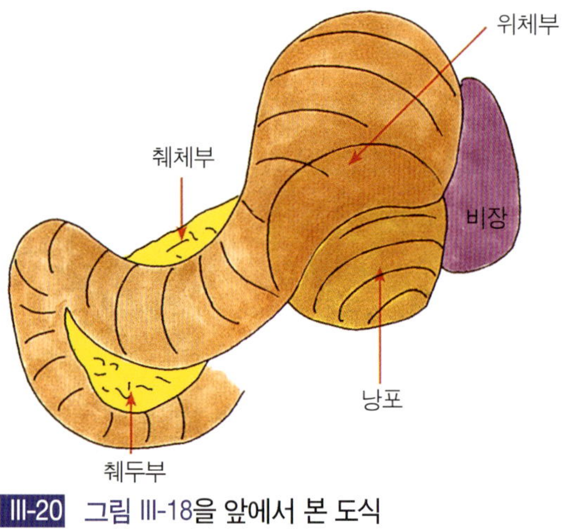

그림 III-20 그림 III-18을 앞에서 본 도식

그림 III-18~III-20 위가 췌낭포에 의해 눌려 있다(증례 3).

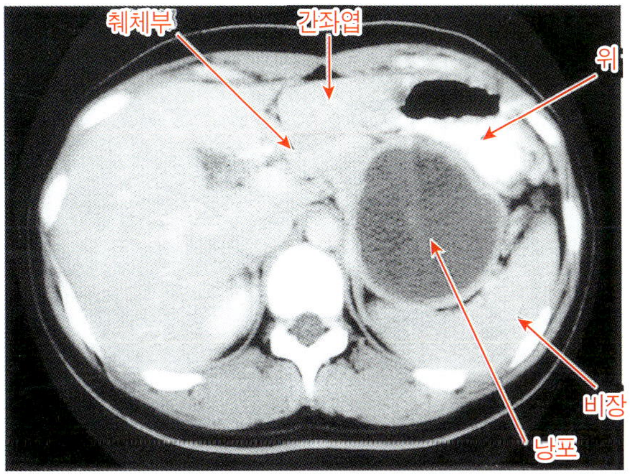

그림 III-21 췌미부에 낭포가 나타난다(증례 3).

[유사] 154쪽-그림 28

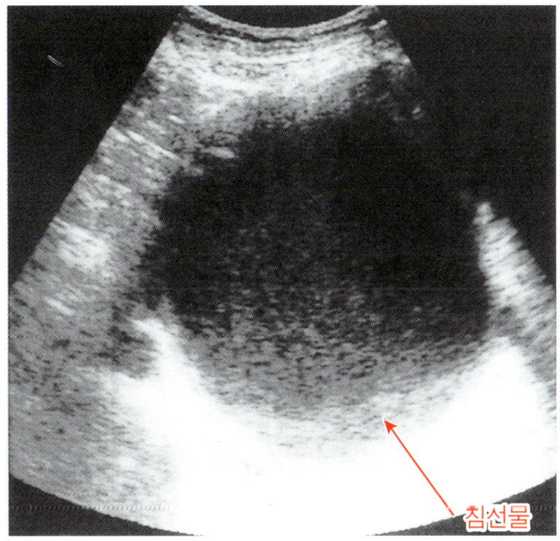

그림 III-22 낭포 내에 침전물이 나타난다(증례 3).

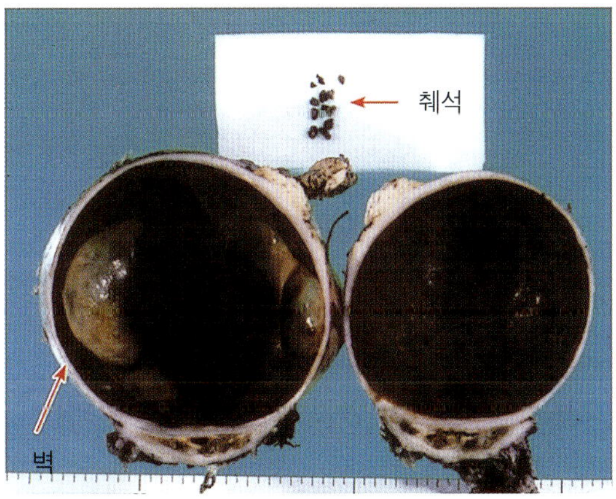

그림 III-23 낭포의 분할면과 췌석(증례 3)

증례 3 : 외상과 가성 낭포(췌미부)

외상에 의해 췌미부에 발생한 직경 13cm의 거대 가성 낭포이다. 그림 III-20에 나타내듯이 췌미부 가성 낭포는 위체부 후방에 있다. 이것을 후방에서 들여다보면 그림 III-19의 형태가 된다. 그림 III-18은 복와위의 위 X선 사진이다. 거대한 췌낭포는 배측에 있는 위체부를 눌러 그림 III-19와 같이 위체부에 낭포가 올라간 형태가 되어 있다. 그림 III-21의 CT에서는 위와 비장의 사이에 끼워져 췌미부에 췌낭포가 존재한다(그림 III-18과 그림 III-21에서 췌낭포의 위치가 변화하고 있기 때문에 입체적 파악이 어려울지도 모른다). 앞에서 췌장은 고정되어 있다고 했지만 주위는 주로 지방조직이기 때문에 중력으로 이동한다. 특히 이러한 무거운 종괴면 더욱 그러하다.

여기서 그림 I-6을 참조하면 복강은 배와위에서 두측이 가장 낮아지고 있다. 즉, 배와위에서는 후복막강에 무거운 종괴가 존재하면 두측(횡격막측)에 떨어지듯이 이동하고 반대로 복와위에서는 미측으로 내려가게 된다. 이 증례의 낭포는 그림 III-18에서는 중복부에 그림 III-21에서는 상복부에 위치하고 있다. 이와 같이 배와위와 복와위, 또 입위와 와위에서도 각 장기의 위치관계가 많

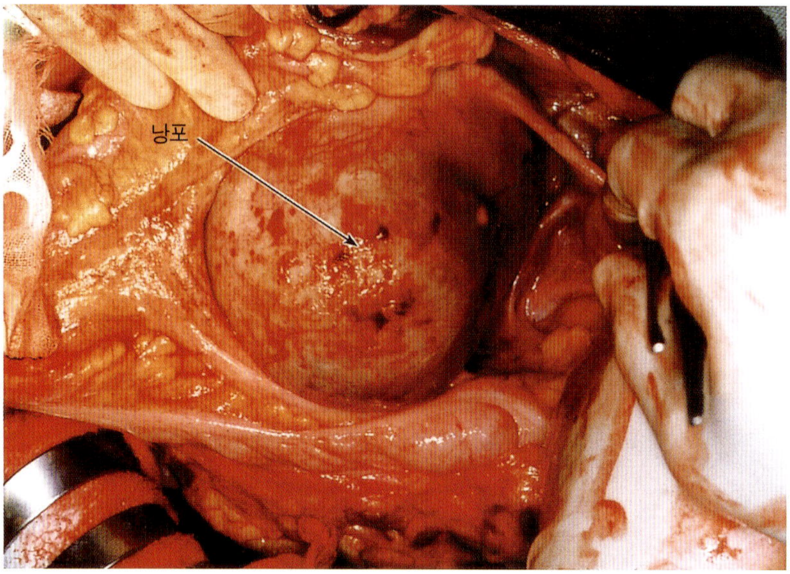

그림 III-24 수술 사진(증례 3)

이 다른 경우가 있다.

그림 III-21의 CT에서 낭포의 벽은 비후해 주위 조직과 경계가 뚜렷하고 이 내부는 저흡수역이었다. 그림 III-22의 초음파상에서와 마찬가지로 주변은 평활하고 경계가 뚜렷하며, 내부에 침전물이 나타났다. 수술 사진(그림 III-24)에서는 경계가 뚜렷한 종괴가 비치고 있다. 이 종괴는 탄성연이었다. 적출된 낭포를 분할하였더니 내부는 다갈색의 액체로 채워져 16개의 췌석이 부유하고 있었다(그림 III-23).

▶ 치료법

췌장 가성 낭포는 보존적 치료(금식, 고칼로리 수액, 항균제 · 단백분해효소 저해제의 투여 등)로 완화하는 경우와 외과적 처치가 필요한 경우가 있다. 외과적 처치에는 외루술, 내루술, 췌장부분절제술이 있다.

(1) 외루술

경복적 또는 경후복막적으로 낭포벽에 이르러 체외에 배액하는 방법.

(2) 내루술

개복 또는 내시경에 의해 낭포와 소화관을 문합해 배액하는 방법.

(3) 췌장부분절제술

낭포와 함께 췌장을 부분절제하는 방법.

3 증례에 대해 전 증례에 개복 수술을 했다. 증례 1은 낭포가 다발하고 있었기 때문에 췌체 · 미부 절제술이 시행되었다. 증례 2는 낭포소장문합술(내수술), 증례 3은 낭포적출술이 시행되었다.

3. 복막염 (3) 복강내 농양

◎ 복강내 농양의 발증 기전

복강내 농양은 종종 복강내 감염증이 범발성 복막염으로 이행하지 않고 국한화된 것이다. 즉, 세균은 생체 내가 한정된 부분에 갇혀 생체측으로서는 일단 자기 방위의 제1단계가 경과한 것을 의미한다. 왜냐하면 범발성 복막염에 걸리면 세균이 복막을 통해 혈액 안에 다량으로 유입해 전신적인 감염증이 되기 때문이다. 농양은 감염 장기의 근방이나 이물, 괴사 조직 등에 세균이 접착, 증식하는 것에 의해 형성된다. 즉, 전자에서는 균의 양이 많아서, 후자에서는 세균이 증식하기 쉬운 환경이 주요 원인이 된다. 그 외 장내 세균 등이 유출해 생체의 가장 낮은 부위(바로 누운 자세에서)에 모여, 증식하는 경우가 있다(그림 III-25, III-28). 이 부위에 정착해 증식하는지 아닌지는 세균의 균종이나 균량, 생체의 방어능에 의해 정해진다(후술).

복막강은 제3요추가 가장 전방에 위치하고 있기 때문에, 이것에 의해 두측, 미측에 액체가 모이기 쉽다(횡격막 하강, 더글라스낭). 또한 척추를 끼워 좌우가 낮아지고 있기 때문에 양측에 모이기 쉽다(결장주위구, 모리슨낭).

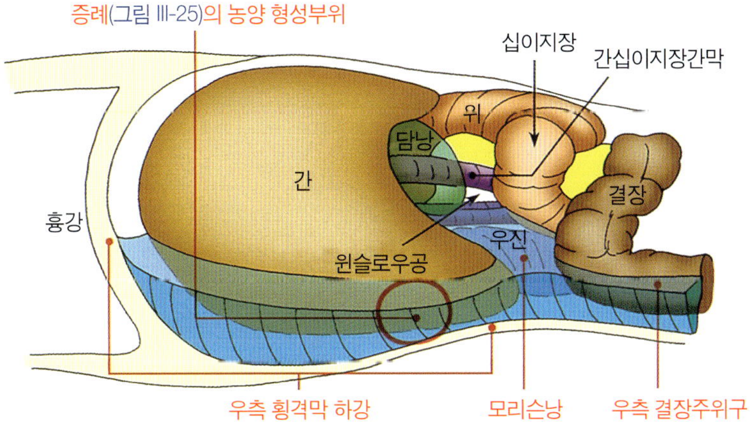

그림 III-25A 우측에서 본 복막강
우측 횡격막 하강, 모리슨낭, 우측 결장주위구에 액체가 모인 상태

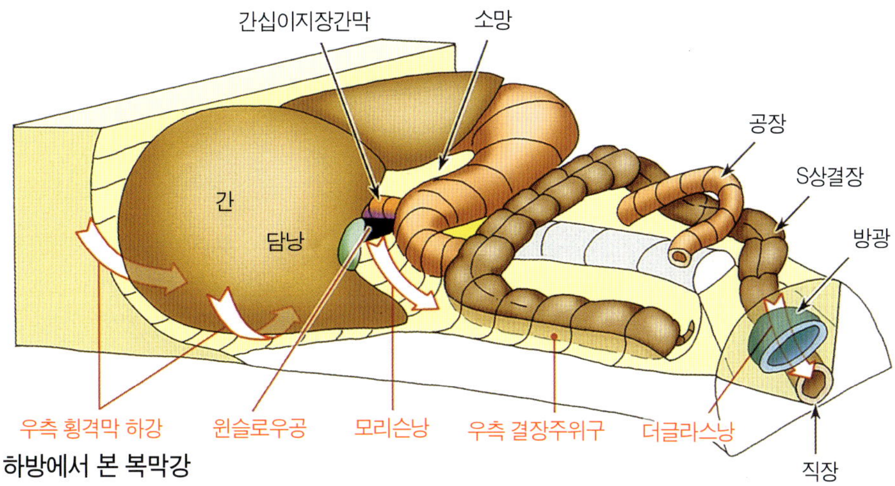

그림 III-25B 우측 하방에서 본 복막강

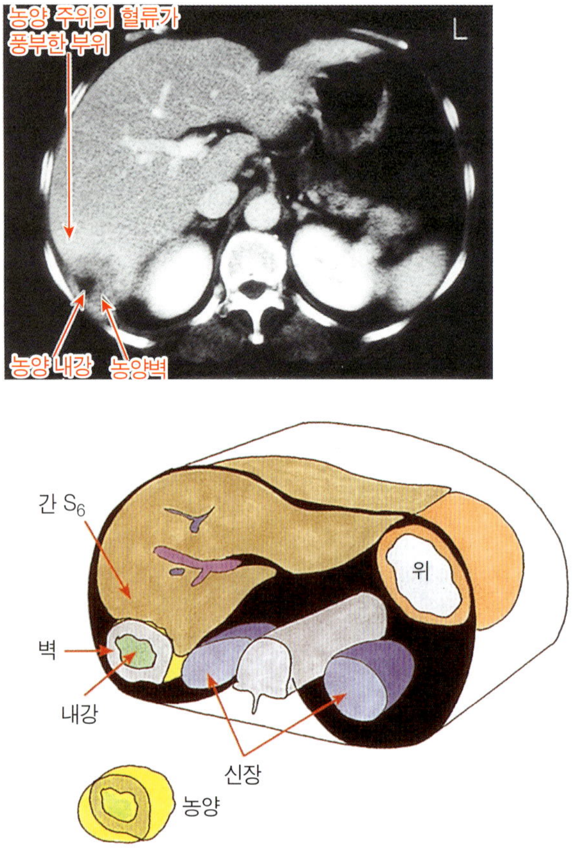

그림 III-26 우측 횡격막하 종양

그림 III-25A에 둥글게 표시한 부분, 그림 I-23A 참조, 손바닥 부분

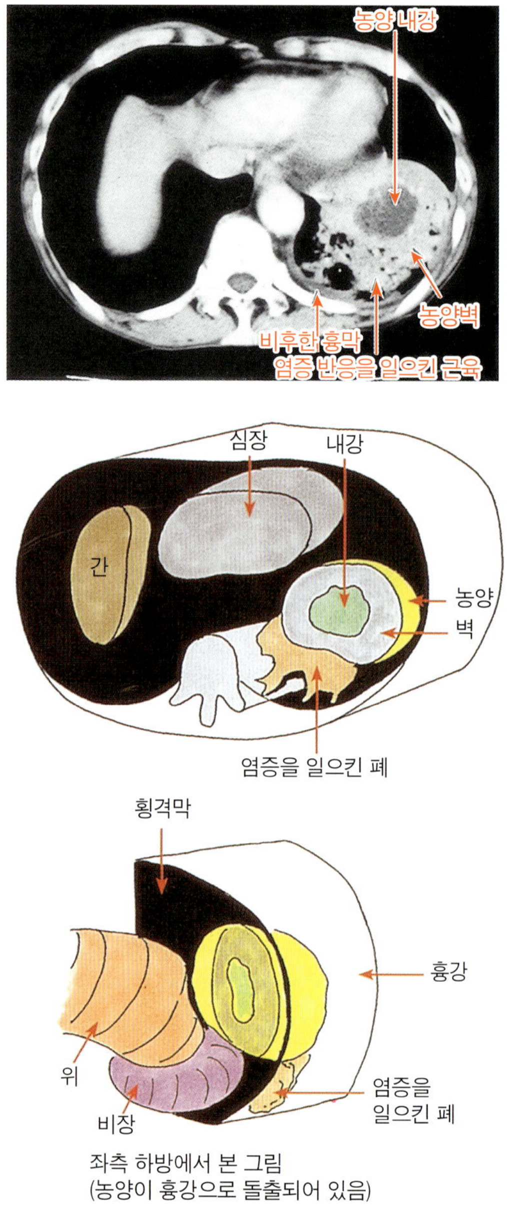

좌측 하방에서 본 그림
(농양이 흉강으로 돌출되어 있음)

그림 III-27 좌측 횡격막하 농양

그림 III-28A에 둥글게 표시한 부분

(1) 횡격막하 농양

횡격막 하강, 특히 우측은 매우 넓은 범위가 액체 모여 있는 부위이다. 우측 횡격막 하강은 그림 III-25에 나타내듯이 간의 상방(S_8)으로부터 하방(S_6)에 걸친 우측 및 후방(간 유착부를 제외한 영역 : 간의 우엽은 정면에서 보면 삼각형으로 후방과 고정되어 있다)에 있으며, 모리슨낭 및 우측 결장주위구와 연결되어 있다. 보통 모리슨낭 또는 우측 결장주위구로부터 유출해 온 세균이 우측 횡격막 하강에 이르러 정착 증식한다. 증례(그림 III-26)에서는 유출액이 적고 간 상방까지 달하지 않는 부위에서 농양을 형성했다(그림 III-25A).

좌측 횡격막 하강은 그림 III-28에 나타내듯이, 비장의 후상방으로부터 위저부에 걸친 영역이다. 비장의 후내측은 유착하고 있으므로, 액체가 모여 있는 부위는 유착부에서 외측 및 상방에 있다. 그림 III-27의 좌측 횡격막하 농양은 횡격막에 접해 형성되며 위와 비장을 하방으로 누르고 있다.

(2) 결장주위구

상행결장 및 하행결장의 후방은 후복막강에 메워져 있다. 이 때문에 외측에 도랑이 생겨 액체가 같은 부위

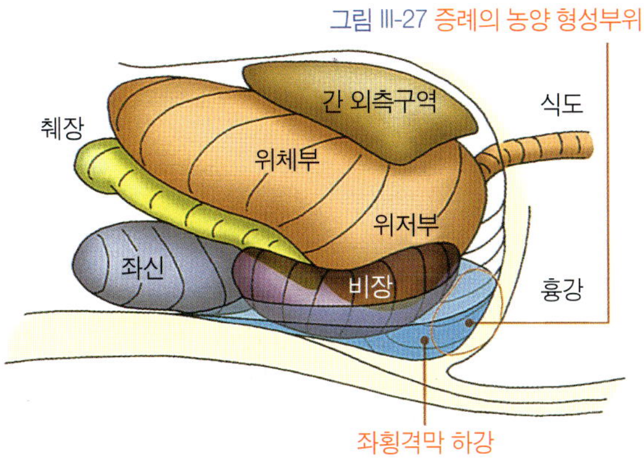

그림 III-28A 좌측 횡격막 하강
횡격막과 장기 사이의 빈 공간(free space)에 액체가 모여 있는 상태

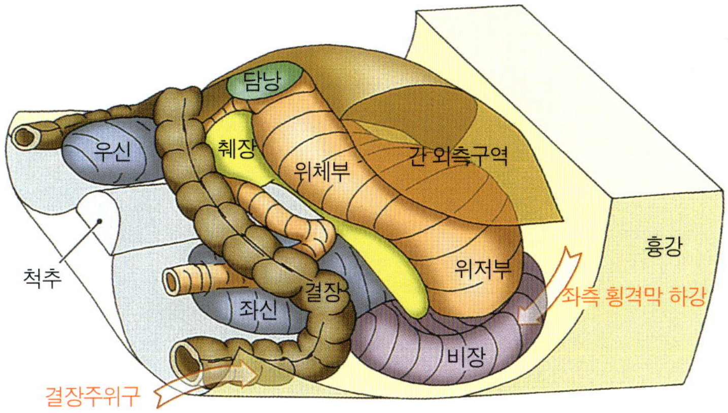

그림 III-28B 좌측 하방에서 본 복막강

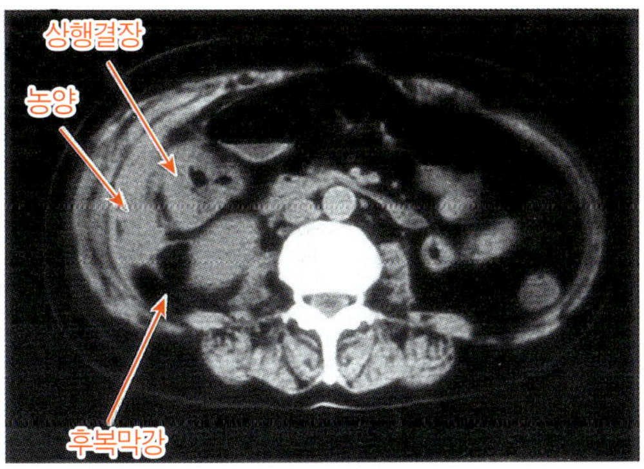

그림 III-29 결장주위구에 형성된 농양

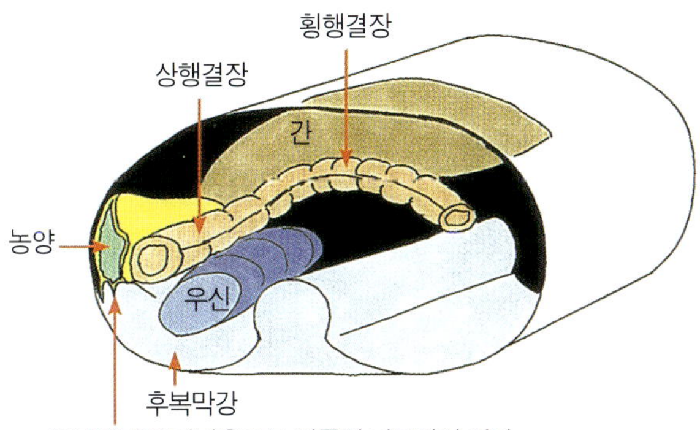

후복막강의 지방층으로 염증이 파급되어 있다

를 흐르거나 모이게 된다. 우측 결장주위구는 모리슨낭(모리슨낭은 결장주위구보다 높은 위치에 있음)으로부터 이어져 있고 십이지장 · 위천공 등에서는 천공부로부터의 유출액은 모리슨낭을 흘러 결장주위구에 이른다. 같은 부위는 횡격막 하강이나 더글라스낭에 비해 농양 형성의 가능성은 적지만 같은 부위의 후복막을 절개하면 막의 세균에 대한 방어능이 약해져 농양을 형성하기 쉬워진다(그림 III-29).

(3) 더글라스낭

골반강의 가장 낮은 부위로, 남성에서는 방광과 직장과의 사이의 간격을 말한다(그림 III-30). 여성에서는 자궁과 직장 사이의 간격을 말한다. 그림 III-25B에 나타낸 것과 같이 바로 누운 자세에서는 직장이 가장 낮은 위치가 된다. 농양이 형성되면 직장(直腸)으로 전방에 촉지할 수 있다.

(4) 기타 : 망낭, 장계제간

상복부에서는 망낭, 하복부에서는 장간막 사이에 농이 모여 있는 일이 있다. 장간막 사이의 농양은 횡행결장, 상행결장, 하행결장으로 둘러싸인 영역에서 장간막 전방의 함요부에 형성된다.

감염 방어 기구

감염 방어에 있어서의 생체 반응의 경과는 ① 염증 반응, ② 병소의 국한화, 병소의 소실 또는 배액술이다. 복강 내에 감염이 발병하면 복막 및 주위 조직에 염증이 퍼진다. 국소 염증 반응에는 혈관의 확장, 투과성의 항

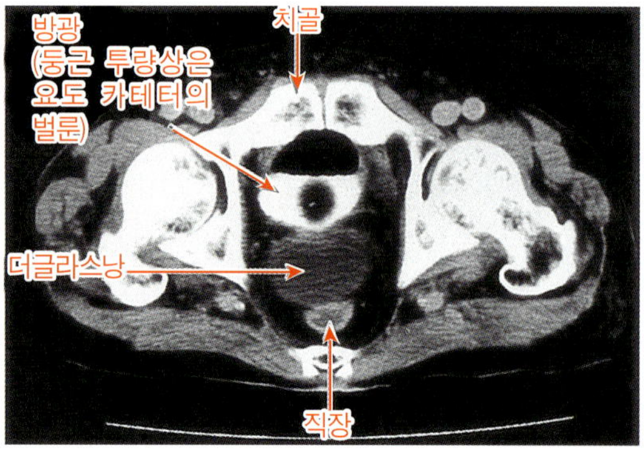

그림 III-30 더글라스낭 농양

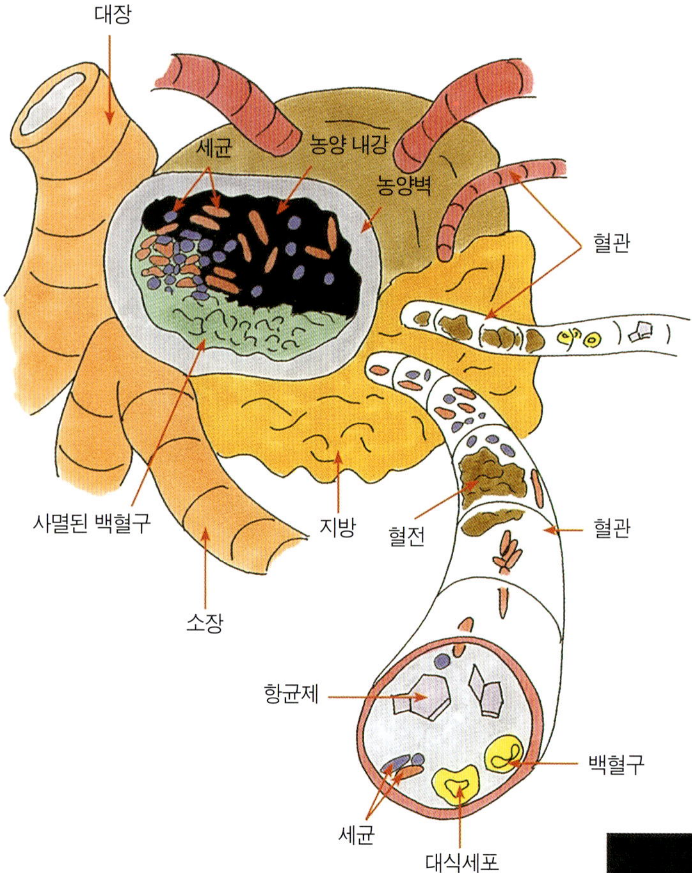

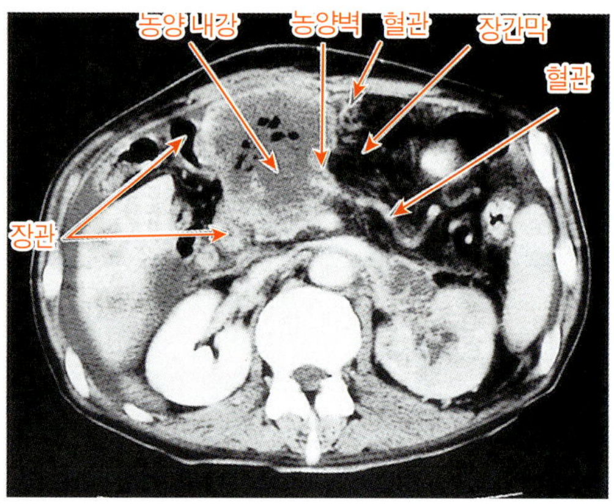

그림 III-31 농양은 장관이나 장간막으로 둘러싸여 있다.

진, 급성기 단백질 등 가용성 분자의 혈관외 누출, 백혈구 감소 등이 있는 복강내 장기나 복막, 장간막 등의 물리적인 변화나 이동에 의해 감염소를 싸거나 혈관의 경련이나 혈전 형성 등에 의해 병소는 국한되어진다(그림 III-31). 생체 반응은 매개체(사이토카인 등)에 의해 일으켜지는 것이지만 중증화하면 과도하게 생성된다. 이 때문에 병소에 생기고 있던 혈전 형성이 전신에 이르러 순환 장애에서 조직 장애가 생겨 파종성 혈관내응고증후군(disseminated intravascular coagulation, DIC), 다장기부전(multiple organ failure, MOF)이 일어난다. 즉, 병소에 대해서는 유리한 생체 반응이 전신에 작용했기 때문에 각 장기의 혈류 장애로 장기 괴사에 빠져 버리는 것이다.

그림 III-31에 나타내듯이 농양은 세균을 감싼 상태로 내부에는 사멸한 백혈구 등이 부유하고 있다. 두꺼운 농양벽이나 주위 혈관 내의 혈전은 세균이 농양 밖으로 유출하는 것을 막고 있다. 그러나 혈전이 무너져 혈관 내에 다량으로 유출하면 패혈증이 된다. 균괴가 혈중에 유출할 때마다 고열이 출현한다(이장열).

농양이 형성된 후는 생체 밖으로 고름을 배출해야 한다. 피하농양의 자연배농은 종종 경험할 수 있지만 복강내 농양에서는 외과적 처치가 필요하다, 즉, 배액술이다. 복강내 농양이 복막을 통해 피하에 모인 후에 배농한 증례를 경험했던 적이 있지만, 어떻게든 패혈증, DIC, MOF를 회피한 경우의 경과인지도 모른다. 실제로는 농양을 발견했을 경우에 곧바로 외과적 처치를 시행하기 때문에 이러한 경과를 본 적은 아직 없다.

염증유발균

복막염의 염증유발균 대부분은 장내 상주균이고 따라서 상주균의 원종, 균량이 많은 장관의 감염증에서는 농양의 발생율은 높아진다. 상주균이 가장 많은 장관은 결장이다. 표 III-1에 나타내듯이 혐기성균, 호기성균이 많이 생식하고 있다. 결장의 천공에서는 이러한 세균이 복강 내에 유출한다. 표 III-2에 결장 천공 증례에 대해 검출된 세균을 제시한다. 다균종으로 검출되고 있는 것을 알 수 있다. 이 때문에 결장 천공 증례는 중증 감염으로 발전해, 치료에 어려움을 겪는 것이 많다. 한편, 위 · 십이지장 천공에서는 상주균총이 균종, 균량 모두 적기 때문에 수술 중 복수 등의 검출균의 검출율은 낮고, 검출되어도 균량은 매우 적다. 따라서 중증 감염으로 발전하는 것은 적고, 많은 증례로 수술을 시행하지 않고 치료하는 것 (보존적 치료)이 가능하다.

표 III-1 대장의 주요 상주 균

호기성균		혐기성균	
Enterobacteriaceae	1.6×10^8 cfu/g	*Bacteroides* spp.	1.7×10^{10} cfu/g
E. coli	1.2×10^7 cfu/g		
K. pneumoniae	3.8×10^7 cfu/g		
K. oxytoca	3.2×10^5 cfu/g		
Enterococcus spp.	4.9×10^7 cfu/g		
Staphylococcus spp.	5.4×10^3 cfu/g		
Candida spp.	8.5×10^2 cfu/g		
총 균수	5.5×10^8 cfu/g	총 균수	1.7×10^8 cfu/g

주) *Enterobacteriaceae* : 대장균군(호기성 그람음성간균)
Bacteroides spp. : 혐기성 그람음성간균

표 III-2 대장의 주요 상주균

Case No.	검출균	균량
1	*Bacteroides fragilis*	⧻
	Escherichia coli	⧺
	Klebsiella oxytoca	+
	Enterococcus faecalis	+
2	*Bacteroides fragilis*	소량
	Bacteroides thetaiotaomicron	소량
	α-Streptococcus	극소량
3	*Escherichia coli*	+
	Klebsiella pneumoniae	+
	혐기성 그람양성간균	+
	γ-Streptococcus	+
	α-Streptococcus	+
	Candida tropicalis	소량
4	*Escherichia coli*	⧺
	Bacteroides sp.	소량
	혐기성 그람양성간균	소량
	Fusobacterium sp.	극소량
5	*Escherichia coli*	⧻
	혐기성 그람음성간균	⧺
	Enterobacter cloacae	+
	Propionibacterium sp.	+
6	*Corynebacterium* sp.	+
	Bacteroides sp.	소량
	Candida albicans	소량

4. 위암 (1) 위폴립과 조기 위암

본 항목과 다음 항목에서 위의 영상에 대해 해설하지만 판독에 앞서 우선 위의 형태를 이해해야 한다. 위는 복잡한 형태이며 게다가 안의 공기의 양이나 자세(바로 선 자세, 누운 자세, 엎드린 자세)에 따라 형태나 위치가 현저하게 다르다. 그림 III-32는 수술 사진과 그 스케치인데 위는 하방으로 가로놓여 있다. 그림 III-33(입위 충영상)과 다르며, 위는 하수하지 않고 위각도 형성되어 있지 않다. 이것은 위내 공기가 적고 또 배와위이기 때문이다. 이와 같이 위의 영상에 대해서는 체위나 공기의 양을 추정해 판독할 필요가 있다.

◎ 위폴립(증례 1)

위폴립은 점막면에서 내강을 향해 국한성으로 융기한 병변으로 임상적으로 야마다(山田) I형~IV형으로 분류된다. 그림 III-34(증례 1)에 야마다 III형 폴립이 보인다. 위 X선 사진(배와위 이중조영)에서는 위전정부에 있는 폴립의 주위에 희미하게 조영제가 모이고 있다. 이 때문에 폴립의 주변이 명료하게 되어 있다. 즉, 융기성 병변

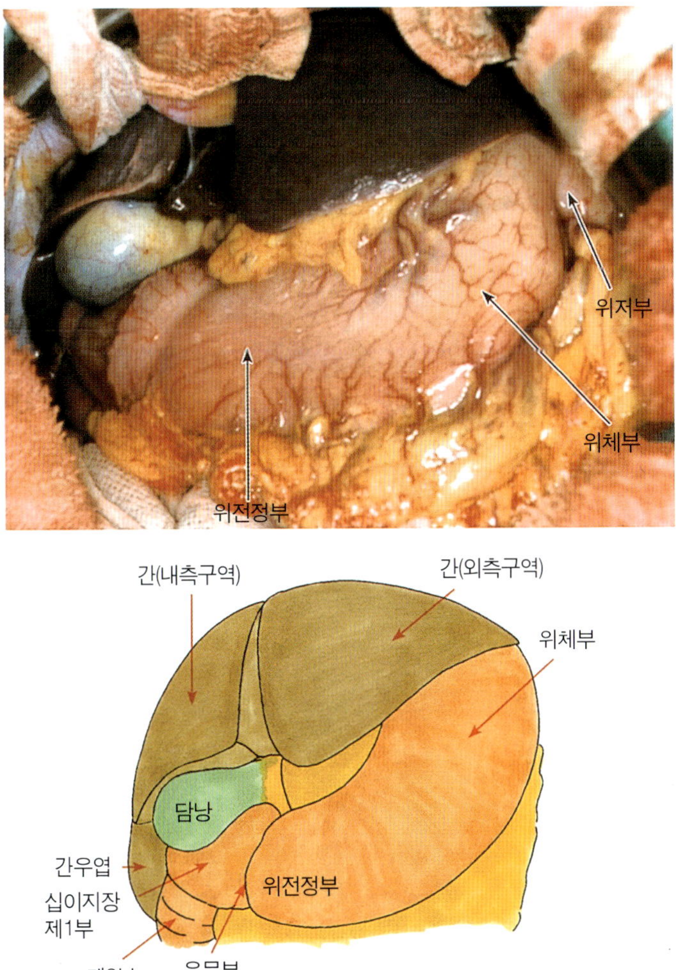

그림 III-32 수술 사진과 그 스케치

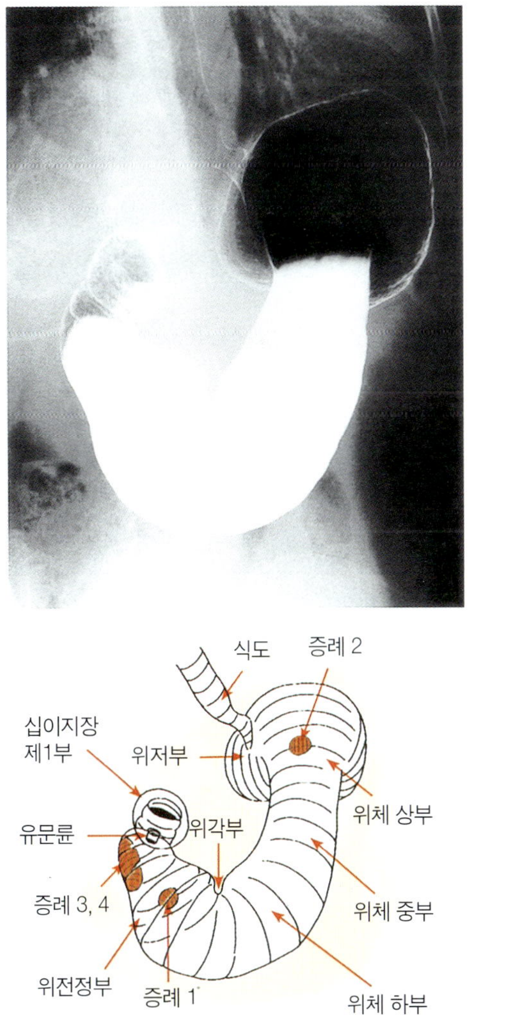

그림 III-33 정상 위부(입위) X선 사진과 그 스케치
이 스케치에 증례 1~4의 병변 부위가 나타나고 있다.

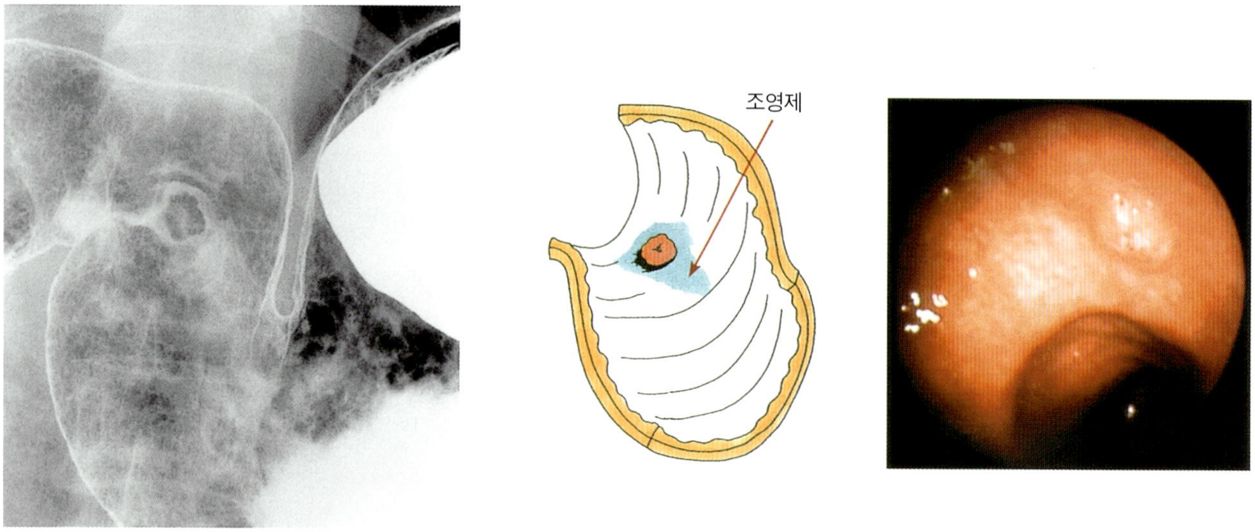

그림 III-34 증례 1 : 폴립
X선 사진(배와위)과 그 스케치 및 내시경상

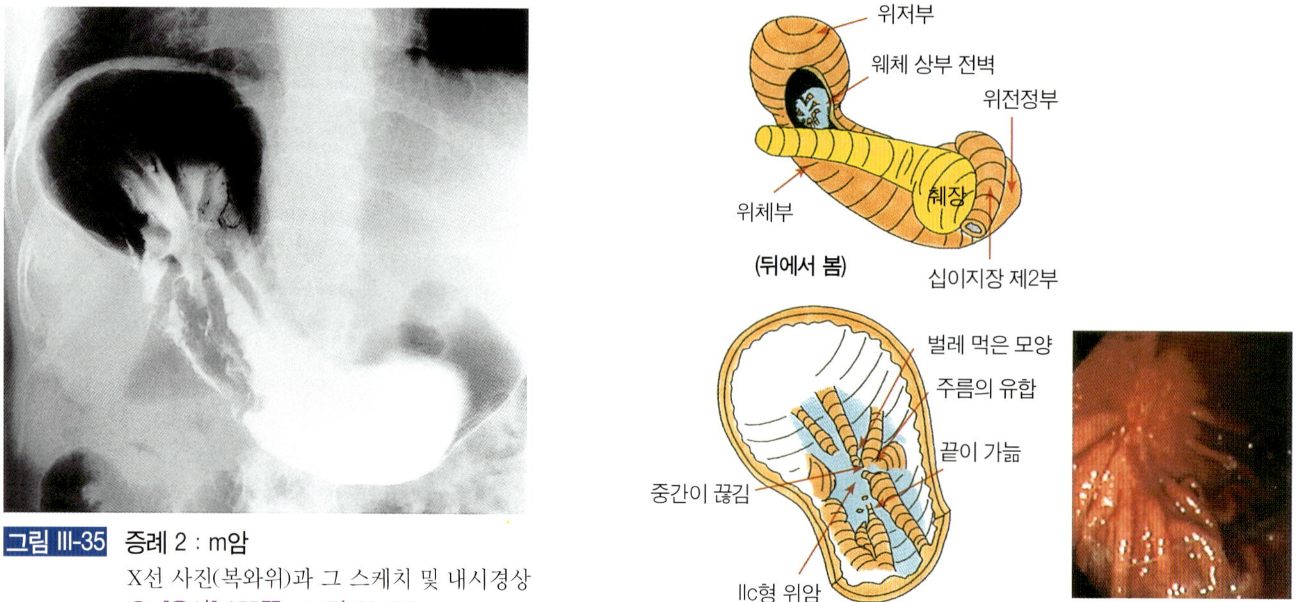

그림 III-35 증례 2 : m암
X선 사진(복와위)과 그 스케치 및 내시경상
[유사] 155쪽 - 그림 29, 30

이 위점막보다 높기 때문에 조영제가 묻어 있는 상태인 배와위이기 때문에, 후벽의 병변이라는 것을 알 수 있다.

조기 위암 (증례 2,3)

조기 위암이란 암의 침윤이 점막내(m), 점막 하층(sm)에 머무르는 것을 말하며, I형~III형으로 분류된다(97쪽 조기 위암 분류 참조). 림프절 전이의 유무는 고려하지 않는다.

I형은 융기형으로 점막 두께의 2~3배 이상의 분명한 융기로, 위폴립과 같이 투과성으로서 보인다. 다만, 표면은 함요 부정, 과립상 변화가 나타나 전술의 위폴립과 같이 평활하지 않다. II형은 표면형으로 IIa형(표면융기형), IIb형(표면평탄형), IIc형(표면함요형)이 있다. IIc형을 포함하는 것이 가장 많으며, 이 중 III형(함요형)과의

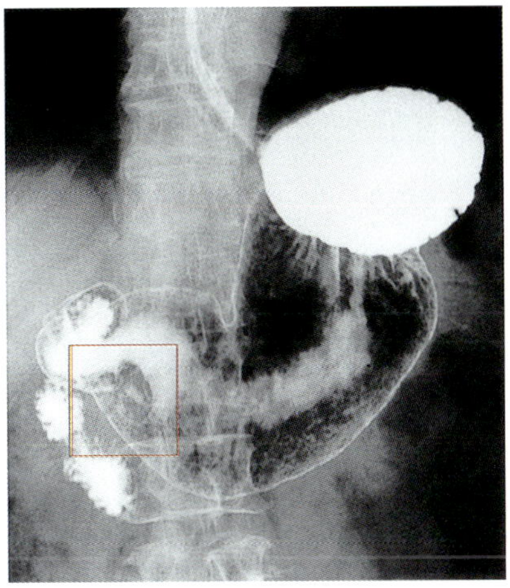

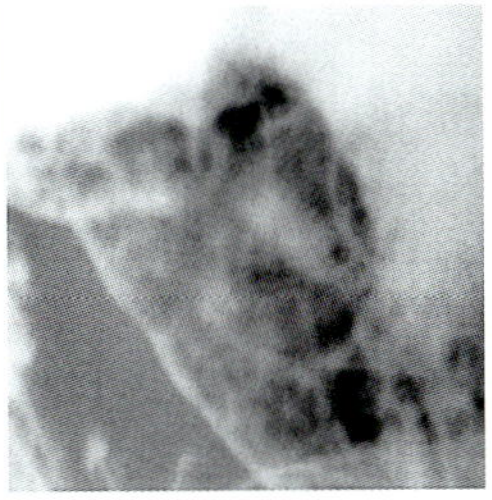

좌측 X선 사진의 암부위
(빨간네모) 확대 사진

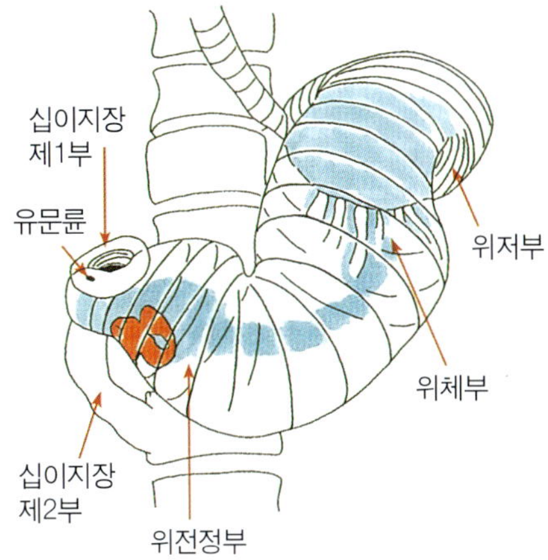

그림 III-36 증례 3 : sm암
X선 사진(배와위, 정면)과 그 스케치

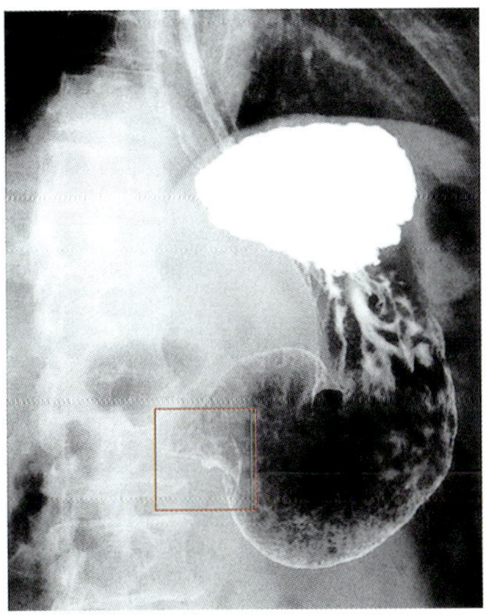

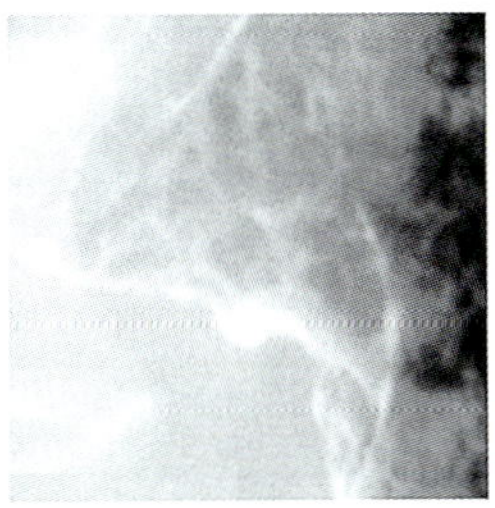

우측 X선 사진의 암부위
(빨간 네모) 확대 사진

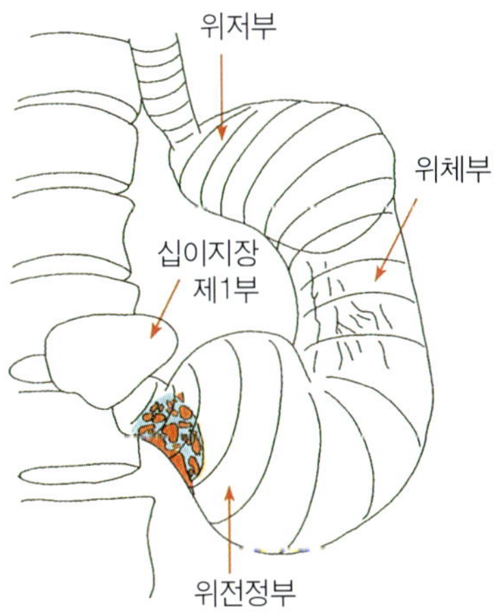

그림 III-37 증례 3 : sm암
X선 사진(배와위, 제1사위)과 그 스케치

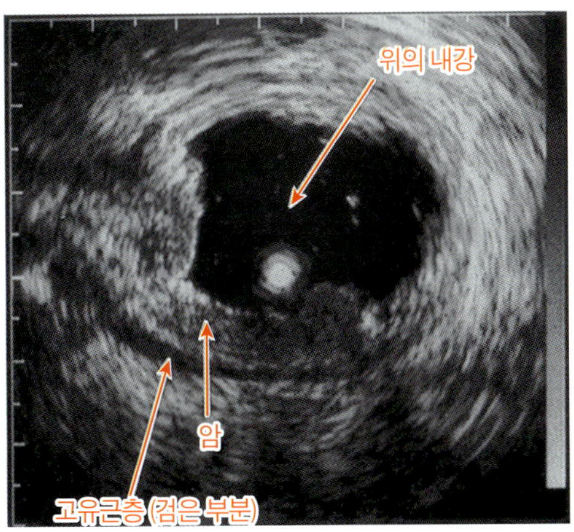

그림 III-38 증례 3 : sm암
초음파 내시경상

혼합이 많다.

그림 III-35(증례 2)는 IIc형 조기 위암(심달도 m)으로, 엎드린 자세에서 촬영하고 있다(복와위 충영법). 그림 III-35 중 위의 스케치와 같이 위저부는 앞에 있다. 또한 위체부 및 전정부의 앞쪽으로 췌장이 올라간 형태를 하고 있다. 따라서 조영제가 모여 있는 부위는 위저부가 아니라, 위체 상부 전벽이라는 것이 된다. 암에 집중된 주름이 조영제를 머금고 있기 때문에, 암의 형태를 관찰할 수가 있다. 주름이 끊어져 급격하게 끝이 좁아져 유합 등이 나타난다. IIc는 함요성 병변으로, 사진에서는 조영제가 모여 있다. 함요부 표면은 가지런하지 않지만 궤양은 형성되어 있지 않다. 전형적인 IIc형 조기 위암이다.

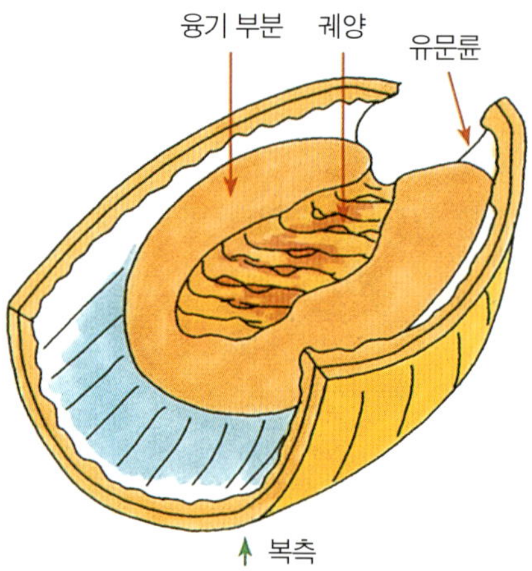

그림 III-39 증례 4 : 2형 진행 위암
스케치

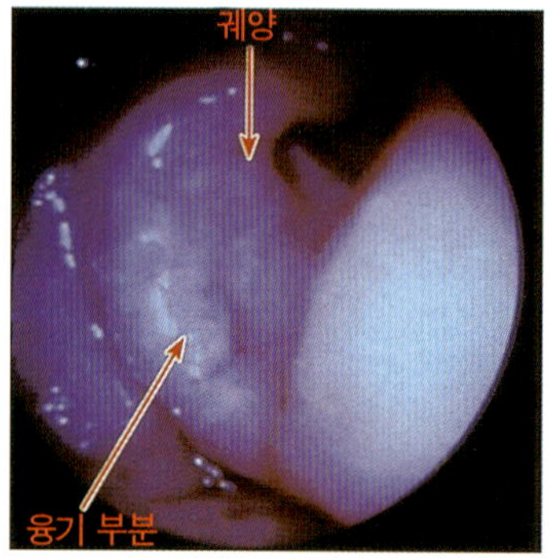

그림 III-40 증례 4 : 2형 진행 위암
내시경상

다음으로 위전정부에 있는 조기암 증례(증례 3)를 제시하는데 이것과 대비하기 위해서 진행 위암 증례(증례 4)도 제시한다. 2 증례 모두 융기성 병변이다. 증례 3은 IIa + IIc형 조기 위암이다. 그림 III-36, III-37은 바로 누운 자세의 이중조영에 의해 암을 보이고 있다. 그림 III-36은 정면상으로 후벽에 있는 소량의 조영제가 위전정부 후벽 대만측에 가까이 있으므로 집합의 융기성 병변의 주위를 명료하게 하고 있다. 이 병변 중앙에 조영제가 소량 쌓여 있다. 후벽의 병변이 있지만 대만측에 가까이 있기 때문에, 제1경사위에서 촬영하면 병변의 측면상을 얻을 수 있다(그림 III-37). 주위의 병변은 양호하지 않으며 병변 중앙부에 함요가 나타난다. 병변의 표면은 울퉁불퉁하고 가지런하지 않으며 거칠고 큰 과립이 다수 보인다. 이것은 조기암에 나타나는 것이 많으며 진행암에서는 이러한 연속성 표층 변화는 나타나지 않고 평탄해진다. 이 증례에서는 이 과립상 융기가 함요부까지 연속하고 있는 것으로부터 궤양 형성(III형)이 아니라, IIc형과의 혼합인 것을 알 수 있다. 이 표면의 변화를 판독하지 않으면 진행암 Borrmann 2형으로 오진하게 된다. 이 증례의 침윤도는 sm(점막 하층)이며, 초음파 내시경상에서도 암은 고유근층에 이르지 않았다.

여기서 Borrmann 2형의 증례(증례 4)를 제시해, 증례 3과 비교한다. 진행암은 조기암보다 위벽 내를 깊게 침윤한 암이며, 고유근층으로부터 외측에 침윤하고 있는 것은 진행암이다. 진행암은 Borrmann 분류에 의해 1형~4형으로 분류된다(99쪽 참조). 자세한 것은 위암(2)의 항에서 설명한다.

조기 위암 분류

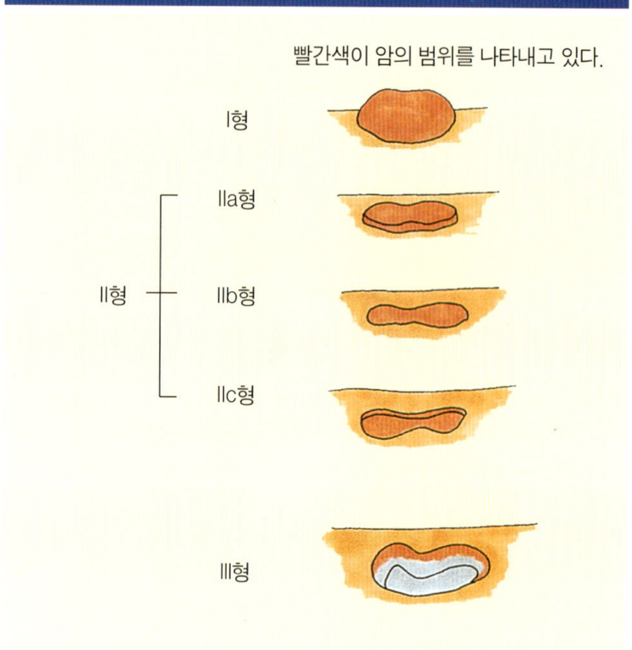

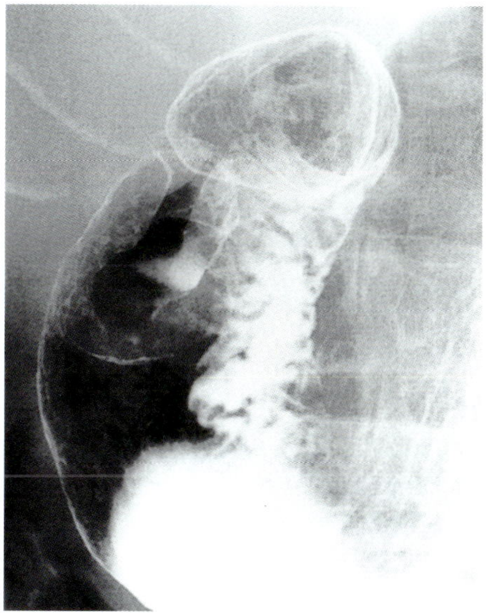

그림 III-41 증례 4 : 2형 진행 위암
X선 사진(바로 누운 자세)

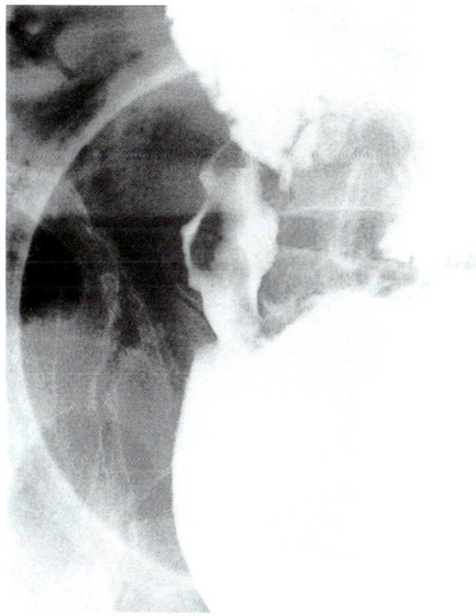

그림 III-42 증례 4 : 2형 진행 위암
X선 사진(엎드린 자세)

증례 4의 그림 III-41은 바로 누운 자세에서의 이중조영상이다. 위전정부에 불룩 올라온 병변이 있다. 주위와는 경계가 명료하다. 융기된 부분에는 증례 3과 같은 과립상 변화는 나타나지 않는다. 여기서 주의해야 하는 것은 융기된 부분과 겹쳐 정상 위점막의 위소구가 보이고 있다. 이것은 후벽의 점막이다. 또한 병변과 겹쳐 매우 소량의 조영제가 모여 있는데 이것은 융기된 부분에 묻지 않는다. 즉, 병변은 전벽의 굽은 쪽에 있게 된다. 바로 누운 자세의 X선상에서도 전벽에 묻은 조영제에 의해 전벽의 병변이 보이는 경우도 있지만, 조영제가 묻은 모습, 후벽의 위점막을 판독하는 것에 의해 병변의 위치를 쉽게 판단할 수 있다.

그림 III-42에서는 주변이 고르지 않은 궤양이 보이고 있다. 딱딱하기 때문에 압박해도 거의 변형되지 않는다. 이 점도 조기암과 다른 점이다.

조기위암의 수술요법

수술의 절제선은 조기암에서는 암으로부터 2cm 이상 떨어지지 않으면 안 된다. 필요한 거리를 떨어뜨려 놓아 구측의 절제가 가능하면 유문측 위절제술을 선택하는 것이 일반적이다. 할 수 없으면 아전적술, 전적술을 시행한다.

그 다음에 림프절의 제거 범위를 결정해야 한다. 위의 소속 림프절은 림프의 흐름과 전이 빈도, 생존율로부터 N1(제1군)~N3(제3군)으로 분류하고 있는데, N1과 N2를 제거하는 것이 D2이다. 표준 수술방법의 림프절 제거 범위는 D2이며, 이것보다 제거 범위가 작은 경우는 축소 수술이 된다. 증례 2와 같은 m(점막내) 암에 대해서는 축소 수술을 실시하는 시설이 많다. 또한 윗부분 절제술이나 복강경하 수술, 내시경하 점막 절제술(EMR)도 실시되고 있다. 한편 증례 3과 같은 sm암(점막 하층에의 침윤)은 15~20%의 림프절 전이가 나타나기 때문에 표준 술식의 적응이 된다. 다만 대부분의 부위가 m암이고, 매우 일부가 sm층(점막 하층)에 들어간 것에 대해서는 m암에 준해 수술을 선택하는 것이 가능하다.

유문측 위절제술, Billroth I법에 따르는 재건술을 시행한다. 상복부를 정중 절개로 개복, 위절제의 항문측은 십이지장(유문륜으로부터 0.5~1cm), 구측은 암으로부터

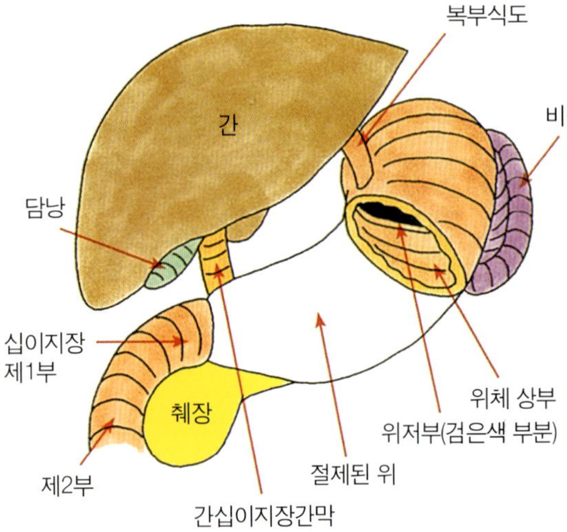

그림 III-43 위의 절단선을 결정한다.

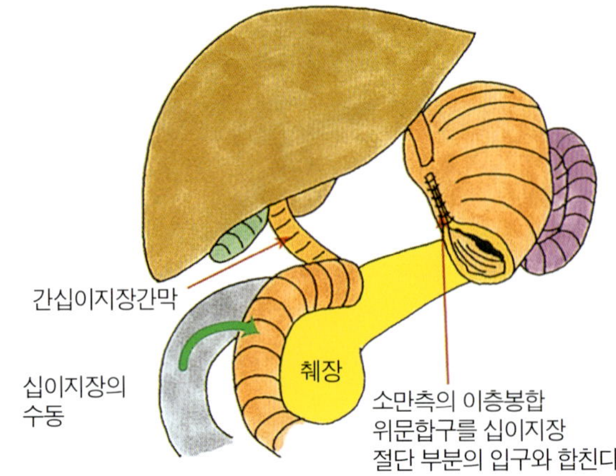

그림 III-44 남은 위와 십이지장을 문합한다.

2cm 이상 떼어 놓은 라인으로 한다(그림 III-43). 주위 림프절을 제거한 후, 남은 위와 십이지장 절단 부분의 문합을 실시한다(그림 III-44). 문합부에 긴장이 걸리지 않게 하기 위해 십이지장을 후복막으로부터 박리한다(문합부는 척추의 전방~좌측으로 온다). 그림 III-45에서는 윈슬로우공에 삽입된 배액관이 보이고 있다.

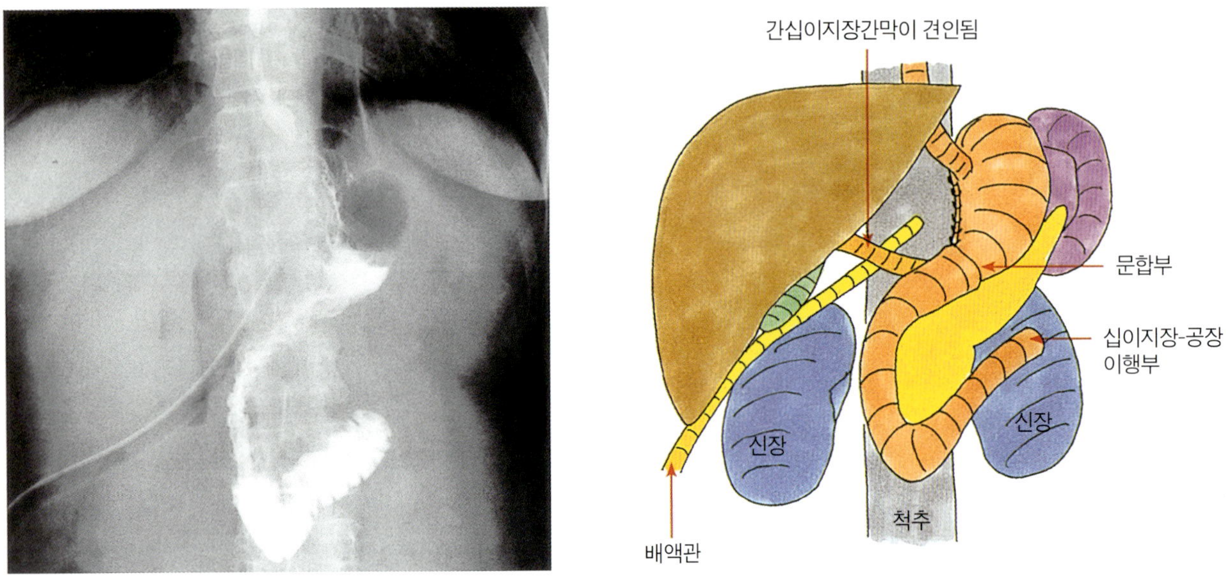

그림 III-45 Billroth I 법에 의한 재건 수술 후의 촬영 사진과 그 스케치

5. 위암 (2) 진행 위암

진행암은 국한형과 침윤형에서는 완전히 형태가 다르다. 여기에서는 대표적인 Borrmann 2형, 3형, 4형 및 분문부의 증례를 제시한다. 분문부는 위 상부에 위치하며 암의 발생율이 높은 부위이다. 분문부의 병변 발견은 어렵고, 위저부와 위체부의 형태 차이로부터 오리엔테이션을 한다. 그림 III-46에 나타내듯이 위는 췌장에 걸치듯이 해 좌측 횡격막 하강으로 퍼져 있다(위저부). 이 때문에 위체부와 위저부에 낙차가 생긴다(그림 III-47 : 제1경사위). 이 사진은 위를 비스듬하게 우측 방향에서 본 것으로 분문부 측면이 보인다. 그림 III-47의 제2경사위는 위를 비스듬하게 좌측에서 본 것으로 분문부 정면이 보인다.

진행 위암

위암은 위암 분류 규약에 의해, 0형에서 5형까지 분류되고 있다. 순서대로 표재형, 종괴형, 궤양국한형, 미만 침윤형, 분류 불능이다. 이 중 진행 위암은 1형~5형이다 **(99쪽 Borrmann 분류 참조)**.

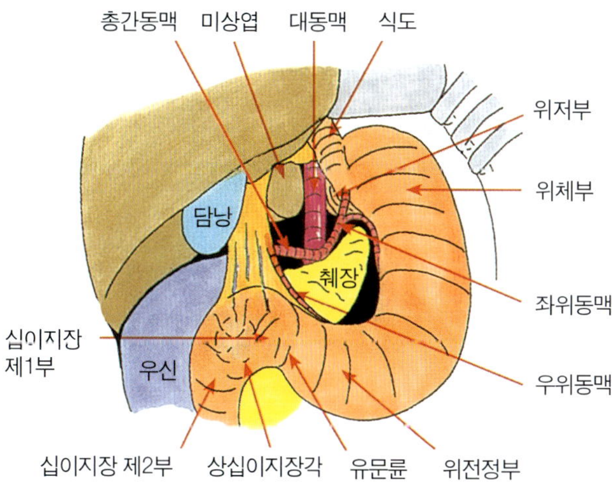

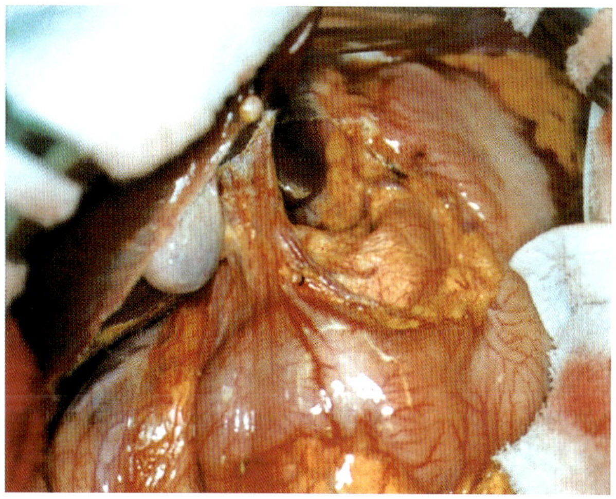

그림 III-46 수술 사진과 스케치
우측으로 비스듬히 전방에서 촬영

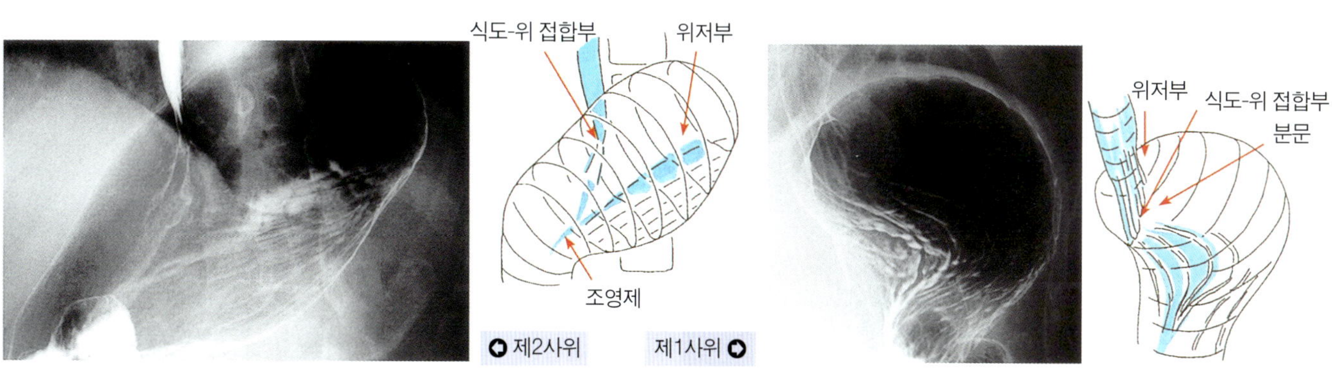

그림 III-47 정상 위 X선 사진과 스케치

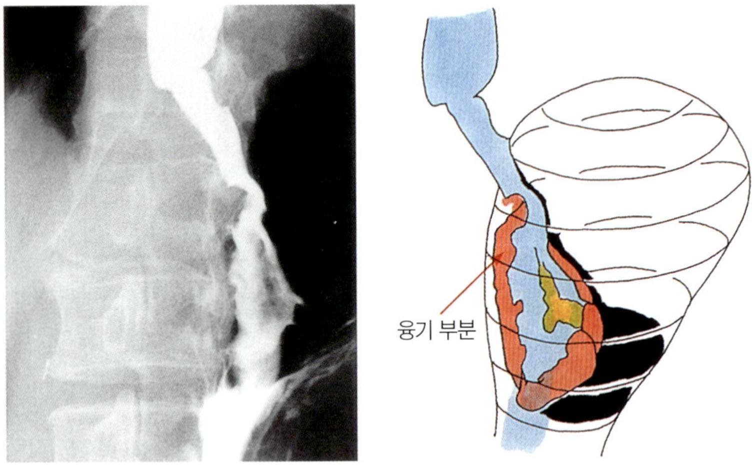

그림 III-48 2형 증례의 X선 사진과 스케치

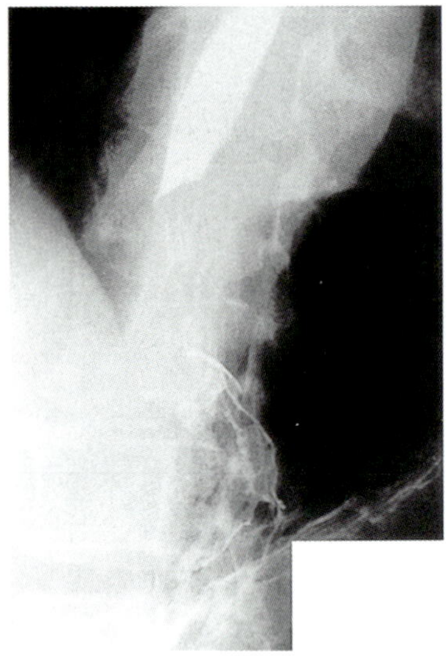

그림 III-49 2형 증례의 X선 사진

Borrmann 2형(증례 1)

Borrmann 2형은 궤양을 형성하여 궤양을 에워싸는 위벽이 비후해 융기된 부분을 형성한다. 그리고 융기된 부분의 주위 점막과의 경계가 비교적 명료한 것이다. 그림 III-48은 정면보다 약간 좌측에서 본 것이다. 조영제가 식도로부터 작은 굽이를 따라 흘러 궤양이 보이고 있다. 궤양은 불규칙적이며 조영제는 주위에 불거져 나온다. 이 외측에 융기된 부분(rand wall)을 형성하고 있다. 그림 III-49는 이중조영상인 융기된 부분을 형성해, 궤양의 병변 주변 및 밑부분은 일정하게 보이지 않는다. 위내시경 검사에서는 스코프를 회전하므로 먼저 위저부, 히스(His)각이 보인다. 스코프의 배측(작은 굽이)에 병변이 존재한다. 사방성으로 융기된 부분을 형성해 내부는 궤양이 되고, 일부는 깊게 패여져 있다.

Borrmann 3형(증례 2)

Borrmann 3형은 궤양을 형성해 궤양을 둘러싸는 위벽이 비후해 융기된 부분을 형성하지만, 융기된 부분 주위

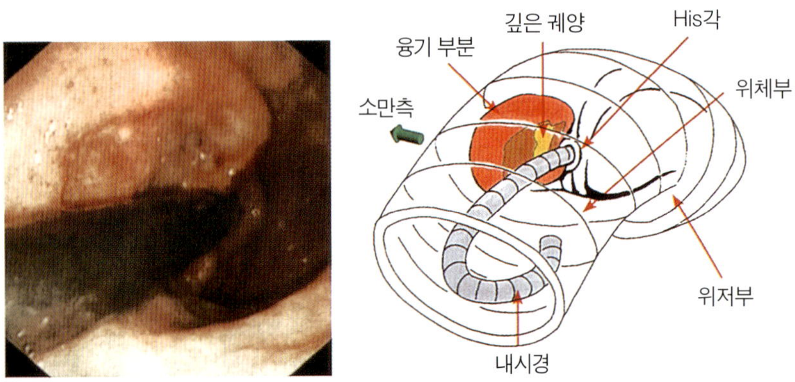

그림 III-50 2형 증례의 내시경상과 스케치도

[유사] 155쪽 - 그림 31, [감별] 정맥암 156쪽 - 그림 32

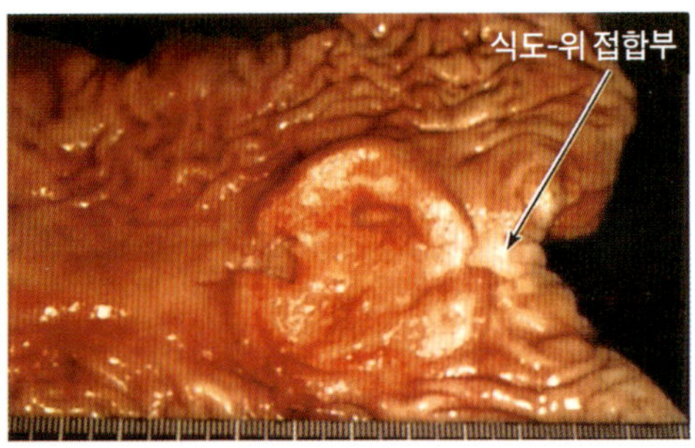

그림 III-51 그림 III-49 증례의 절제 표본

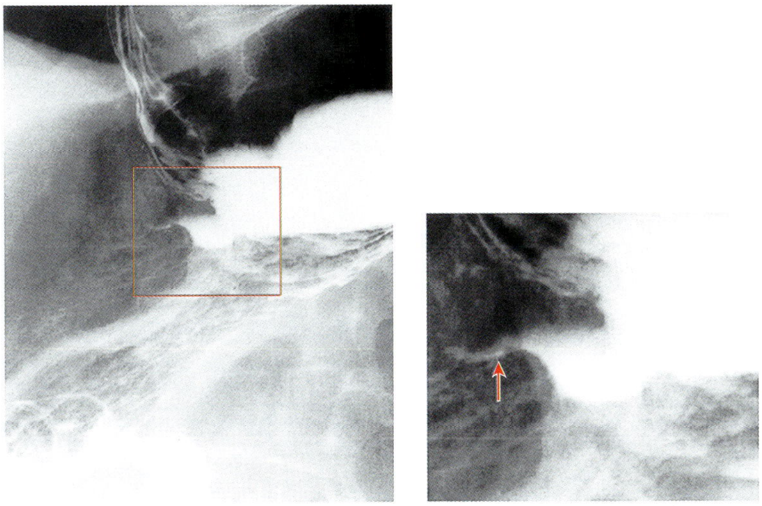

그림 III-52 3형 증례의 X선 사진(제2경사위) 및 병소 부분(빨간 네모)의 확대도

점막과의 경계가 불명료한 것이다. 그림 III-52는 이중조영 반입위 제2경사위에서 위저부에 모인 조영제가 병소로부터 위의 작은 굽이를 타고 흐르고 있다. 바륨은 궤양에 모이고 있다. 이것은 부정형으로 주변은 불확실, 일부 돌기상은 불거져 나와 있다. 구측은 궤양과 융기된 부분과의 경계가 명확하지만 항문측은 바륨이 희미해져 소실되어 있다(화살표). 증례 2와 다른 점이다. 그림 III-53은 작은 굽이를 측면으로부터 보고 있다. 이 때문에 궤양은 측면 nichee로서 보이며 병변 주위는 융기하고 있다. 내시경상에서도 분문부 소만측에 부정형의 궤양을 수반한 융기성 병변이 나타나고 있다.

Borrmann 4형(증례 3, 4)

Borrmann 4형은 다른 타입에 비해 가장 예후가 나쁜 암이다. 아주 뚜렷한 궤양 형성도 융기된 부분도 없고, 위벽의 비후 · 경화를 특징으로 하며 병소와 주위 점막과의 경계가 불명료한 것이다. 즉, 만성 침윤형의 암으로 융기도 함요도 확실치 않은 암이다(다만, 위벽 내에의 침

Borrmann 분류

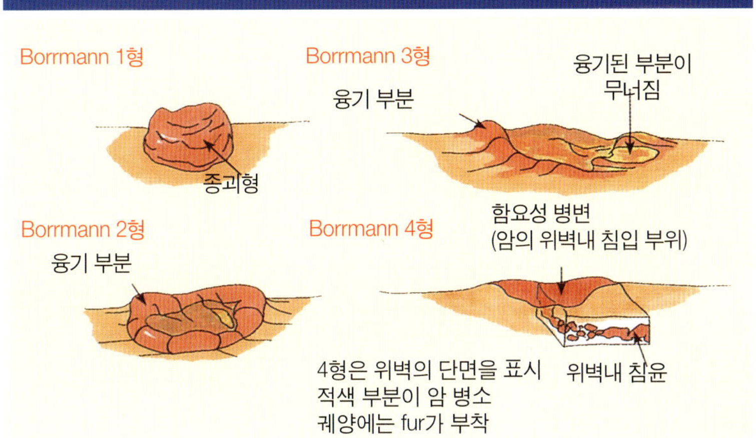

식도-위 접합부 및 그 주위 병변의 관찰법과 그 포인트

이중조영 반입위 제2경사(Oblique view)는 위체 상부 후벽으로부터 소만부 및 전벽의 일부와 위저부의 병변의 관찰에 적합하다. 제2경사위에서 수평위로부터 반입위의 사이를 변화시켜, 식도로부터 조영제를 유출시키거나(그림 III-48), 위저부에 모인 조영제를 후벽으로부터 소만부 또는 전벽의 일부를 따라 유출시켰다(그림 III-47). 여기서 중요한 것은 병변의 성질과 상태뿐만 아니라 병변의 구측연과 식도-위 접합부와의 거리나 병변의 항문측 범위를 관찰하는 것이다. 이것에 의해 수술방법이 결정되기 때문이다.

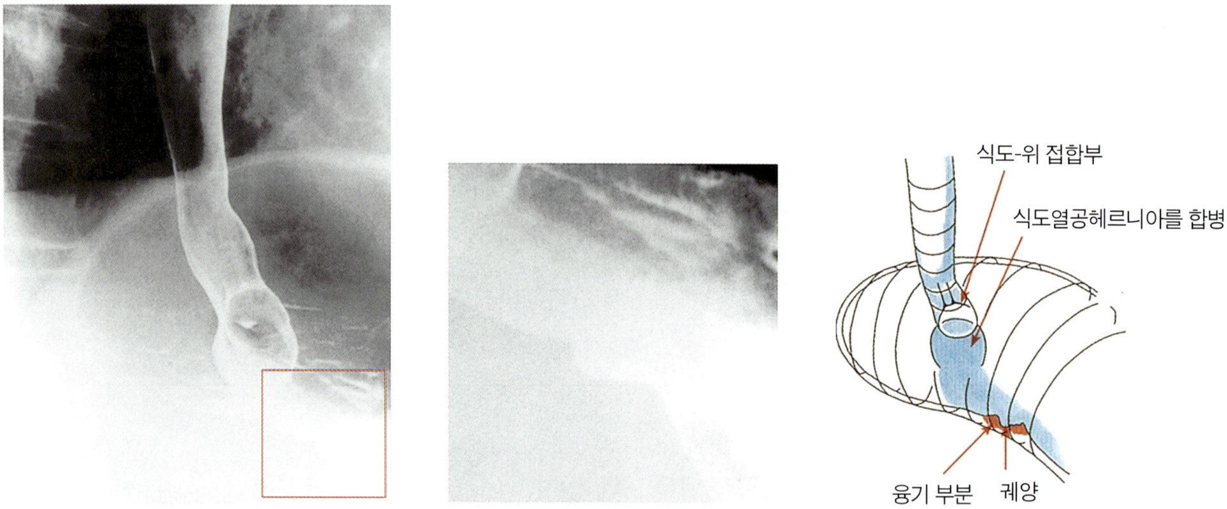

그림 III-53 3형 증례의 X선 사진(제1경사위) 및 병소부분(빨간 네모) 확대도와 스케치

입 출입문이 된 함요성 병변은 존재한다). 따라서 간질 증식이 현저한 스킬스암(경암)이 이 안에 들어와 Borrmann 4형의 대부분을 차지한다. 그러나 침윤성암과 같이 간질 증식은 별로 없고 세포 실질이 현저한 증식에 의해 일어나는 경우도 있는데, 이것은 위 X선 사진에서는 이른바 leather-bottle형은 되지 않는다. 즉, Borrmann 4형의 별명이 스킬스암(경암)이라고 하는 것은 아니다. 여기에서는 Borrmann 4형의 대부분을 차지하는 스킬스암을 말한다.

스킬스암은 조직학적 분류이지 형태학적 분류는 아니다. 실제로 빈도는 적지만 Borrmann 3형 같은 것도 있지만, 여기에서는 대표적인 2형태(증례 3, 4)를 제시한다. 두 증례 모두 딱딱한 암이기 때문에 위벽의 경화상이 나타난다. 증례 3은 위저부로부터 위체부에 걸쳐 있고, 증례 4는 위체 내부로부터 위전정부에 걸쳐 벽의 진전 불량상이 나타난다. 증례 4에서 큰 굽이는 딱딱하게 구부러져 들어가고 있기 때문에 뱀 모양으로 주행하고 있다. 이것은 자주 나타나는 소견이지만 증례 3에는 나타나지 않는다. 증례 3은 위저부로부터 위체부에 걸쳐 사방성으로 가늘어지고 있다. 다음으로 변연 상태를 보면 증례 3의 큰 굽이쪽은 고르지 않고 벌레 먹은 모양을 나타내고 있다. 한편, 증례 4의 변연은 평활하다. 양자 모두 잘 나타나는 상이다. 증례 4에서는 거대한 양산이 나타나며, 비후한 증례도 많다. 암이 점막하에 넓게 침윤하고 또 점막면의 부종을 일으킨 결과 이러한 소견이 나타나지만 증례 3에서는 나타나지 않는다.

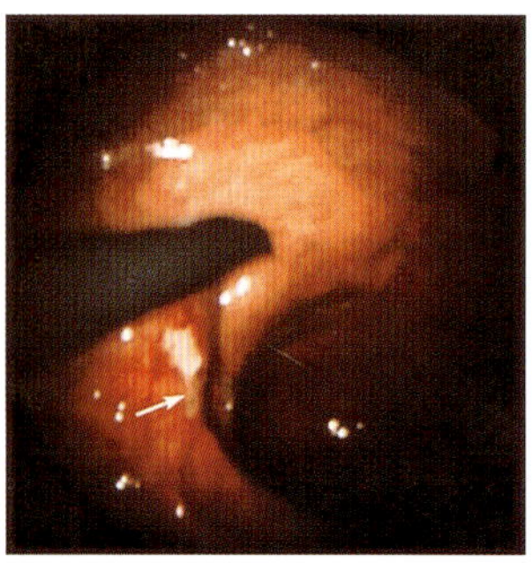

그림 III-54 3형 증례의 내시경상

그림 III-52와 III-54의 화살표는 같은 부위를 나타낸다. 백태가 붙거져 있으며 궤양부 주변이 불확실하게 나타난다.

➲ [감별] 위궤양 156, 157쪽 - 그림 33, 34

이와 같이 증례 3과 4는 전혀 다르지만 양자 모두 스킬스암이다. 스킬스암에서는 증례 3, 4의 몇 개의 소견이 나타난다. 초음파상(그림 III-57)이나 CT상(그림 III-58)에서도 현저하게 비후한 위벽이 보이고 있다.

진행암의 전이

(1) 림프절 전이

소속 림프절에의 전이와 암의 위벽 침윤도는 연관이 있다. 즉, 암의 침윤이 위벽 내로 확대되는 것에 의해 림프절 전이의 비율이 높아진다. 암 근위로부터 림프류를

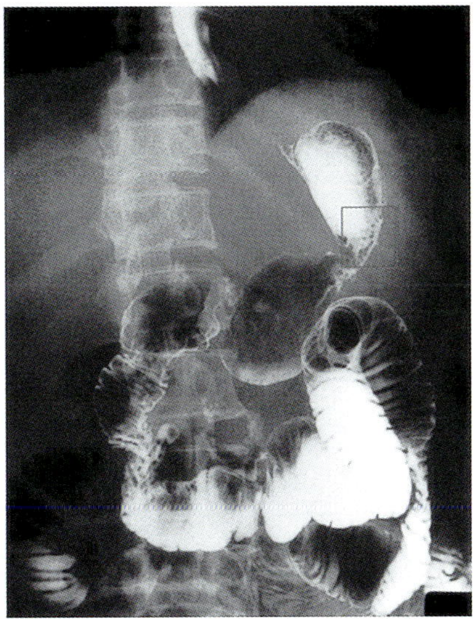

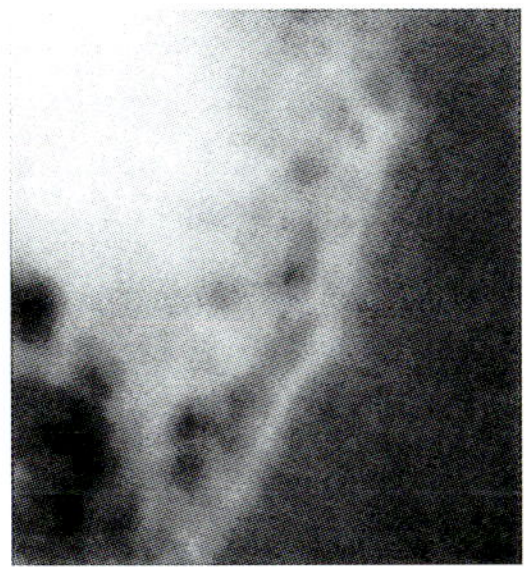

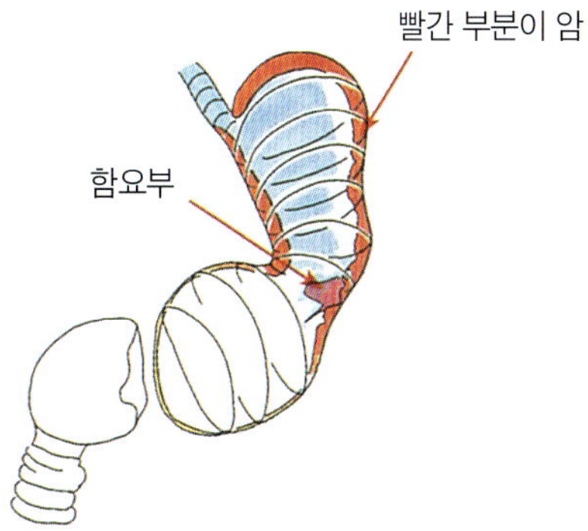

그림 III-55 스킬스암의 X선상과 그 스케치(증례 3)

네모 부분의 확대도에서는 벽의 불규칙함 · 벌레 먹은 형태가 나타난다.

[유사] 158쪽 - 그림 35, 36

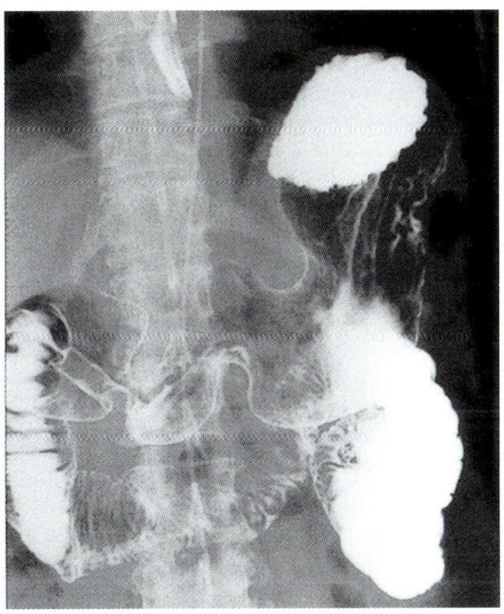

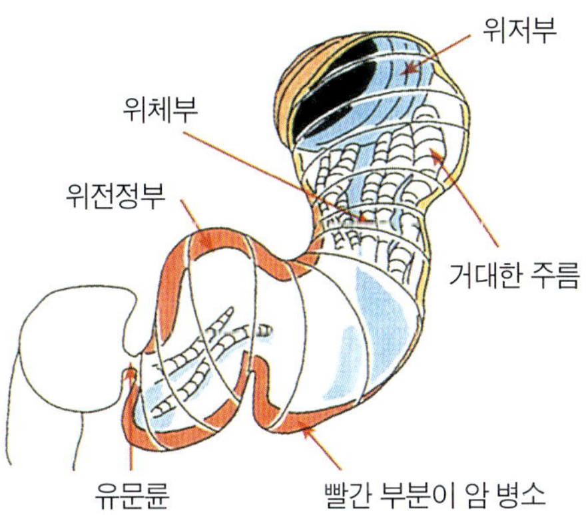

그림 III-56 스킬스암의 X선상과 그 스케치(증례 4)

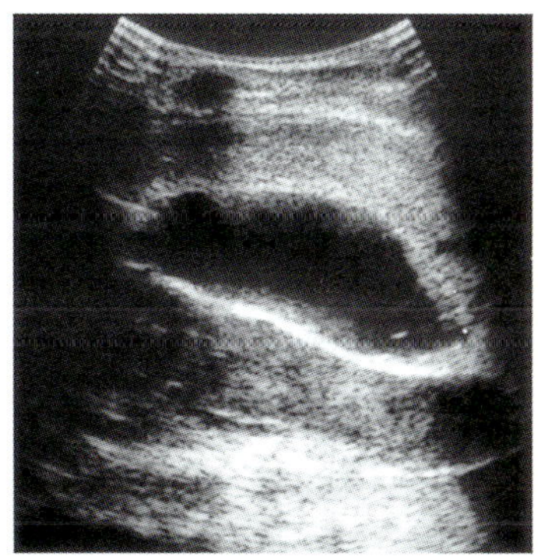

그림 III-57 스킬스암의 초음파상

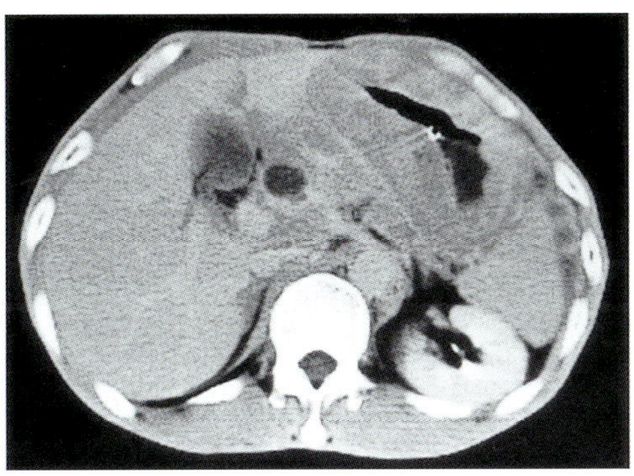

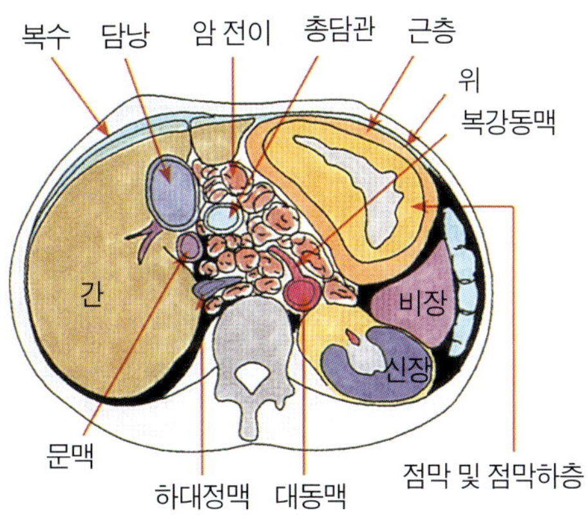

그림 III-58 스킬스암의 CT상과 그 스케치

[감별] 평활근육종 158쪽 - 그림 37

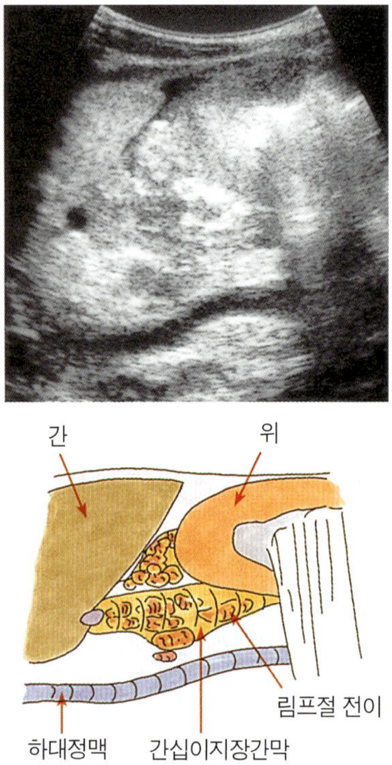

그림 III-59 십이지장간막내 림프절 전이의 초음파상과 그 스케치

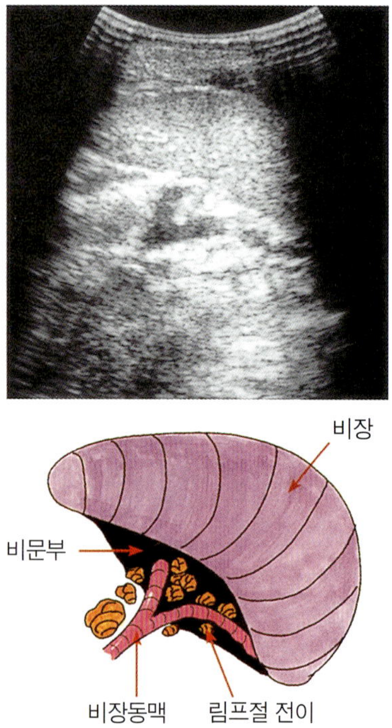

그림 III-60 비문부 림프절 전이의 초음파상과 그 스케치

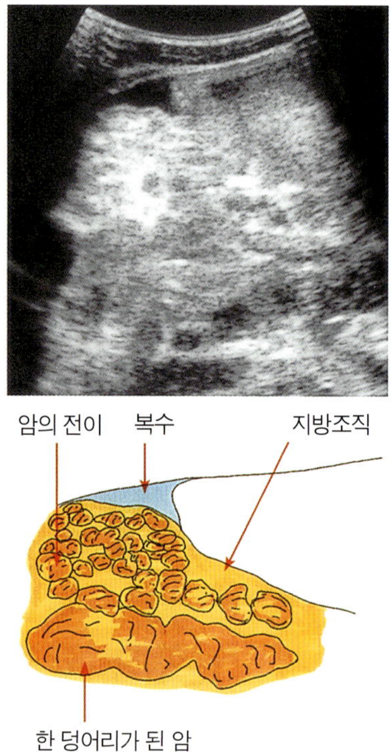

그림 III-61 복부 파종의 초음파상과 그 스케치

각 방향에서 본 위의 형태

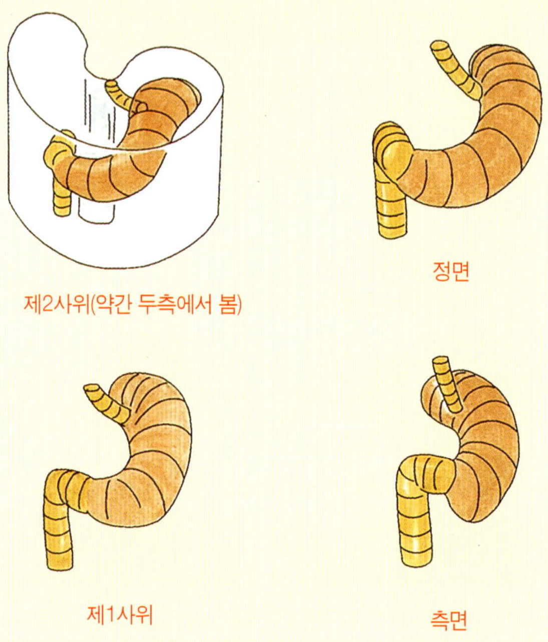

(그림 III-47 스케치 참조)

타고 림프절로 전이하는 것이 많다. 한 번 전이하면 암은 유합해 서서히 커진다. 그림 III-59의 초음파상은 간십이지장간막 내의 림프절 전이상이다. 그림 III-60의 초음파상은 비문부의 림프절 전이상이다.

(2) 복막 파종성 전이

장막 외로 나온 암은 복강 내에 흩어지듯이 전이한다. 그림 III-61의 초음파상은 대망에 암이 전이한 모습으로, 대망 내에 무수한 암 덩어리가 보이고 있다.

6. 췌장암

췌장은 후복막강에 위치하는데, 척추에 걸치듯이 우하방에서 좌상방을 향하고 있다. 췌장은 몸의 중심에 있으며 복강신경총의 전방에 부착한 형태를 취하고 있다. 해부학적 이유 등으로부터 근처에 발생하는 암의 조기진단은 어렵고, 진행한 상태로 발견되는 경우가 많다. 이 때문에 수술 요법의 성적은 나쁘고, 예후의 지극히 나쁜 질환으로, 수술 후의 삶의 질(QOL)을 고려한, 진행암에 대한 확대 수술의 적응에 대해서는 아직 논의가 계속되고 있다. 본장에서는 췌장암에 대한 진단으로부터 한 걸음 나아가 췌장암 수술의 선택을 하는 데 있어서 중요한 점에 대해 영상을 보면서 배우기 바란다.

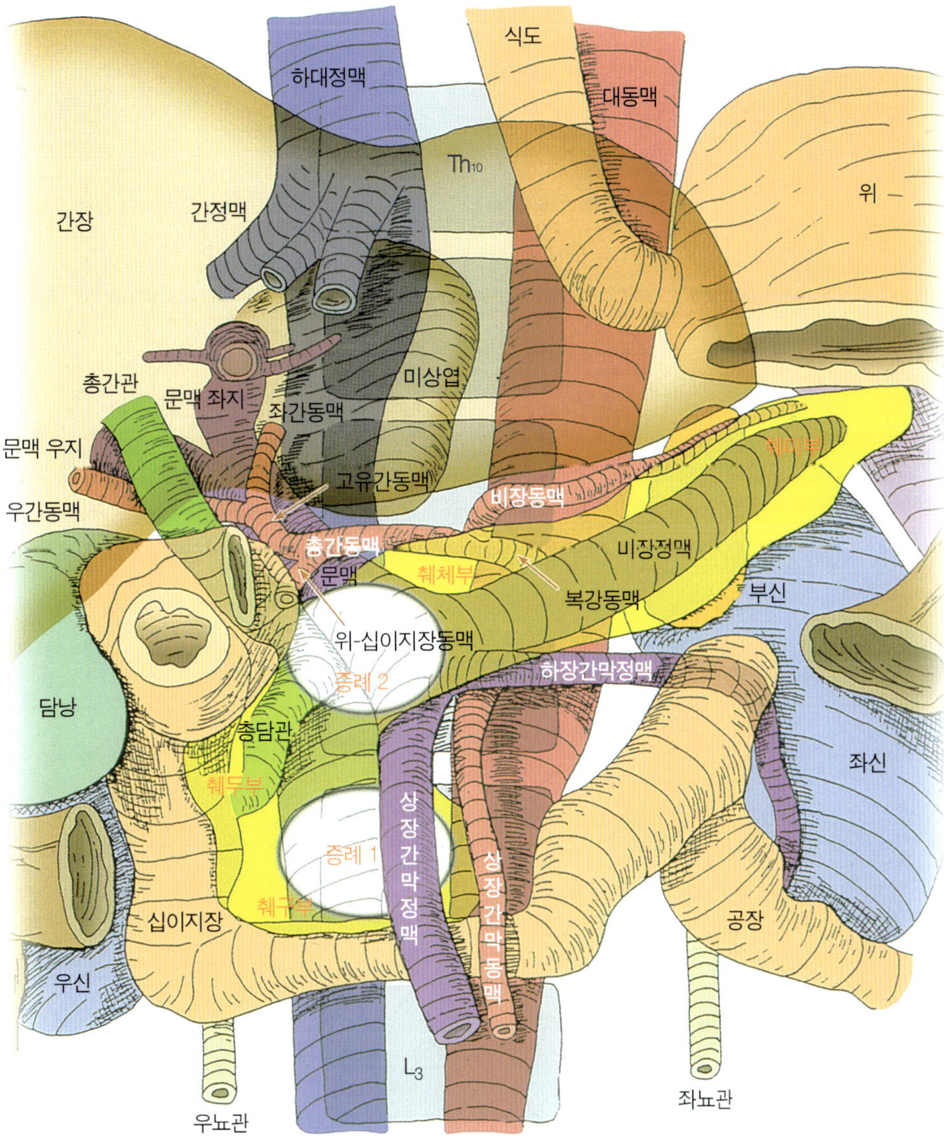

그림 III-62 정면도

이 그림을 평면적으로 보지 말고 입체적으로 보기 바란다.
췌장은 척추를 휘감듯이 굽어져 있는 것을 의식할 것.

증례 1 : 췌구부의 암(췌두부 영역의 암)
증례 2 : 췌경부(췌두~체부)를 중심으로 한 암

◎ 췌장암의 진전 양식

췌장암의 진전 양식 중에서 외과적 수술의 적응을 결정하는 중요한 인자에는 췌장 후방 침윤(RP), 문맥 또는 상장간막정맥 침윤(PV), 주간 동맥(복강동맥, 총간동맥, 상장간막동맥) 침윤(A) 등이 있다. 이들을 증례로 보기로 한다.

증례 1은 직경 약 4cm의 부정형 췌구부암이다(그림 III-62). 암에 의해 주췌관 및 총담관이 막혀 담낭이 커져 있다. 암이 차지하고 있는 췌구부는 상장간막정맥의 후우측에 위치하고 있다(그림 I-20 참조). 구부의 후방에는 하대정맥, 좌신정맥, 대동맥이 있다. 이 사이에 지방층, 결합조직이 존재해 이 부위 암의 침윤 정도를 판독하는 것이 중요하다. 상방에서 수평 슬라이스면으로 보면(그림 III-64~III-66) 췌장과 하대정맥, 대동맥의 사이에 검

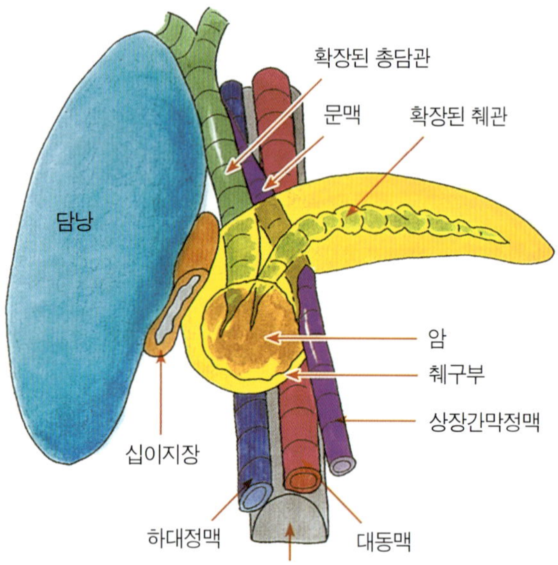

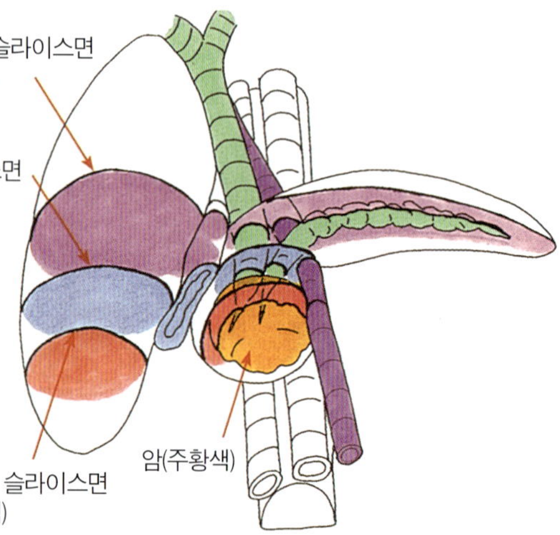

그림 III-63B 그림 III-64~III-66의 CT 슬라이스면

그림 III-63A 주췌관 및 총담관의 협착(끝으로 갈수록 가늘어짐)과 말초 췌관의 확장 · 뱀 모양으로 주행, 상방의 담관의 확장 · 담낭의 종대가 나타난다. 암의 후방은 하대정맥, 대동맥, 좌측방은 상장간막정맥이 접하고, 우측에는 십이지장이 췌장과 유합하고 있다.

[참고] 만성 췌장염, 췌석증 159쪽 - 그림 38

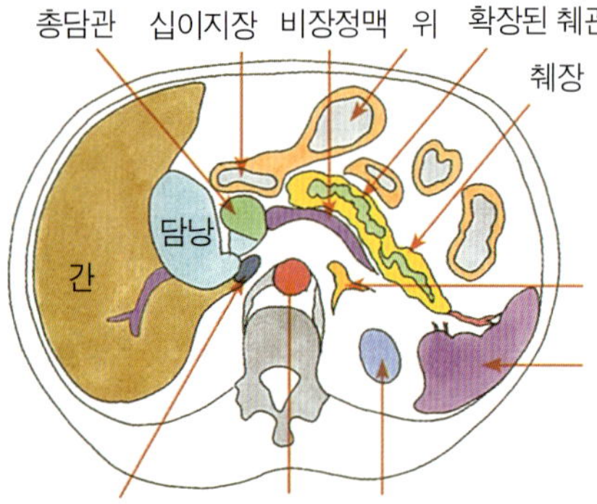

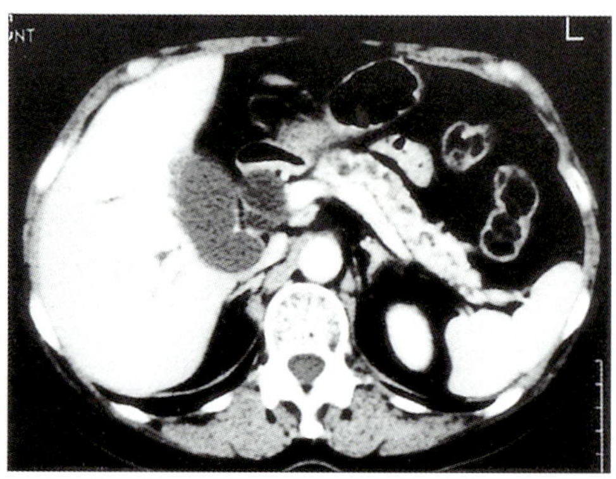

그림 III-64 CT1

췌체 · 미부가 나타나 있다. 확장한 췌관이 뱀 모양으로 주행해 총담관의 확장이나 담낭종대가 보인다.

[참고] 췌두부암 159쪽 - 그림 39

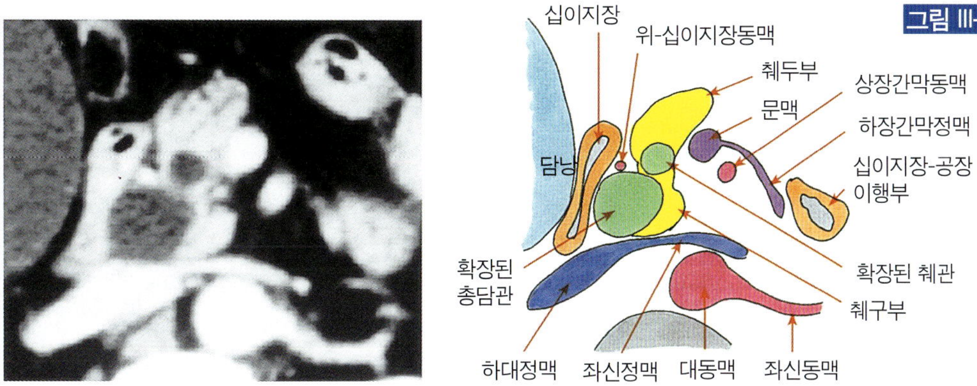

그림 III-65 CT2

확장된 췌관과 총담관의 횡단면상이 보이고 있다. 췌두부와 구부가 나타나며 후방에 좌신정맥, 하대정맥이 위치하고 있다.

[참고] 160쪽 - 그림 40

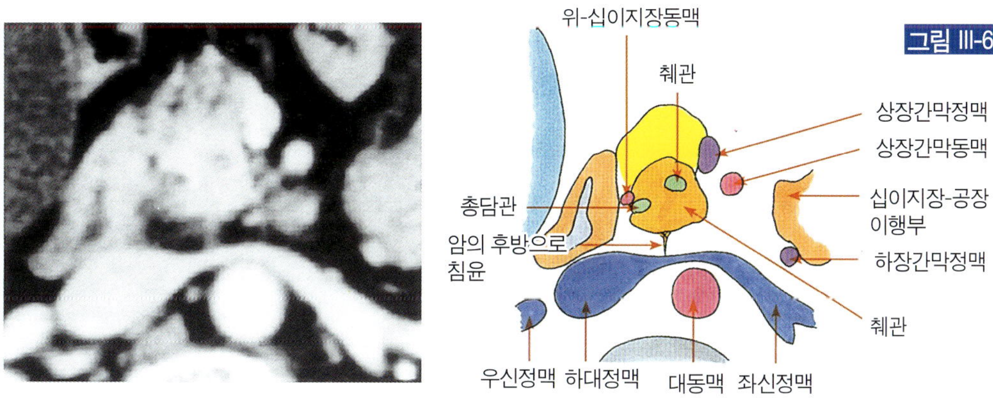

그림 III-66 CT3

췌구부(일부 췌두암)에 불규칙한 고흡수역이 나타난다. 주췌관, 총담관은 협착하고 있다(CH_3). 후방 조직으로의 침윤이 나타난다(RP_2). 십이지장과의 사이는 명료하게 경계되어 있다(DU_0).

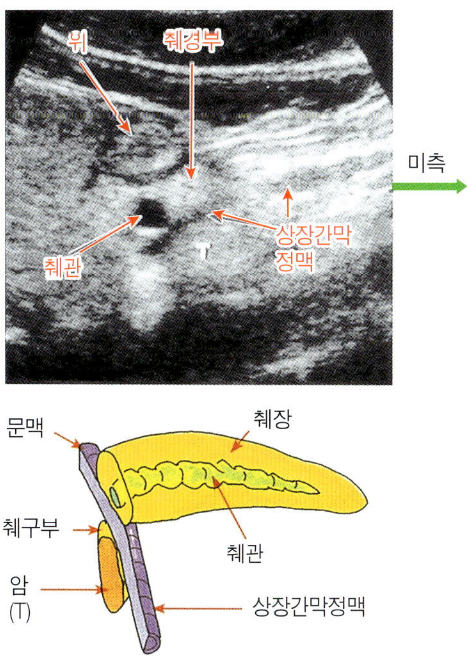

그림 III-67 복부 초음파 검사

암은 상장간막정맥의 후방까지 침윤하고 있지만 같은 정맥으로의 직접 침윤은 나타나지 않는다(PV_0).

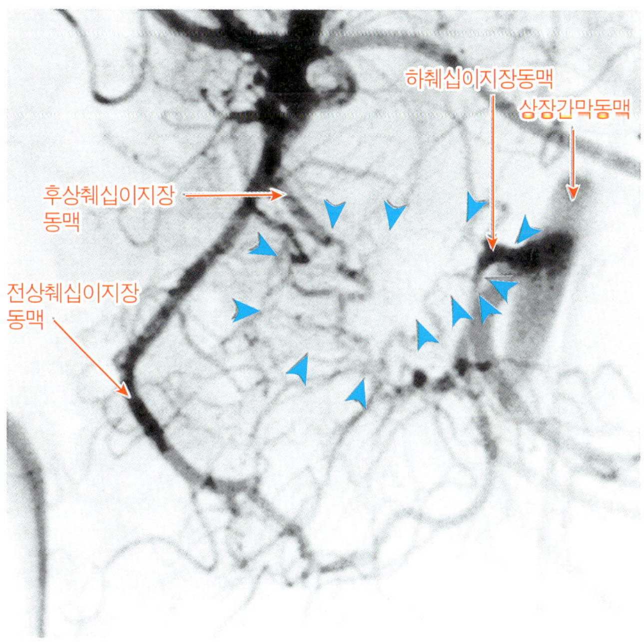

그림 III-68 혈관 촬영

화살표의 범위가 암 병소이다. 병변 내의 혈관에 굴곡·뱀 모양으로 주행하는 협착(encasement)이 나타난다. 또한 막혀 혈관이 끊어지는 부위도 나타난다. 혈관이 주름져 있고 정상 혈관에 비해 깨끗하지 않다고 느껴지는데 이것이 중요한 포인트이다.

은 층(저흡수역)이 존재하는 것을 알 수 있다. 같은 부위가 지방조직, 결합조직이다. 그동안 암은 나뭇가지 모양으로 성장해 침윤해 나간다. 처음은 췌장 후방에 몇 개의 돌기가 보여지고(RP_1 : 침윤이 의심스러운 것), 이것이 후방에는 뚜렷이 성장해 간다(RP_2 : 침윤이 분명한 것에 지방조직이 암에 침윤되면 췌장과 하대정맥과의 경계는 소실해 고흡수역이 된다(RP_3). 그림 III-66의 CT3에서는 암이 후방에 침윤하고 있는 것을 알 수 있다 (RP_2). PV나 A인자의 자세한 것은 증례 2에서 말한다. 증례 1은 상장간막동정맥에의 침윤은 나타나지 않기 때문에 PV_0, A_0이다(그림 III-66~III-68).

증례 2는 직경 2.0×1.5cm의 췌경부(췌두부와 체부의 경계에서 문맥의 전방에 있는 부위)를 중심으로 형성된 암이다. 주췌관 및 총담관에의 암의 침윤이 나타나며 상방의 담관과 미측 췌관이 확장하고 있다(그림 III-69~III-71). 여기에서는 문맥계 침윤(PV)과 동맥계 침윤(A)에 대해 설명한다.

PV인자는 문맥, 상장간막정맥, 비장정맥에의 암의 침

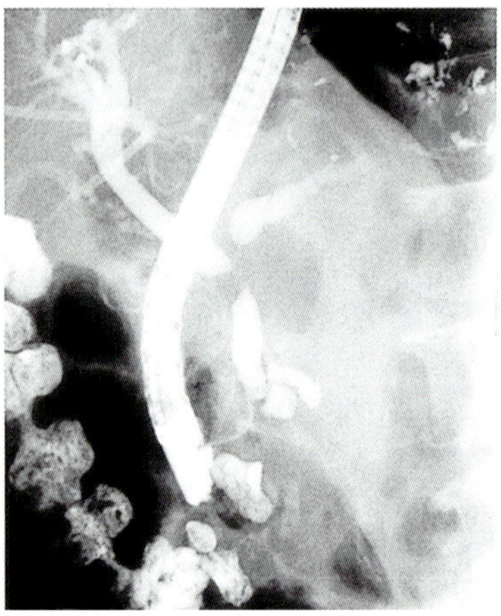

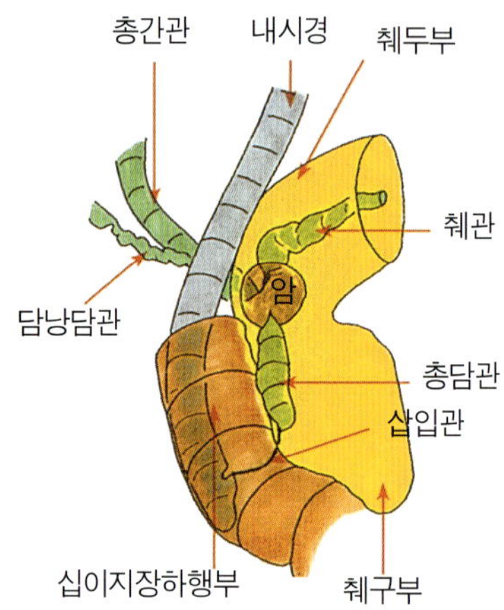

그림 III-69 **내시경적 역행성 담도 췌관 촬영법(ERCP)**

삽입관이 Vater 유두부로부터 삽입되어 있다. 암 병소에 일치해 총담관과 주췌관의 협착상이 나타난다. 말초 췌관과 상방의 담관은 매우 분명하게 확장되어 있다(췌내 담관에의 침윤에 의한 협착이 있기 때문에 CH_3이다).

[유사] 160 - 그림 41, 42

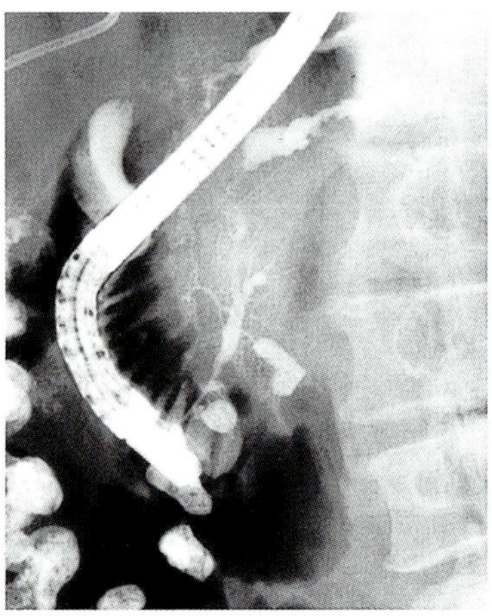

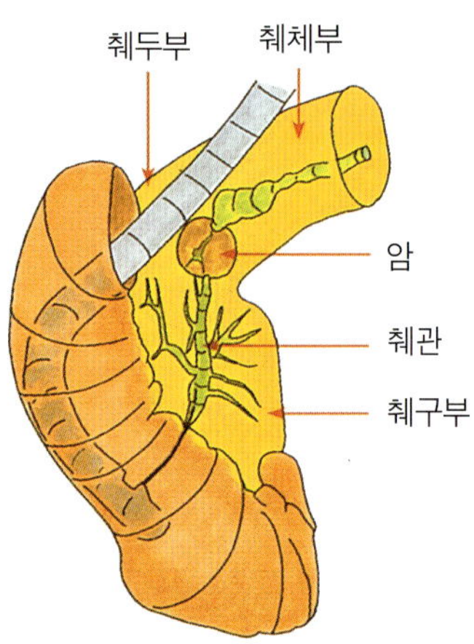

그림 III-70 ERCP

암은 췌두부로부터 체부(췌경부를 중심)에 존재한다. 암 병소에 일치해 주췌관의 불규칙 · 협착이 보인다.

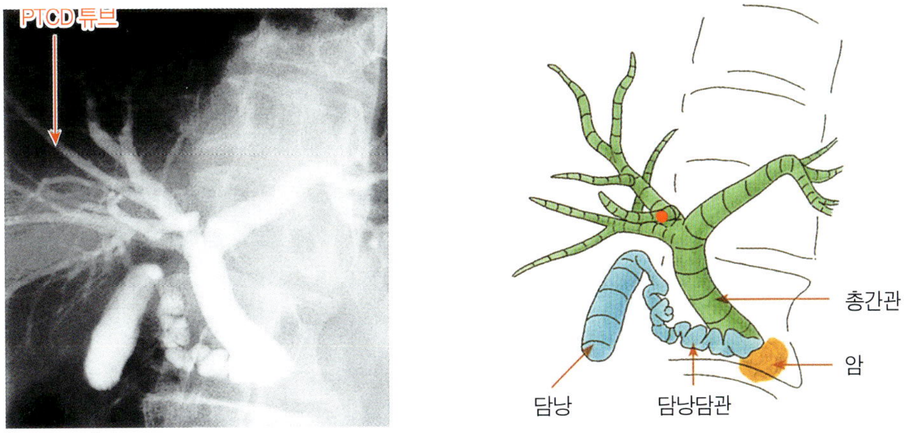

그림 III-71 **경피경간 담도배액술(PTCD)(그림의 ● B_5로부터 삽입됨)**
총담관의 폐색(밖으로 튀어나옴)이 보인다.
[유사] 췌두부암 161쪽 - 그림 43 [참고] 총담관 결석 161쪽 - 그림 44

윤의 유무에 의해 판정된다. 침윤이 전혀 없는 것을 PV_0, 의심스러운 것을 PV_1, 분명한 것을 PV_2, 침윤이 고도이며 협착을 나타내는 것을 PV_3라고 정의하고 있다.

그림 III-72의 CT를 보면 암은 문맥의 전방에서 약 반 정도에 걸쳐서 침습하며 문맥은 현저하게 변형되고 있다(PV_3). 이와 같이 PV_3에서는 암이 문맥계에 광범위하게 침습해 변형도 현저하다. 한편, PV_0~PV_2의 판정은 약간 논의가 있는 중이지만 필자의 판정 기준은 PV_0 : 암과 접하지 않는 것, PV_1 : 암과 일부 접하지만 변형 없음, PV_2 : 문맥에 변형이 있는 것으로 하고 있다.

문맥촬영(그림 III-74)에서는 문맥의 현저한 협착이 나타나 벽의 불규칙함이 생기고 있다(PV_3). 또한 비장정맥이 촬영되고 있지 않다. 이와 같이 PV_3에서는 문맥벽을 침윤하면, 암 병소에서 급격하게 불규칙함이 생겨 가늘어진다. 경우에 따라서는 막혀져, 측부 혈행로가 생기는 경우가 있다. PV_0은 벽의 불규칙함이 나타나지 않지만(눌림은 생겨도 협착은 없음), PV_2에서는 불규칙함이 나타난다(협착이 나타남). PV_1는 이 중간으로 벽의 불규칙함이 있는 경우와 없는 경우가 있다.

A인자는 PV인자와 같이 4단계로 나눌 수 있다. 주간

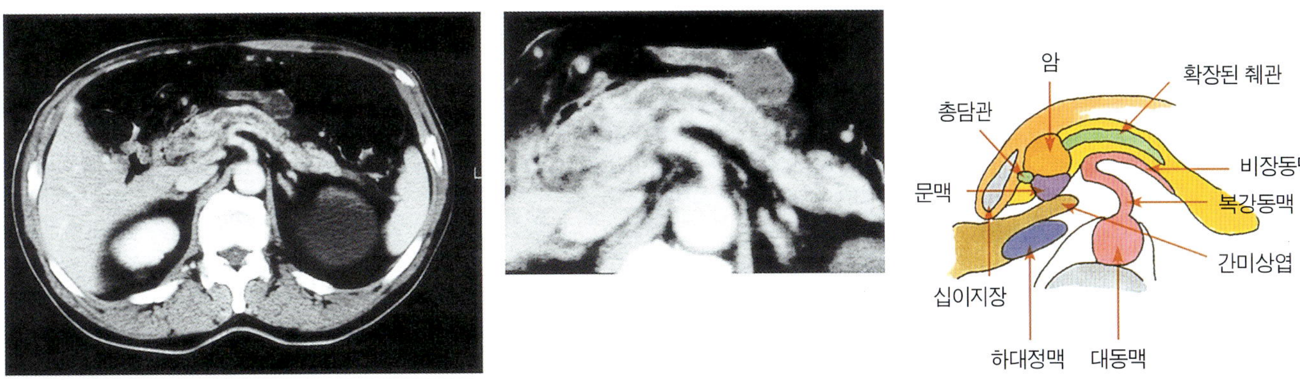

그림 III-72 CT
문맥의 전방에 암 병소가 있어 문맥에 현저한 변형이 나타난다(PV_3). 여기에서는 총간동맥, 위-십이지장동맥은 보이지 않고 있다.

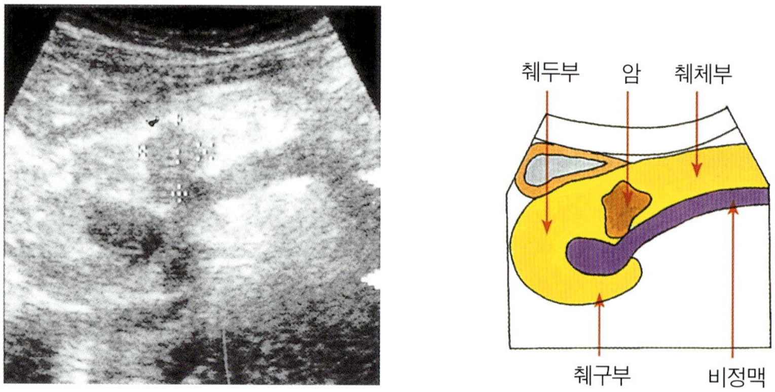

그림 III-73 **복부 초음파 검사**
비장정맥에 접해 주위가 불확실한 저초음파 레벨의 암 병소가 보이고 있다(췌경부~체부).

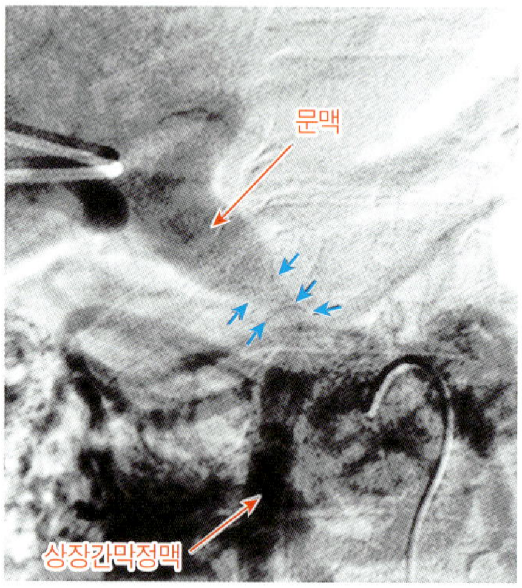

그림 III-74 **문맥촬영**
위-십이지장동맥의 결손부(그림 III-75 참조)에 일치해 문맥의 현저한 협착이 나타난다(PV_3)(화살표).

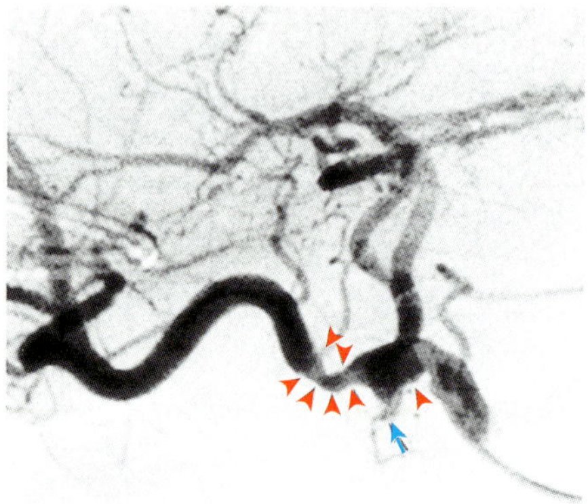

그림 III-75 **복강동맥 촬영**
총간동맥이나 고유간동맥에 협착, 불규칙함이 나타난다(빨간 화살표). 또한 위-십이지장동맥은 기시부에서 약 1cm로 막혀져 있다(파란 화살표). 상장간막동맥 촬영은 생략하지만 상장간막동맥으로부터 촬영하면 약 2cm에 걸쳐 동맥이 결손되어 있는 것을 알 수 있다.

동맥(총간동맥, 상장간막동맥, 비장동맥, 복강동맥, 대동맥)의 불규칙이나 협착이 나타난 단계에서는 고도의 침윤이 있다고 판정할 수 있다(A_3). 그림 III-75에서는 총간동맥에 불규칙한 영상이 나타나 A_3로 판정된다. 그밖에 고유간동맥이나 위-십이지장동맥에의 현저한 침윤이 나타난다. A_0~A_2까지를 상세하게 영상 진단하는 것은 PV 인자와 달리 어렵다. 주요 동맥에 변화가 나타나지 않는 경우는 주요 동맥보다 가는 동맥의 불규칙함, 협착, 폐색 등을 판정함에 있어 매우 많은 정보를 얻을 수 있다.

이상 췌장암의 진전 상황 판정을 중심으로 판독해 보았다. 이 지식은 수술 적응의 판정뿐만 아니라 분명하게 종괴를 분류할 수가 없는 췌장암의 발견에도 도움이 되는 것이다. 췌장암의 영상 판독에서는 암의 종괴에만 얽매이지 않고, 주위 조직에의 침윤의 정도까지 판독하도록 유의하기 바란다.

7. 간암 (1) 구역에서 본 영상 진단

간의 형태는 언뜻 보면 이상한 모양이라고 생각될 만큼 형태를 하고 있는데, 그 이유는 복강의 공간에 다른 장기가 없는 공간을 차지하도록 형성되고 있기 때문이다. 따라서 타장기의 배치를 이해해 둘 필요가 있다. 또한 간의 구역을 정확하게 이해하려면 간의 형태뿐만 아니라, 발생과정을 알 필요가 있다. 간구역은 규칙적으로 구분되고 있는 것은 아니다. 이것은 앞서 기술한 복강의 공간과 이 공간에 맞는 간의 형성 과정에 기인하고 있다. 간의 증식 방향으로 구역의 장축이 있고, 각 구역의 장축도 차이가 나기 때문에 복잡한 구역이 형태가 형성되고 있다.

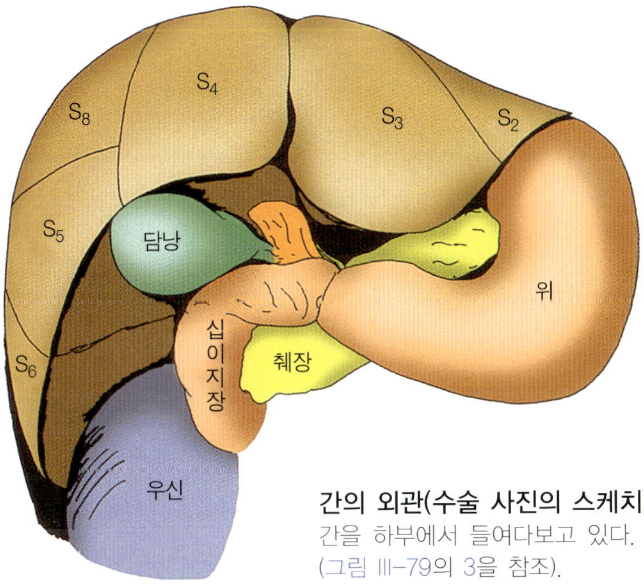

간의 외관(수술 사진의 스케치)
간을 하부에서 들여다보고 있다. 정면으로부터는 간 하면은 보이지 않는다 (그림 III-79의 3을 참조).

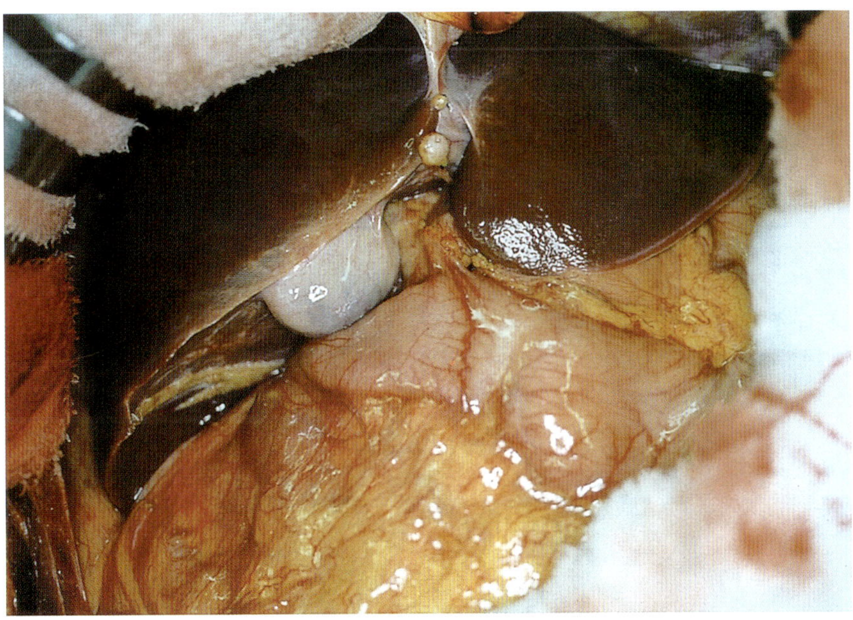

그림 III-76 수술 사진
생체 내에서는 간은 크게 굽어 있다. 원인은 복강의 형태와 발생과정에 의한다(그림 III-80 파란 화살표 참조). 복강으로부터는 S_7을 볼 수 없다.

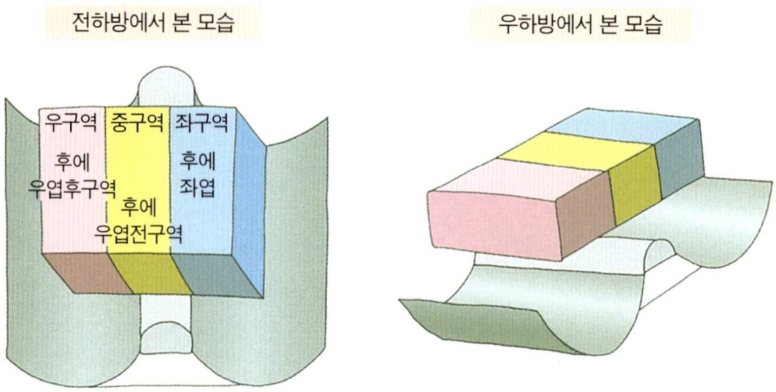

1 간을 좌구역, 중구역, 우구역의 3구역으로 나눈다. 이들은 척추의 전방에 발생한다. 각 기관의 분화는 아직 초기단계이며 척추의 전방에 1열로 늘어서 있다.

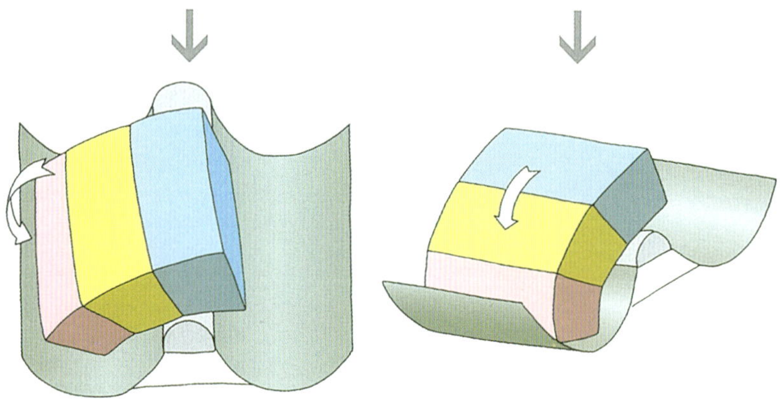

2 간은 척추를 휘감듯이 우방으로 이동해 간다.

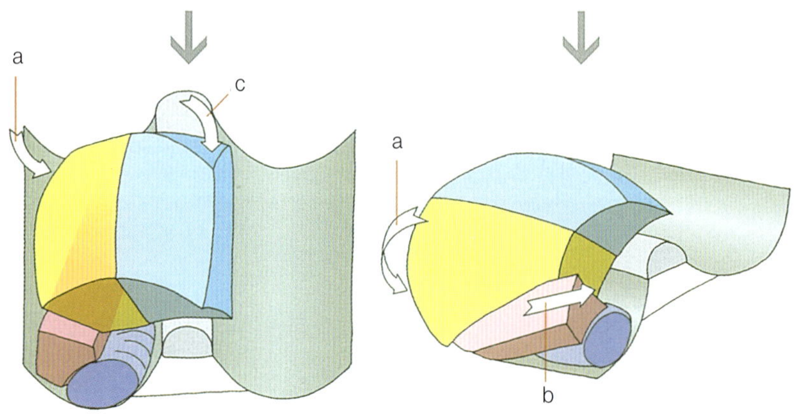

3 좌구역은 복벽에 의해 좌전방으로부터 압박되므로 척추 전방을 펼치듯이 넓어진다.
중구역은 두측(우엽 전상구역 S_8)이 우측 횡격막하로 움푹 들어가듯이 우후방으로 이동해 간다.
우구역은 비스듬하게 꺾여 구부러지듯이 중구역의 후방으로 이동한다.

그림 III-77 간의 분화와 이동

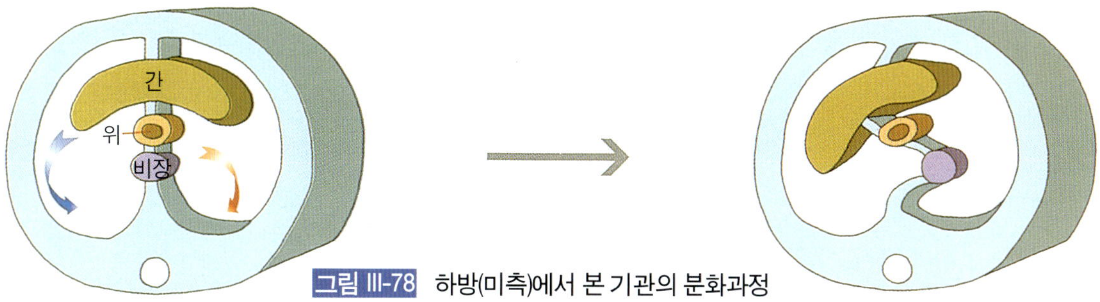

그림 III-78 하방(미측)에서 본 기관의 분화과정

간은 우후상방으로(파란 화살표), 비장은 좌후상방으로(빨간 화살표) 각각 이동해간다.

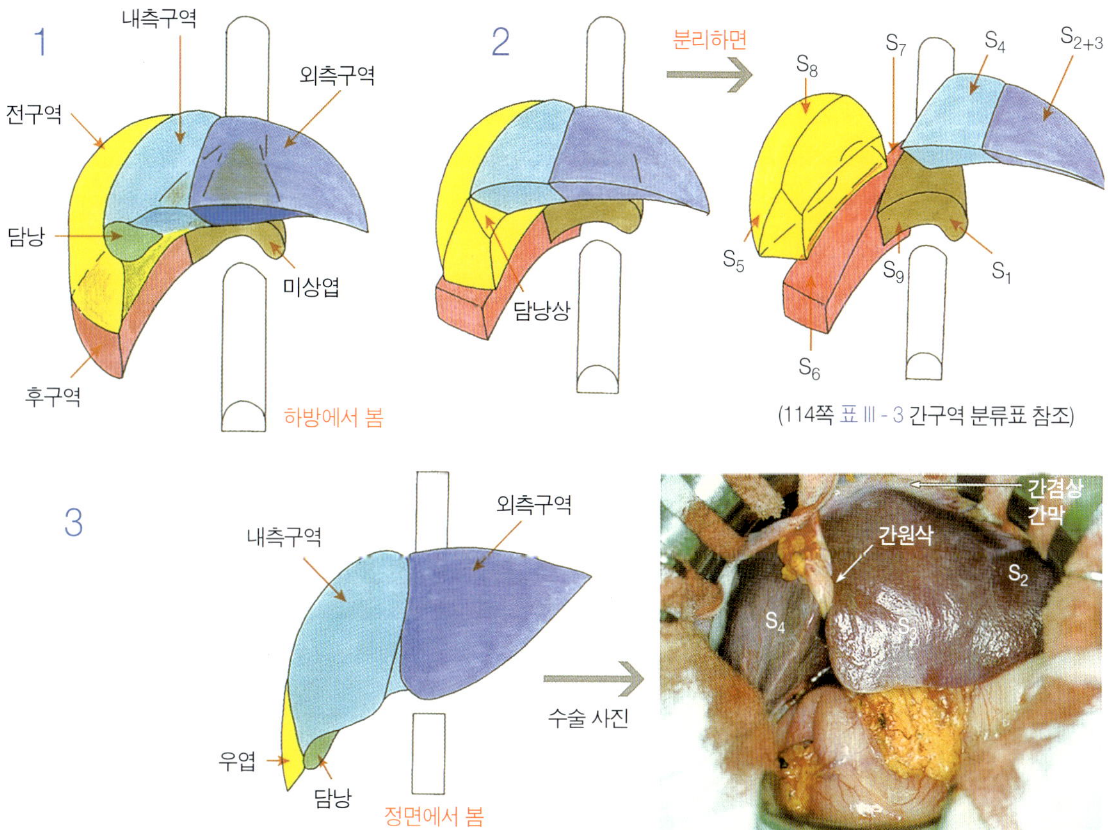

정면에서 보면 S_8는 S_4의 우후방에 위치한다.

그림 III-79 간구역 모델과 수술 사진

○ 간의 분화와 이동(그림 III−77, 78)

횡격막 하강은 상방으로 크게 퍼지며, 이 중 우측 횡격막 하강이 간을 차지하는 최대의 공간이다.

발생에 의한 이동에서는 이 공간에 간이 움푹 패여 들어가게 된다. 즉, 우상후방(화살표 a)으로 만곡을 그리면서 들어간다. 따라서 중구역(후의 전구역) 중 S_8이 우상방의 공간의 대부분을 차지하여 우측 구역(후의 후구역) 중 S_6은 하방(화살표 b)으로 향한다. 이 때 우신이 있기 때문에 우신의 우측~전방을 따라 위치한다. 우측 구역 중 S_7은 이동 방향에 있는 척추에 의해 증대가 억제되기 때문에 작다(그림 III-79의 2 참조). 좌측 횡격막 하강은 위저부와 비장이 차지하고 있는데, 이 전방에 좌측 구역

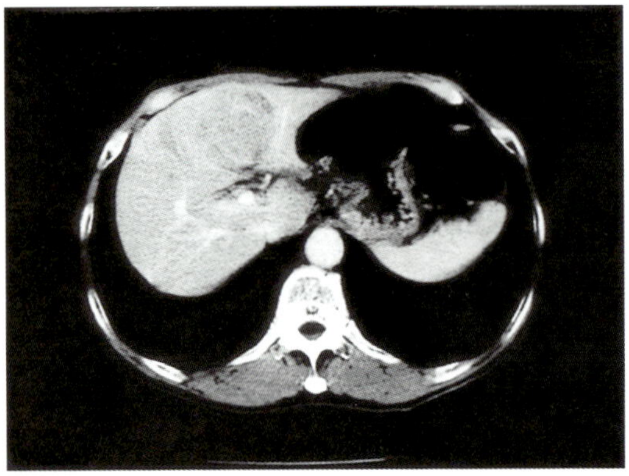

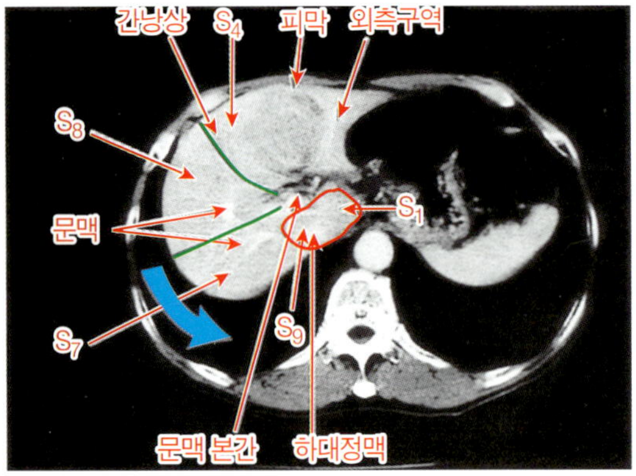

그림 III-80 CT 사진

암이 링 형태로 나타나 있다. 이 링이 피막으로 주위와의 경계를 확실하게 하고 있다. 내부는 불균일한 모자이크 형태이다. 우측은 CT 사진에 해설을 넣은 것. 발생과정에서 S_7은 S_8의 후방으로 이동한다(파란 화살표). 태생 제3주에서 S_8은 중앙에 있으며 그 후 시계반대 방향으로 이동해간다(그림 III-78 참조).

[유사] 147쪽 - 그림 2

(후의 좌엽) 중 외측구역이 찌그러지듯이 늘어나게 된다(화살표 c).

간구역(성숙한 형태) (그림 III-79)

정면에 간좌엽(S_2, S_3, S_4)이 존재한다(그림 III-79의 3). 발생 초기에 정면에 있던 간우엽은 횡격막 하강에 위치하기 때문에 거의 보이지 않게 되었다. 그림 III-79의 3에서 보이는 것은 S_5 및 S_6의 일부뿐이다. 간 하면을 전방으로 들어 올려 하방에서 보면(그림 III-79의 1), S_7 이외는 시야에 들어온다. 그림 III-79의 2는 그림 III-79의 1을 구역으로 나누어 모식화한 것이다. 간 전구역과 후구역의 축이 차이가 나는데 이것은 우신이 있기 때문에 후구역이 피하듯이 발육한 결과이다. 또한 양자 모두 횡격막 하강에 위치하도록 형성되기 때문에, 수평면에 대해서도 30~40° 전후의 각도를 가지고 두측이 후방을 향해 기울어져 있다.

최근, 영상 진단의 진보에 의해 미상엽은 매우 광범위하게 존재하고 있는 것을 알 수 있게 되었다. 간좌엽, 우엽이 Cantlie선으로 나뉘듯이 미상엽도 나눌 수 있다. 간좌엽 및 우엽의 후방에 있어 퍼지는 공간이 없기 때문에, 작지만 구조는 간좌엽, 우엽과 유사하고, 문맥지도 여러 개 존재한다.

기능적 · 구조적으로 보았을 때, 간은 Cantlie선에 의해 좌우로 나눌 수 있다. 미상엽도 마찬가지로 Cantlie선으로 나눌 수 있다. Couinaud의 분류는 문맥의 분지에 의해 간을 S_1~S_9의 9구역으로 나눈다. 종래 8구역 분류가 많이 이용되어 왔지만 최근에는 S_1과 S_9의 해부학적인 차이로부터 9구역 분류가 많이 이용된다. S_1과 S_9에서는 정맥혈의 간정맥에의 유입 형태가 완전히 달라, 실제로는 다른 영역으로서 다루어져 왔다.

간세포암 S_4 증례

간암은 결절형, 괴상형, 미만형으로 분류된다. 결절형은 암부와 비암부의 경계가 명료한 것을 말한다. 괴상형은 암부와 비암부와의 경계가 불명료하고 불규칙한 것을 말한다. 미만형은 간 전체가 결합 조직으로 둘러싸여 있던 무수한 작은 종양 결절에 의해 치환된 형태를 말한다. 본 항목 및 다음 항목에 간세포암 중 빈도가 가장 높은 형태를 채택해 설명한다.

본 증례에서는 간의 내측구역에 큰 종괴가 있으며 인접한 외측구역, 전구역을 누르고 있다. CT 사진(그림 III-80)에서는 담낭상이 희미하게 보이고 있지만, 이 부위와 하대정맥(정확하게는 중간정맥근부)을 연결하는 선이 Cantlie선이다. 이것에 의해 좌측이 간좌엽(내측구역, 외

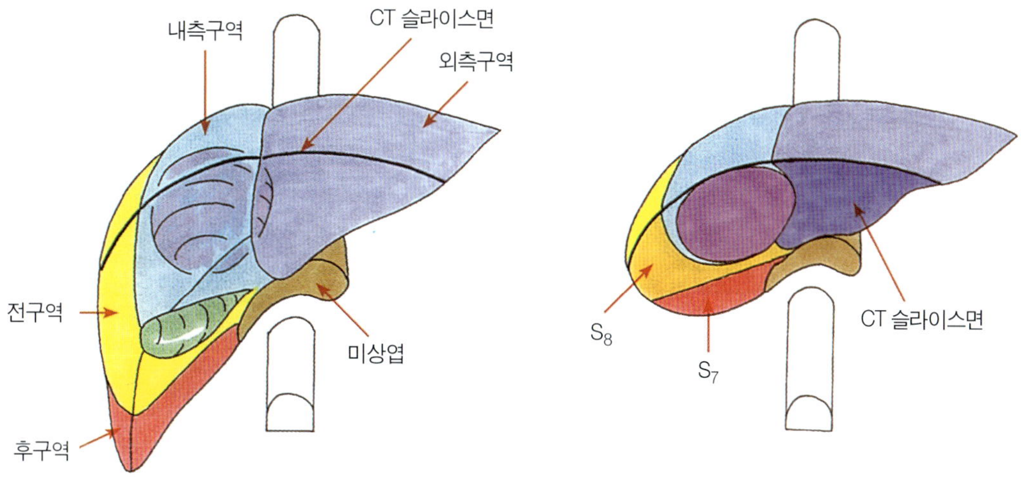

그림 III-81 입체 스케치 및 CT 슬라이스면에으로 절단한 그림

측구역)이다. 우측은 간우엽으로 이 중 S_8, S_7이 보이고 있다. 또한 후방으로 S_1이 보이고 있다. 본 증례의 간은 하방으로부터 눌리듯이 서 있으므로(살이 많고 몸통이 두꺼운 체형에 많다) 스케치와 슬라이스에 다소의 차이가 생기고 있지만 전형적인 입체도(그림 III-81)로부터 CT를 판독해 주었으면 한다.

간세포암의 결절형에는 단결절형이나 다결절형 등이 있는데, 본 증례는 간 S_4에 형성된 단결절형 간세포암이며 팽창성 증식을 나타내고 있다. 촬영 CT 사진(그림 III-80)은 모세혈관상(만기상)이기 때문에 종양은 전체에 저흡수역이 되어 피막이 도너츠형으로 촬영되고 있다. 내부는 결절과 격벽 형성을 때문에 모자이크상으로 보이고 있다. 동맥상(조기상)에서는 종양은 고흡수역이며 분명히 결절이 보인다. 이에 대해서는 다음 항목에서 상세히 해설한다.

간세포암에서는 고빈도로 피막 및 격벽이 나타나며

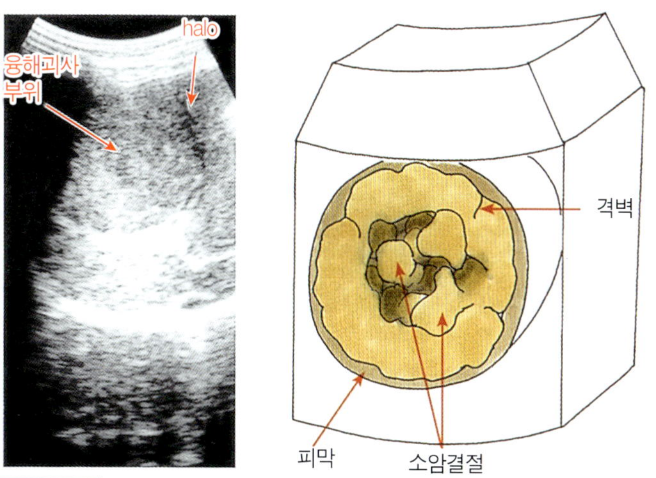

그림 III-82 초음파상과 그 스케치
경계가 확실한 halo를 수반한 내부가 균일한 종양상이다.

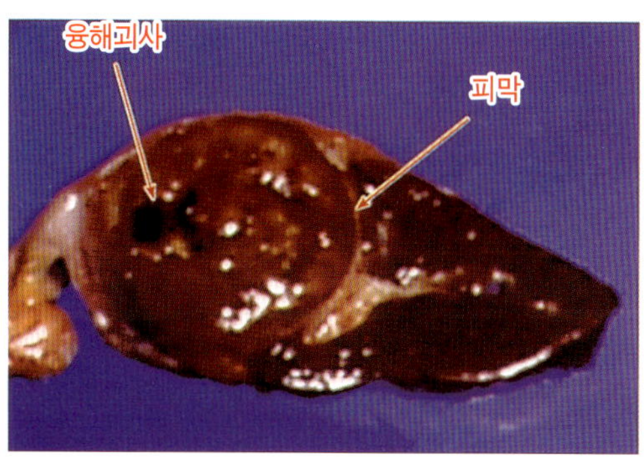

그림 III-83 표본 사진

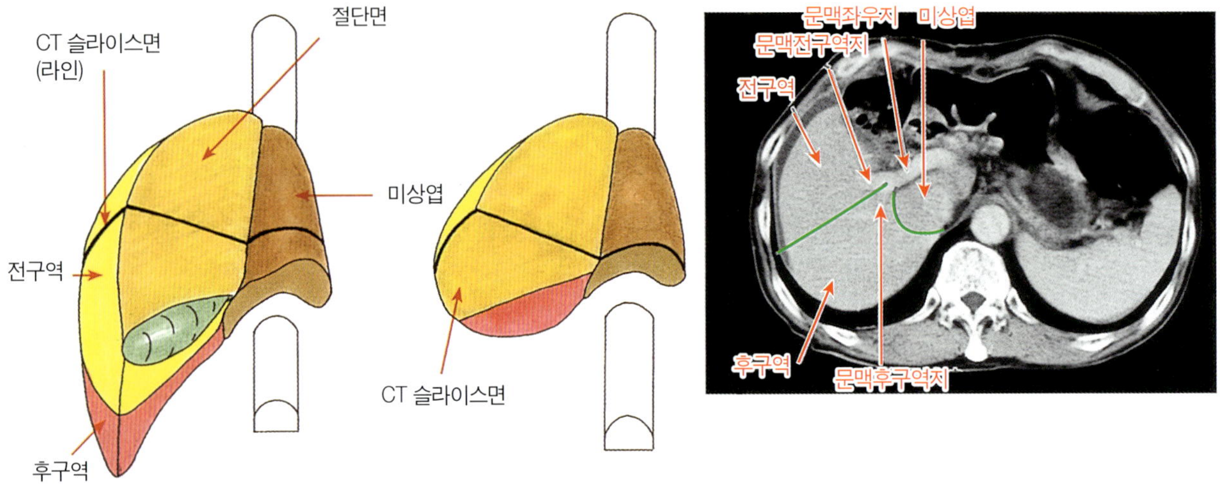

그림 III-84 수술 후 CT(우)와 CT 슬라이스면(좌)

		9구역 분류		8구역 분류	
cantlie선으로부터 좌측	간좌엽	외측구역		외측후구역	S_2
				외측전구역	S_3
		내측구역		내측구역	S_4
		미상엽 Spiegel엽	(S_1)	미상엽	S_1
cantlie선으로부터 우측	간우엽	미상엽 하대정맥부 · 돌기부	(S_9)		
		전구역		전상구역	S_8
				전하구역	S_5
		후구역		후상구역	S_7
				후하구역	S_6

표 III-3 간구역 분류표

기능적 · 구조적으로 간은 Cantlie선에 의해 좌우로 나눌 수 있다. 미상엽도 마찬가지로 Cantlie선으로 나눌 수 있다. Couinaud의 분류는 문맥의 분지에 의해 간을 S_1~S_9의 9구역으로 나눈다. 종래 8구역 분류가 많이 이용되어 왔지만 최근에는 S_1과 S_9의 해부학적인 차이로부터 9구역 분류가 많이 이용된다. S_1과 S_9에서는 정맥혈의 간정맥에의 유입 형태가 완전히 달라, 실제로는 다른 영역으로서 다루어져 왔다.

이것이 특징적이다. 암의 팽창성 증식에 의한 비암부 간 조직의 섬유 성분의 응집이 그 주체를 이룬다고 생각되고 있다. 초음파상에서는 피막의 부위가 저초음파가 되어, 링 모양의 저초음파역(halo)으로 보이는 내부는 저초음파(hypoechoic)가 되는 선상 구조의 격벽에 가세해 소암결절, 지방 변성 등에 의해 여러 가지의 초음파 레벨이 혼재하는 모자이크의 영상이 된다(그림 III-82). 그림 III-84는 수술 후의 간으로 간좌엽 절제술이 시행되고 있다. 이 단면은 전구역에서 이 면이 Cantlie선이다. 후방에 미상엽이 노출하고 있다.

8. 간암 (2) 문맥지에서 본 영상 진단

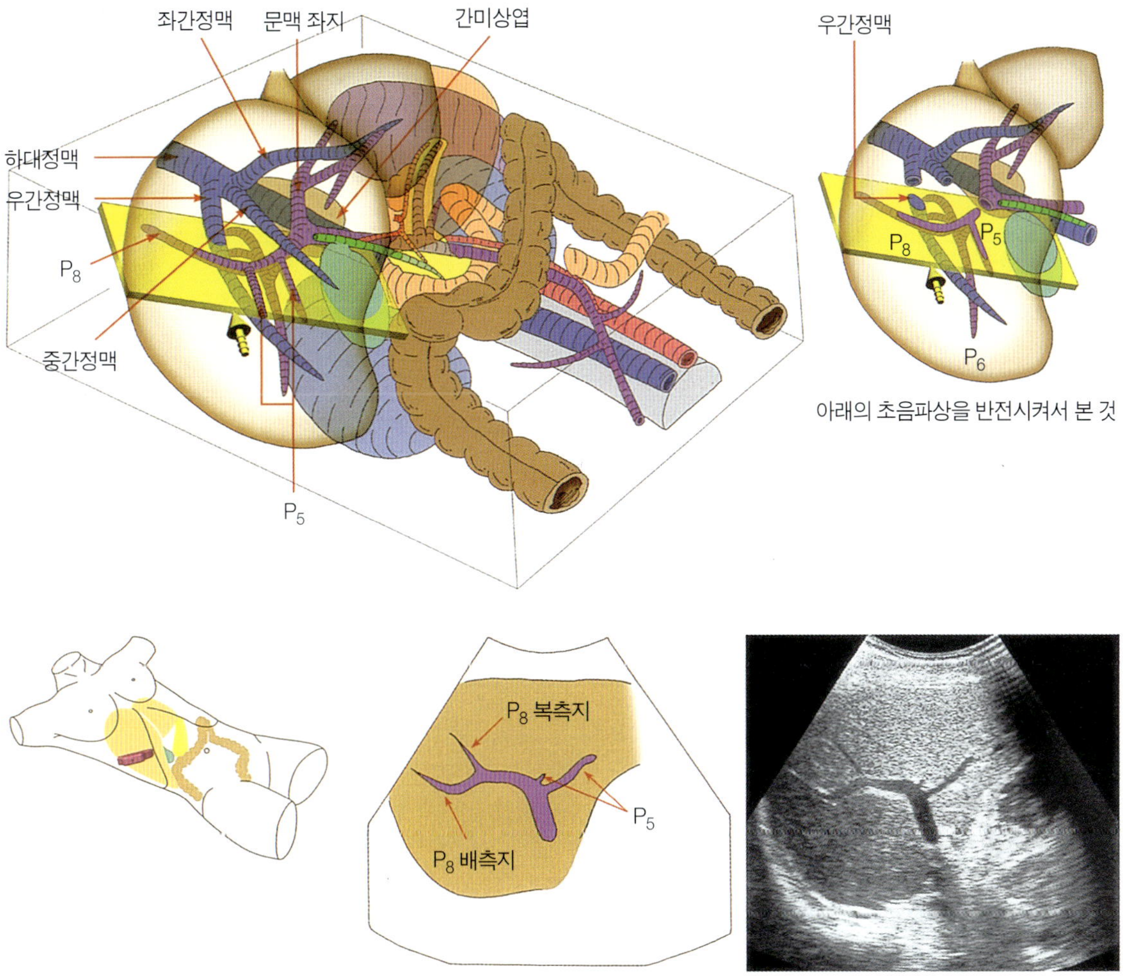

그림 III-85 우늑간 스캔(초음파 검사)에 의해 보이는 문맥 전구역지
슬라이스면보다 후방에 위치하는 것은 후구역지이다.

◎ 문맥 우지의 구조

본 항목에서는 문맥 우지에 대해 설명한다. 문맥 본간으로부터 우지가 되고, 또 전후구역지가 되는 태생 제3주에 십이지장 전방에서 간이 발생하지만, 문맥 후구역지, 전구역지, 좌지는 복측으로 곧게 뻗어 있다. 마치 나무와 같으며 정상이 P_8 또는 P_7, 도중의 가지가 P_5 또는 P_6이다. 그 후 간우엽은 우측 횡격막 하강으로 들어가기 때문에(그림 III-86), 문맥도 굽어져 나가는 후구역은 전구역보다 크고 후방으로 회전하기 때문에, 후구역지는 전구역지에서 굽어짐이 강하다(그림 III-87, III-88). 이와

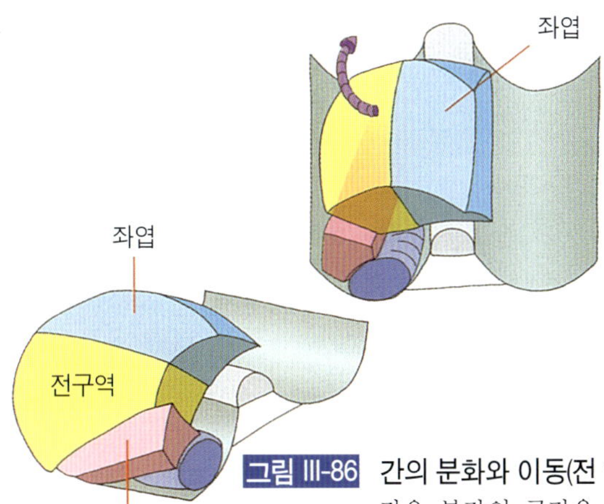

그림 III-86 간의 분화와 이동(전 항목 참조)
간은 복강의 공간을 따라 화살표 방향으로 이동해 나가기 때문에 복잡한 형태가 된다.

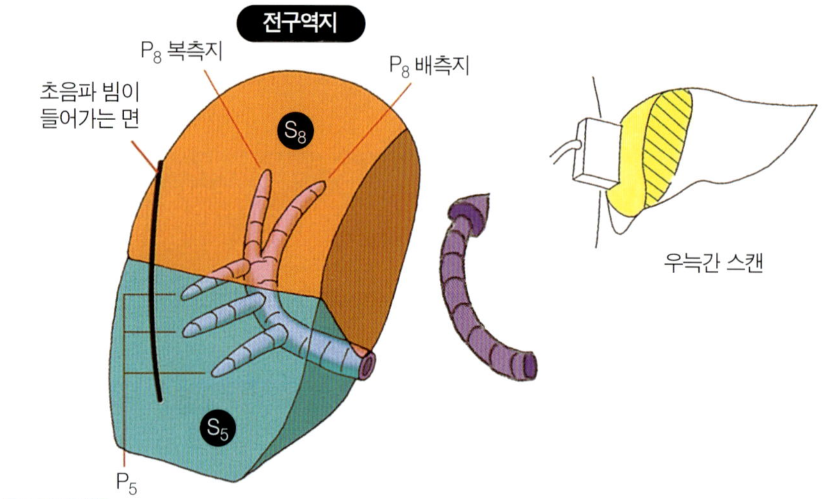

그림 III-87 화살표 방향으로 성장한다(간의 발생과정).
도중에 몇 개의 가지(P_5)를 분지. 첨단은 P_8이 된다.

그림 III-85 초음파 사진의 반전도

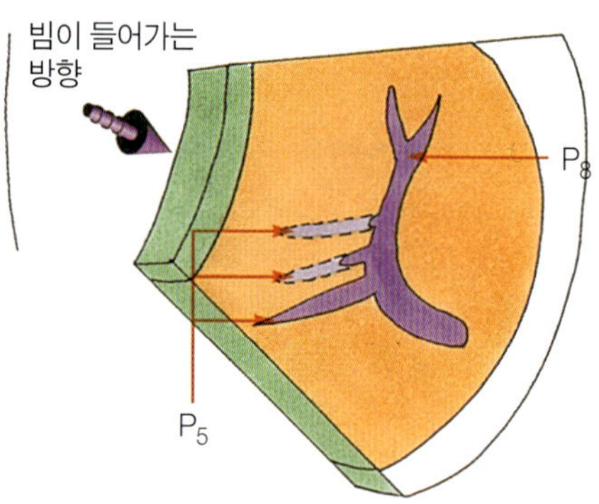

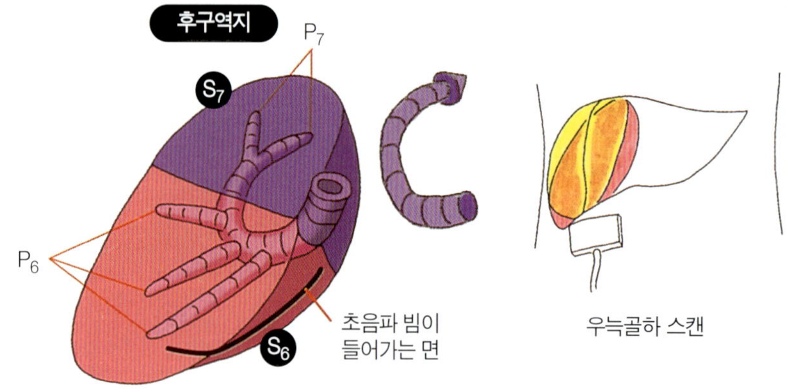

그림 III-88 화살표 방향으로 성장한다. 선단은 P_7이 되지만 척추에 의해 성장이 억제된다. 이 도중에서 몇 개의 P_6이 분기한다.

아래 초음파 사진의 반전도

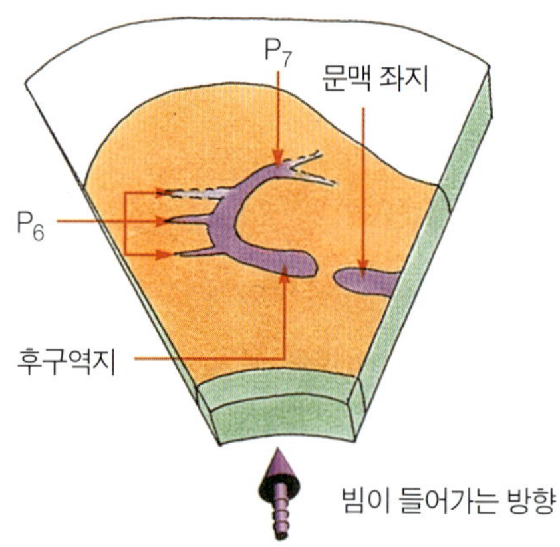

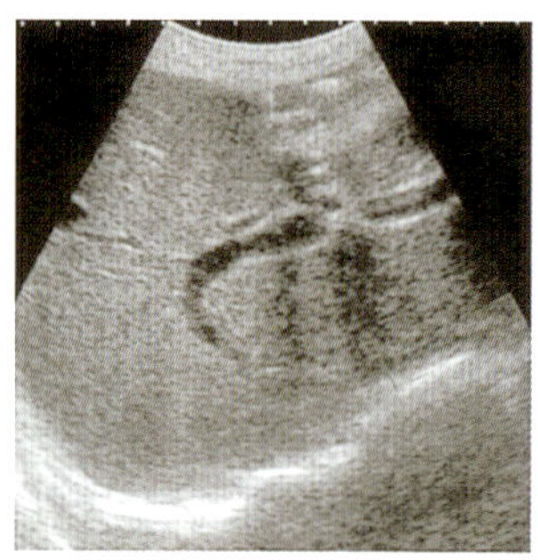

같이 전 · 후구역지는 굽어져서 보이지만 태생기의 문맥의 기본 구조에는 변화가 없고 첨단이 P_8 또는 P_7로 도중에 몇 개의 가지인 P_5 또는 P_6가 분지한다.

전구역지 : P_8은 배측지와 복측지의 2개로 분기한다. 그림 III-87의 형태가 많지만 분기가 밑둥에 있는 경우는 P8의 배측지로부터 P_5가 분지하게 된다. 이 형태도 자주 나타난다.

후구역지 : 후구역 S_6은 우신이 있기 때문에 하방으로 늘어나고 S_7은 척추가 있기 때문에 증대가 억제되고 있다. 따라서 P_6은 우신을 따라 길게 주행한다. 반대로 P_7은 짧다.

◎ 판독 연습(S_7 혈관종)

드디어 초음파 영상의 판독 연습에 들어간다. 여기에서는 후구역지 P_7을 다룬다. 이 영역은 잘 보이지 않아 이해하기 어렵다. 그러나 입체 구조를 파악할 수 있으면 그림 III-89 A-1~3, B의 초음파 영상 판독은 쉬워진다.

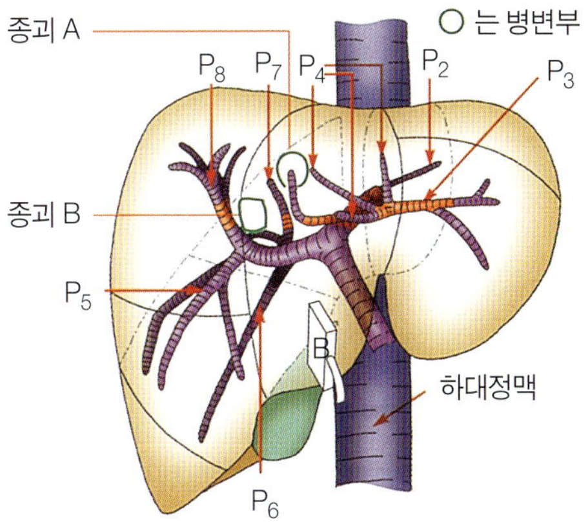

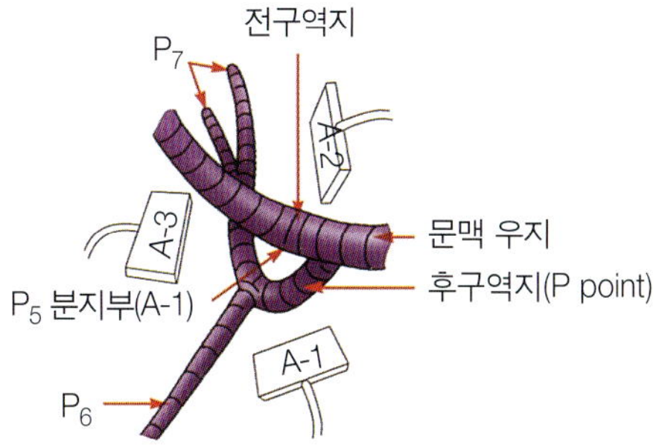

우하방에서 본 그림

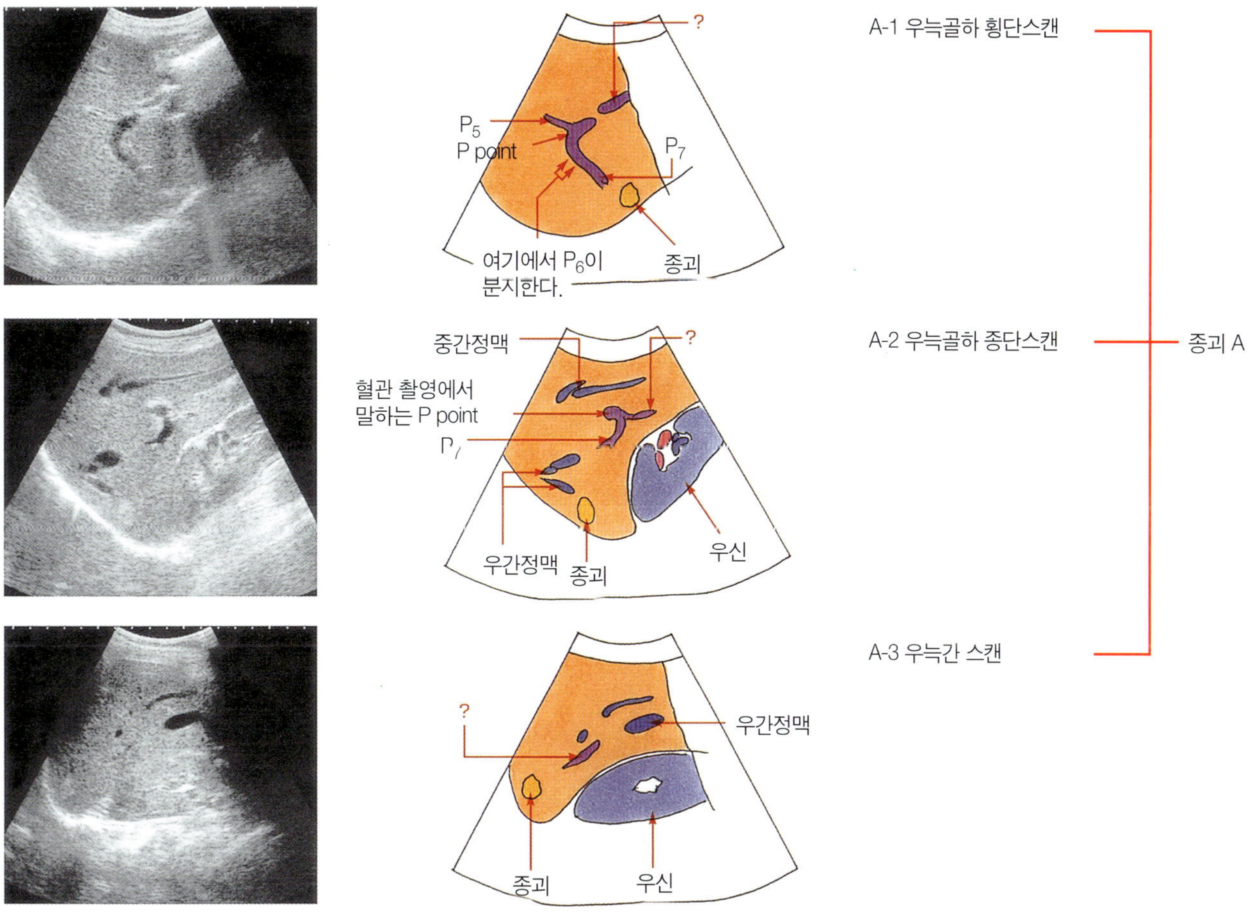

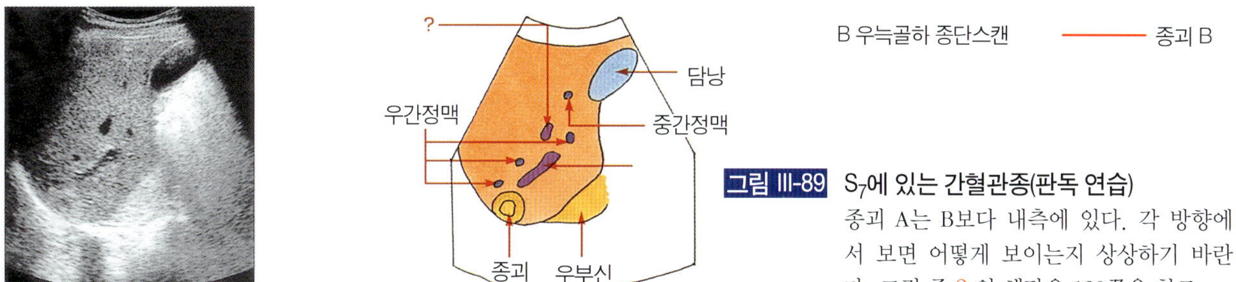

그림 III-89 S$_7$에 있는 간혈관종(판독 연습)

종괴 A는 B보다 내측에 있다. 각 방향에서 보면 어떻게 보이는지 상상하기 바란다. 그림 중 ? 의 해답은 120쪽을 참조.

우선 기본적인 것을 말한다. 문맥 좌우지의 축은 117쪽의 입체도에 나타내듯이 우측이 내려간 형태를 하고 있다. 후구역지는 우측 문맥으로부터 후방으로 수직으로 분기한다. 혈관 촬영에서 점과 같이 보이므로 P point라고 불리는 부분이다. 그 후, 후방에서 내상방으로 보이게 된다. P point는 우신의 전상방에 있는데, P_7의 말초는 척추에 가까우며 우측 부신의 상방에 있다. 간우엽 초음파 검사의 기본은 우늑간 스캔과 우늑골하 스캔이다. 후자에는 횡단스캔과 종단스캔이 있다. 우늑골하 종단스캔은 횡격막 부근이 매우 잘 보여 간과하는 일이 적은 스캔법으로, 이 영상은 늑간 스캔의 영상과 유사하다. A-1, 2, 3은 종괴 A를 세 가지 스캔법으로 보여주고 있다. 이 3방향으로부터 보는 것에 의해 명확한 오리엔테이션이 가능한 것이다. 간의 형태도 개인차가 있지만, 이 3방향으로부터 보는 것에 의해 대략적인 형태를 파악할 수 있다. 실제로 초음파 검사를 실시하는 경우도 화면만으로 판단하지 말고 3방향으로부터 판독하는 훈련을 해 나가야 한다. 훈련을 쌓는 것에 의해 영상만 봐도 입체도가 보이게 되는 것이다.

◎ 간세포암 S_6 증례

앞 페이지에서 간암은 결절형, 괴상형, 미만형으로 분류된다는 것을 말했다. 결절형은 암부, 비암부의 경계가 명료한 것을 말한다. 괴상형은 암부와 비암부와의 경계가 불명료하고 불규칙한 것, 미만형은 간장 전체가 결합조직으로 둘러싸인 무수한 작은 종양결절에 의해 치환된 형태를 말한다.

그리고 원발성 간암 취급 규약에서 피막 형성, 피막 침윤, 격벽 형성, 장막 침윤, 혈관 침윤, 담관 침윤 등에 관해 분류되고 있다. 본 증례는 간 S_6에 형성된 다결절형 간세포암으로 이하에 본 증례에 관해서 빨간 글씨로 나타낸다.

(1) 피막 형성(Fc) : Fc (+)

암부 주위에 분명한 결합직성 피막 형성을 보지 않는 것을 (−), 보는 것을 (+)로 하고 있다.

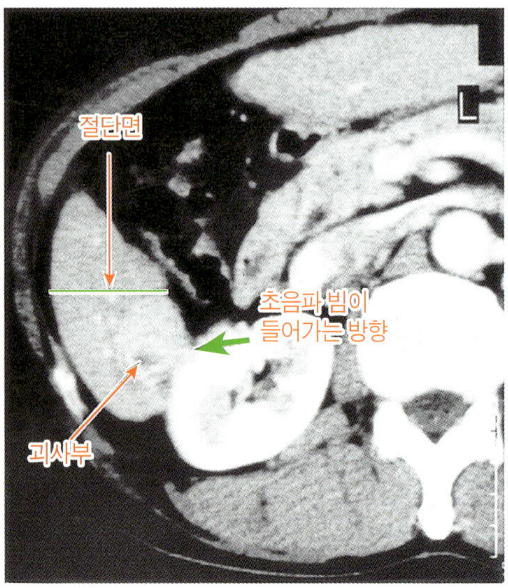

복부 CT 사진. 괴사부 주위가 촬영되고 있다.

[유사] 162쪽 - 그림 45, 46,
[유사] 162쪽, 163쪽 - 그림 48, 49
[감별] 전이성 간암 163쪽 - 그림 50, 51
[감별] 간혈관종 164, 165쪽 - 그림 52-54, 165, 166쪽 - 그림 55-57
[감별] 간낭포 166, 167쪽 - 그림 58, 59
[감별] 간농양 167쪽 - 그림 60

같은 방향에서 묘출

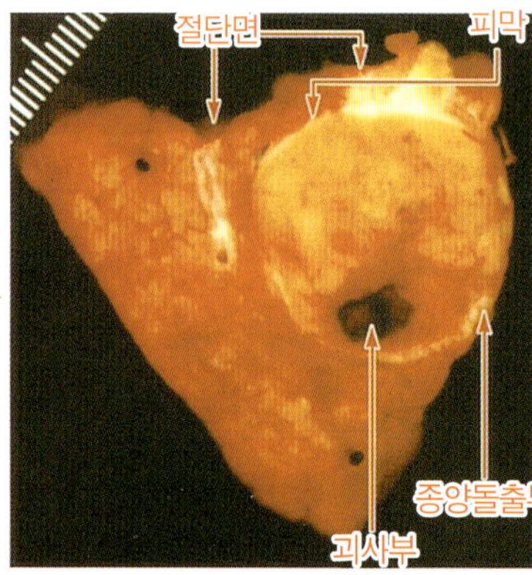

절제표본

[유사] 162쪽-그림 47

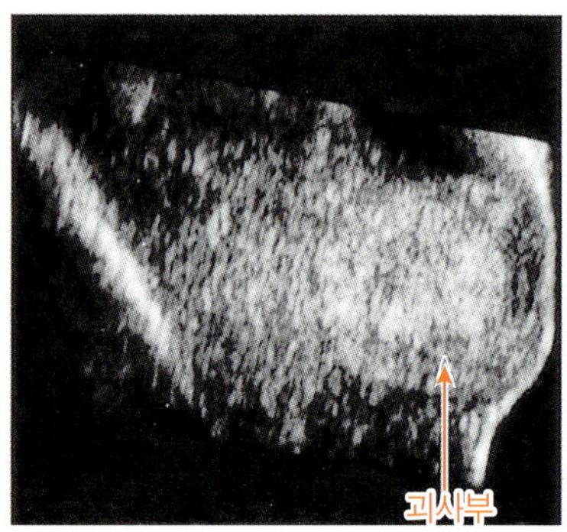

그림 III-90 수술 중 초음파 검사를 실시하여 CT에 나타내는 라인으로 절단하고 간부분 절제를 시행했다.

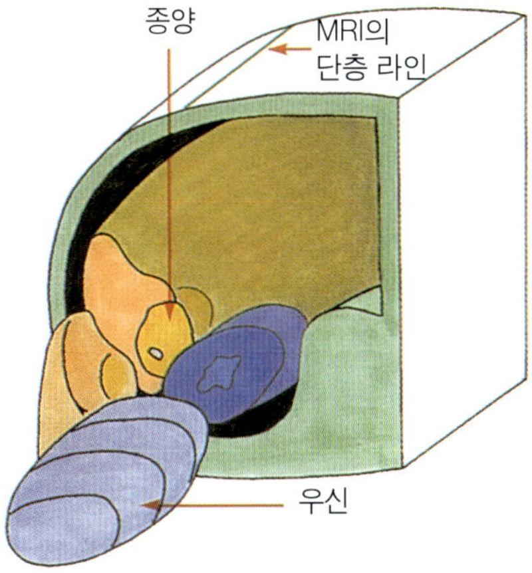

그림 III-91 그림 III-90의 해설도
종양은 S_6의 내측으로 돌출되어 우신에 접하고 있지만 유착은 하고 있지 않다.

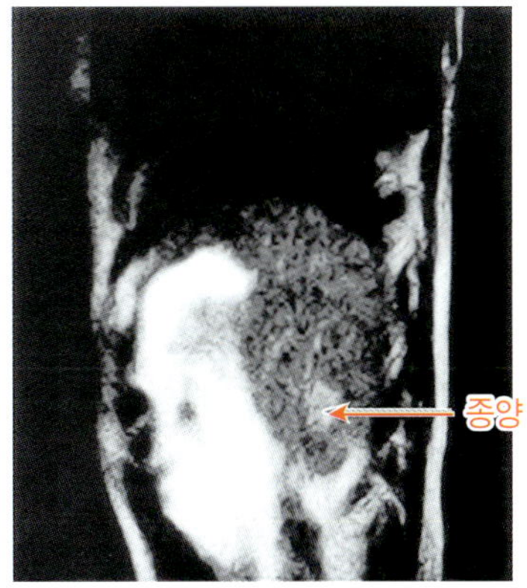

그림 III-92 MRI상
T2 강조상으로 고신호역으로서 보이고 있다.

(2) 피막 침윤(Fc-int) : Fc-inf (−)

암부 피막에의 암침윤이 없는 것을 (−), 암 침윤이 있는지, 피막 외에의 증식이 나타나는 것을 (+)로 하고 있다.

(3) 격벽 형성 : Sf (+)

암부 내에 섬유성 격벽 형성이 나타나지 않는 것을 (−), 격벽 형성이 나타나 분엽화가 분명한 것을 (+)로 하고 있다.

(4) 장막 침윤(S) : S_0

암 조직이 장막에 나와 있지 않은 것을 S_0, 나와 있는 것을 S_1~S_3으로 분류하고 있다.

(5) 문맥 침윤(Vp) : Vp_1 (문맥2차 분지에서 말초에 종양 색전이 나타났다).

문맥내에 종양 색전이 나타나지 않는 것을 VP_0, 나타나는 것을 Vp_1~Vp_3으로 분류하고 있다.

(6) 간정맥 침윤(Vv) : Vv_0

간정맥 내에 종양색전이 나타나지 않는 것을 Vv_0, 나타나는 것을 Vv_1~Vv_3으로 분류하고 있다(하대정맥에 이르는 것은 Vv_3).

(7) 담관 침윤(B) : B_0

간내 담관에의 진전 발육이 나타나지 않는 것을 B_0, 나타나는 것을 B_1~B_2로 분류하고 있다(간외 담관에 이르는 것은 B_2).

촬영 CT 검사

모세혈관상(만기상)에서 종양은 전체적으로 저흡수역이 되어 피막이 링 모양으로 촬영되지만(전 항복 113쪽 참조), 그림 III-90의 복부 CT사진은 동맥상(조기상)이기 때문에 고흡수역이 되고 있다. 수술 중에 간 S_6의 내측에서 초음파 검사를 시행하였다. 내부는 모자이크상으로 보이고 괴사 부분은 저초음파로 보이고 있다. 그림 III-90에서는 적출 표본, CT · 초음파 영상을 같은 슬라이스 면에서 비교하고 있다.

MRI 검사

결절형 간세포암에서는 CT사진과 마찬가지로 내부의 모자이크상과 주위의 피막이 보이는 것이 많다. 그림 III-92는 T2 강조상으로 고신호역으로서 보이고 있다.

혈관 촬영 검사

그림 III-93, III-94에 나타나듯이 동맥촬영에서는 뚜렷한 종양혈관 증생(hypervascular)이 나타난다. 또한 이 사진에는 나타나지 않지만 문맥이 촬영되는 경우도 있다[문맥내 종양 색전에 의한 arterio-portal(A-P) shunt].

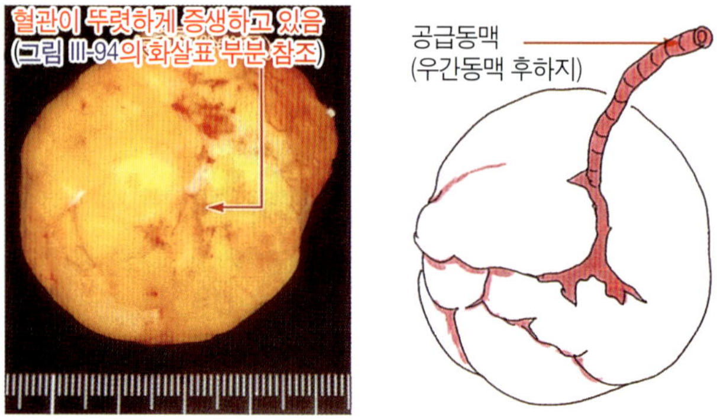

그림 III-93 표본의 분할면에 혈관이 붉게 노출되어 있지만 이것은 주로 결절의 사이를 뱀 모양으로 주행하고 있다.

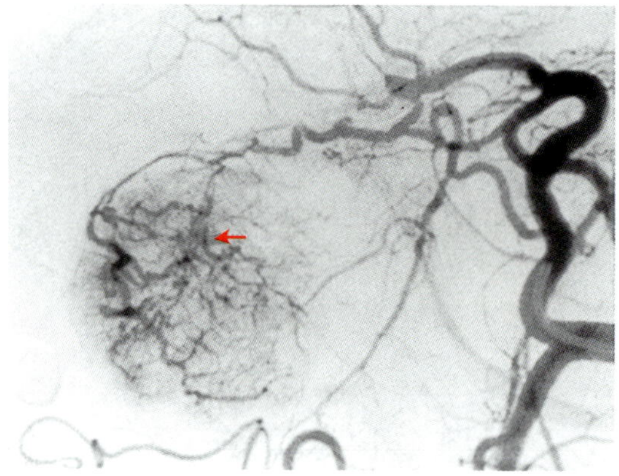

그림 III-94 **혈관 촬영(동맥상)**
고르지 않은 종양혈관이 보이고 있다. 비교적 굵은 동맥은 결절의 사이를 주행하고 있다. 그림 III-93의 슬라이스면을 맞추어 보면 결절사이에 일치해 주행하고 있으며 결절사이에 일치해 주행하고 있는 것을 알 수 있다(그림 III-93 화살표 참조).

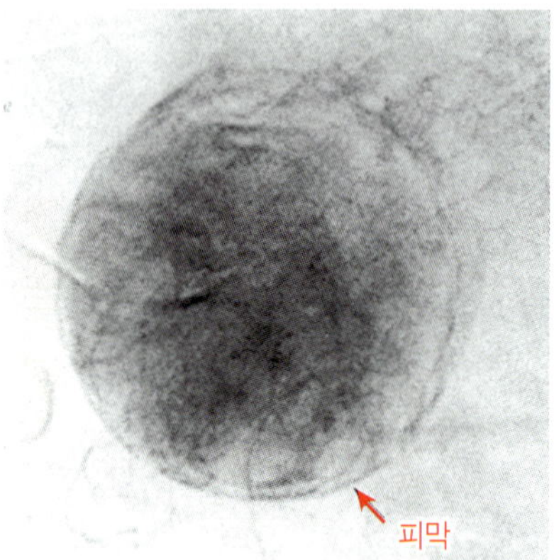

그림 III-95 **혈관 촬영(모세혈관상)**
종양의 불균일한 농염상이 나타난다. 특히 피막은 농염되고 주변은 선명하게 보여지고 있다.

그림 III-89의 답

[A-1] 문맥 좌지
늑골하 횡단스캔이므로 좌우지를 동시에 볼 수 있다.

[A-2] P_6
[A-3] P_7
[B] **전구역지**
늑간 스캔에서는 전구역지의 후방으로부터 빔이 보내지기 때문에 A-2에서는 전구역지가 보이지 않지만 B에서는 늑골하 종단스캔이기 때문에 전구역지의 후방에 후구역지가 보인다.

그림 III-94에서는 공급동맥(우간동맥 후하지)으로부터 증생한 비교적 굵은 동맥이 보이며 결절 내의 더욱 가는 혈관이 촬영되고 있다. 이러한 동맥은 굴곡 뱀 모양으로 주행하며 부분적인 협소화가 나타나고 있다(혈관이 주름져 있다는 것을 인식하기 바란다). 모세혈관상(그림 III-95)에서는 종양내부는 진하게 보이는 모자이크상(종양농염)이 되고 있다. 주변은 강한 농염상으로 피막이 촬영되고 있다〔동맥상에서는 주위의 선상의 누락상(hyperlucentrim)으로서 보인다〕.

9. 간암 (3) 미상엽

본 항목에서는 미상엽에 대해 설명한다. 미상엽의 우측은 간우엽과의 경계가 불분명하기 때문에 크기가 확실치 않은 채 매우 좁은 영역으로 여겨져 왔다. 그러나 최근 영상 진단의 진보와 함께 가는 문맥미상엽지 등도 볼 수 있게 되어, 우측 하대정맥부도 넓은 범위로 간주되고 있다(그림 III-96 스케치). 최근에는 Couinaud의 8구역 분류에 1구역(미상엽우측)을 더한 9구역 분류가 많이 이용되고 있다. 이 새로운 Couinaud 분류는 간 절제 시 절제 범위를 결정하는 데 있어서도 중요한 분류가 되고 있다. 간우엽이나 좌엽과 비해 미상엽의 체적이 작은 하나의 원인은 문맥 본간과 척추에 끼워져 발생과정에서 증대하는 공간이 좁은 것이지만, 기본적으로는 미상엽 Spiegel엽이 간좌엽, 미상엽 하대정맥부 · 돌기부가 우엽에 대응한다고 생각하고 있다.

미상엽은 하대정맥에 감기는 형태로 문맥의 좌우지(1차 분지)의 후방에 위치하며, 상방은 좌 · 중 · 우 간정맥의 하대정맥 유입부까지 존재한다. 미상엽은 간의 다른 구역과 달리, 좌우의 문맥지(1차 분지)로부터 직접 분지하는 미상엽지(2차 분지)로 공급되고 있다.

미상엽을 Cantlie선(중간정맥과 담낭을 연결하는 평면)으로 2개로 나눌 수가 있다. 이것은 간우엽과 좌엽이 Cantlie선으로 나눌 수 있는 것과 같다. Couinaud의 새

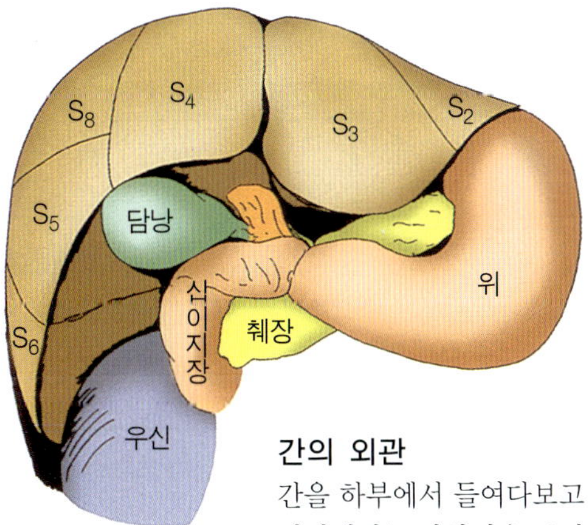

간의 외관
간을 하부에서 들여다보고 있다.
정면에서는 간하면은 보이지 않는다.

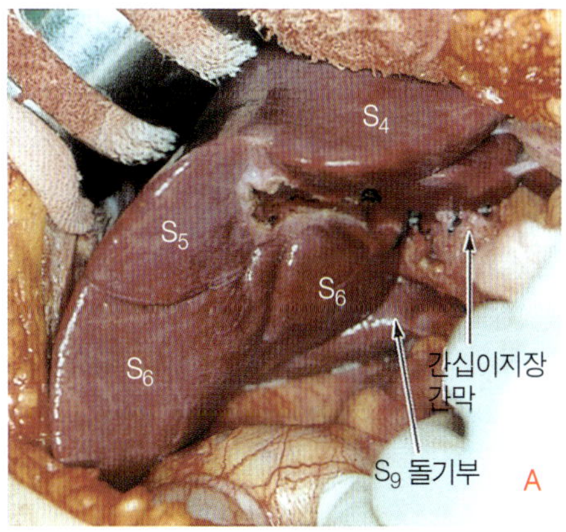

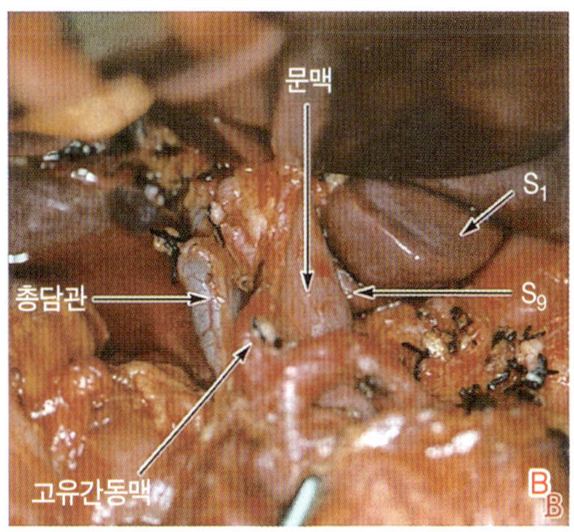

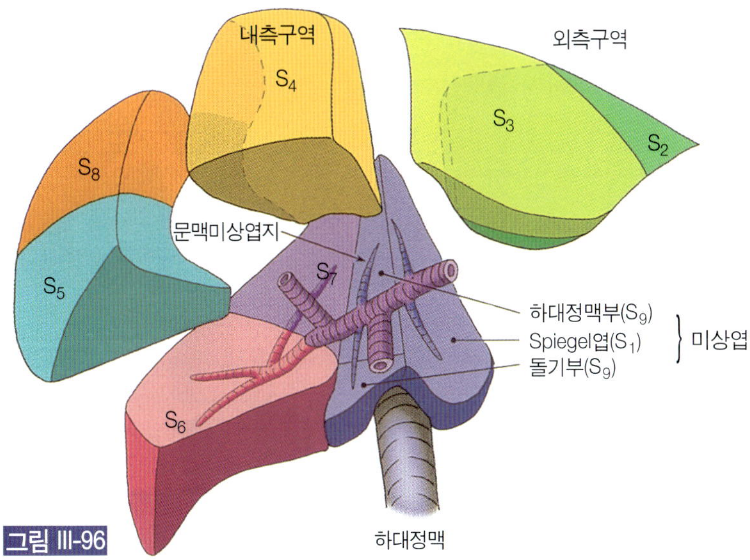

그림 III-96

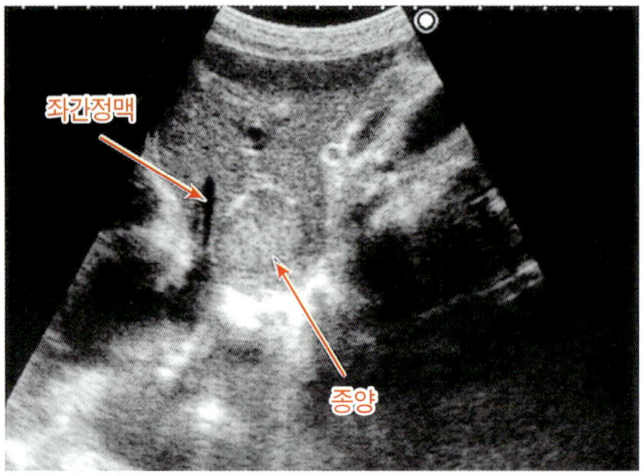

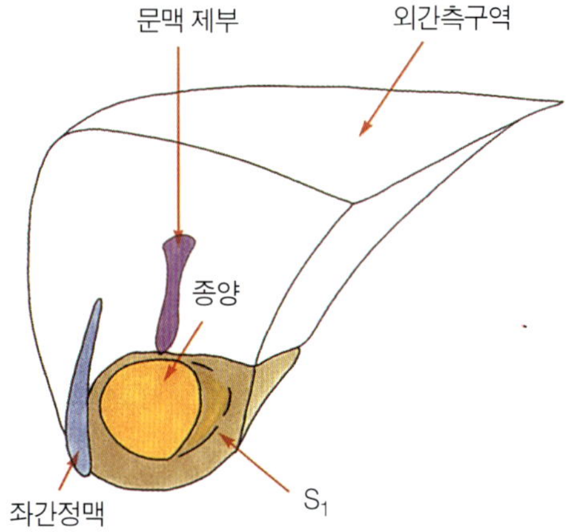

그림 III-97 **복부 초음파 검사(시상단)**
S_1에 간암이 보이고 있다.

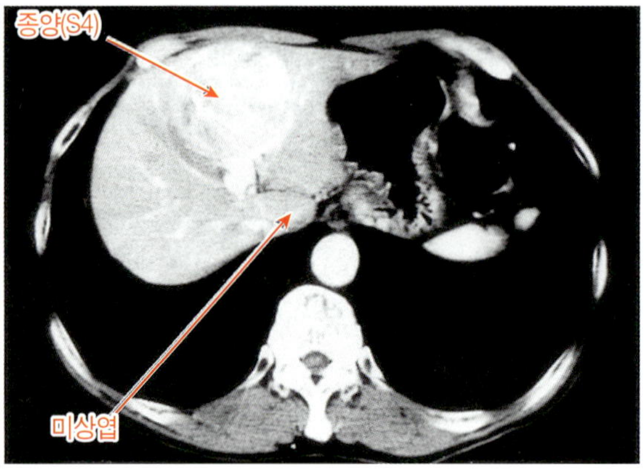

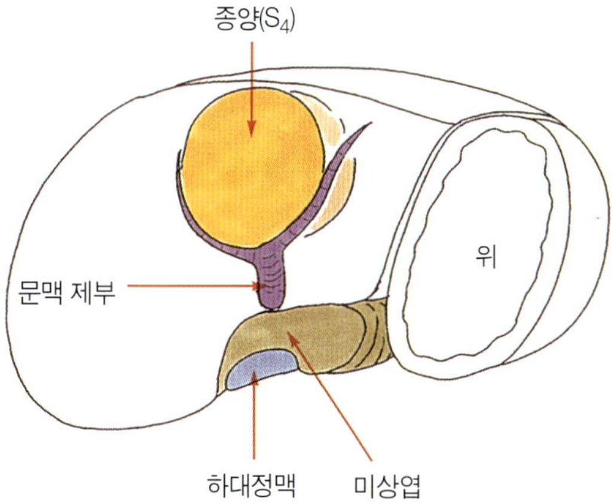

그림 III-98 **복부 CT 검사**
S_4에 간암이 보이고 있다. 이 후방에 미상엽이 있다.

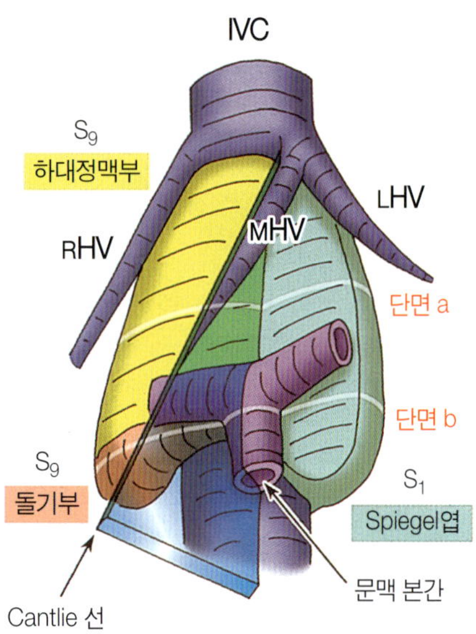

좌 · 중간정맥은 공통간(幹)을 가져, 좌측 전방으로부터 하대정맥에 합류한다. 이 때문에 Cantlie선은 하대정맥의 좌방을 통과한다.

로운 분류에서는 좌측을 S_1, 우측을 S_9로 하고 있다. S_1이 Spiegel엽, S_9 중 간문부에서 상방이 하대정맥부, 하방이 돌기부이다. 전 항목의 수술 사진에서는 Spiegel엽의 하방(그림 III-96B), Cantlie선에 일치하는 절흔(실제로는 절흔이 없는 편이 많다)(그림 III-96B), 돌기부와 하대정맥에의 유착(그림 III-96A)이 보이고 있다.

그림 III-97의 초음파 영상은 문맥 제부를 종단하는 면을 보이고 있다(상복부의 종단스캔). 문맥 제부의 후방에 미상엽이 위치하고 같은 부위에 간암이 보이고 있다.

그림 III-98의 CT 사진에는 문맥 제부의 전방에 있는 간암(문맥 제부의 전방은 외측구역과 내측구역의 경계이지만, 실제로는 이 부분은 내측구역으로 한다)이 보이고 있다. 이 후방에 미상엽이 위치하고 있다.

10. 대장암

본 항목에서는 대장암에 대해 설명하는데, 그 전에 대장의 해부에 대해 설명하고 싶다. 우선 기본적인 대장의 형태를 그림 III-99에 나타냈다. 이것은 대장 X선 사진(그림 III-100)을 입체도로 한 것이다. 대장은 형태나 길이에 개인차나 지역차가 현저하고 이 증례에서는 횡행결장이 약간 길며 하방으로 처져 있다. 이 대장의 주행은 대장 각부(맹장, 충수, 상행결장, 횡행결장, 하행결장, S상결장, 직장)의 특징을 파악하는 데 적합하므로 충분히 관찰해 주길 바란다. 상행결장이나 하행결장의 후방은 고정되어 움직임은 거의 없다. 이에 비해 횡행결장 및 S상결장, 직장의 상부는 잘 움직여 개인차(길이)나 장 내용량에 따라 위치가 전혀 다르다.

대장암은 장벽 침윤도에 따라 조기암과 진행암으로 나눌 수 있다. 조기 대장암은 암의 침윤이 점막 하층

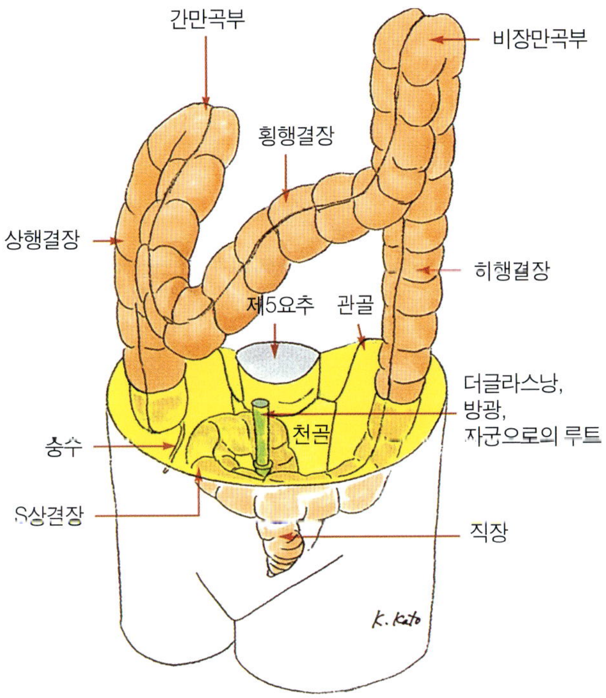

그림 III-99 그림 III-100의 스케치
정면을 비스듬한 좌측에서 본 것이다.

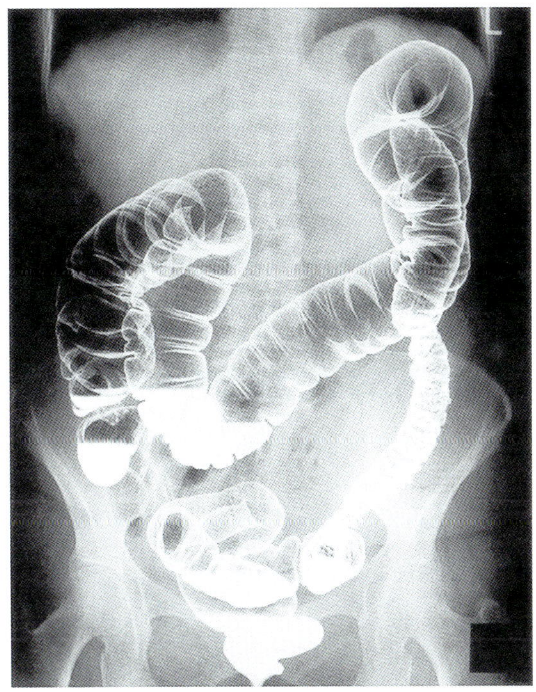

그림 III-100 대장 X선 사진(입위 정면)
그림 III-99를 참고로 입체시한 것이다.

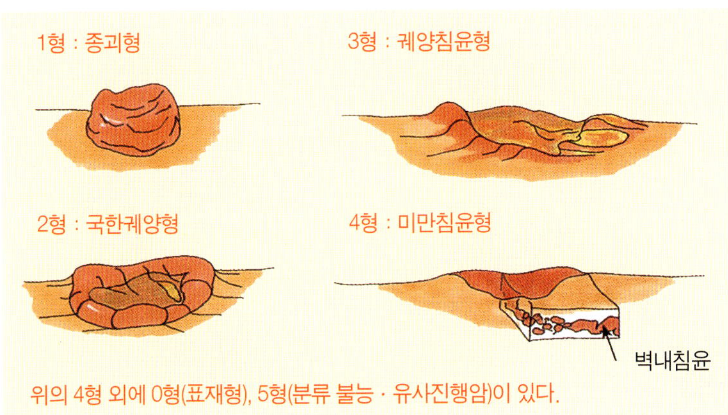

그림 III-101 그림 III-100의 스케치
정면을 비스듬한 좌측에서 본 것이다.

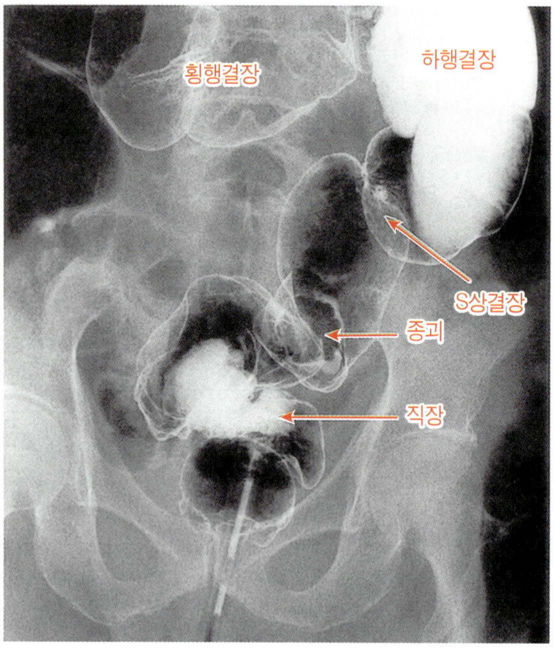

그림 III-102 대장 X선 사진(배와위 정면)

직장의 상부 후벽측(Rs)에 경계가 뚜렷한 종괴 음영이 나타난다. 하행결장과 직장의 일부에 조영제가 남아 있고 횡행결장과 S상결장에는 남아 있지 않으므로 바로 누운 자세인 것을 알 수 있다(그림 III-99 참조).

Rs : 직장은 Rs(직장 S상부), Ra(상부 직장), Rb(하부 직장)의 3개로 나눌 수 있으며 이 중 가장 상부에 있는 부위가 Rs이다(그림 II-95 참조).

[참고] 168쪽 - 그림 61
[참고] 169쪽 - 그림 63, 64
[감별] 결장 게실 170쪽 - 그림 65

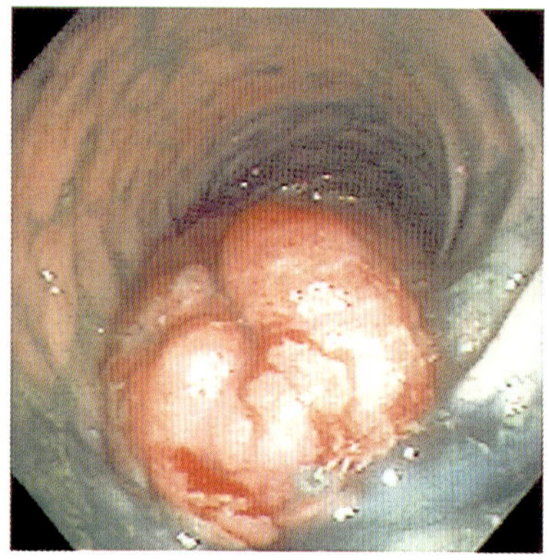

그림 III-103 대장 내시경 사진

이 사진과 그림 III-102의 대장 사진을 보고 비교할 것. 대장 사진의 종괴 음영 주변에 특징을 볼 수 있다.

[참고] 168쪽 - 그림 62

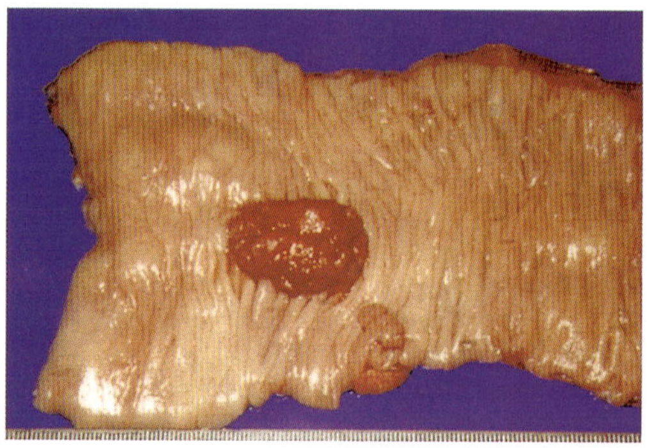

그림 III-104 표본 사진

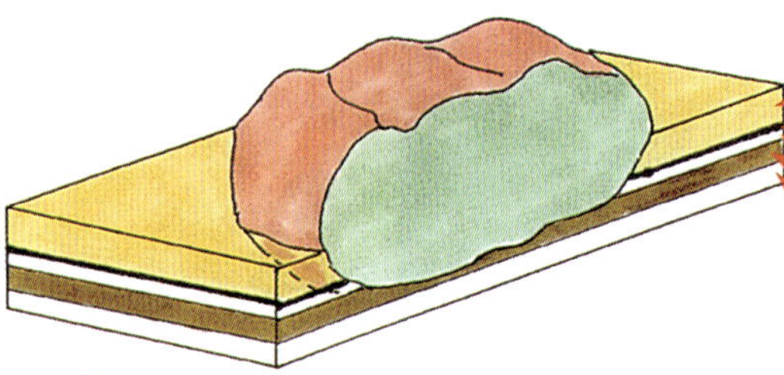

그림 III-105 종양 단면도

(sm)까지의 병변이며, 이것에는 m암(점막내암)과 sm암이 있다. 진행 대장암은 이것보다 벽침윤이 깊고, mp암이나 이것보다 벽침윤이 진행되고 있는 암 병변을 말한다. 증례(그림 III-102~III-105)는 뚜렷한 궤양이 없는 종괴 형성형인 1형 진행 대장암으로 벽침윤은 고유근층까지 달하고 있었다(mp암).

제 IV 장
복부 수술 수기

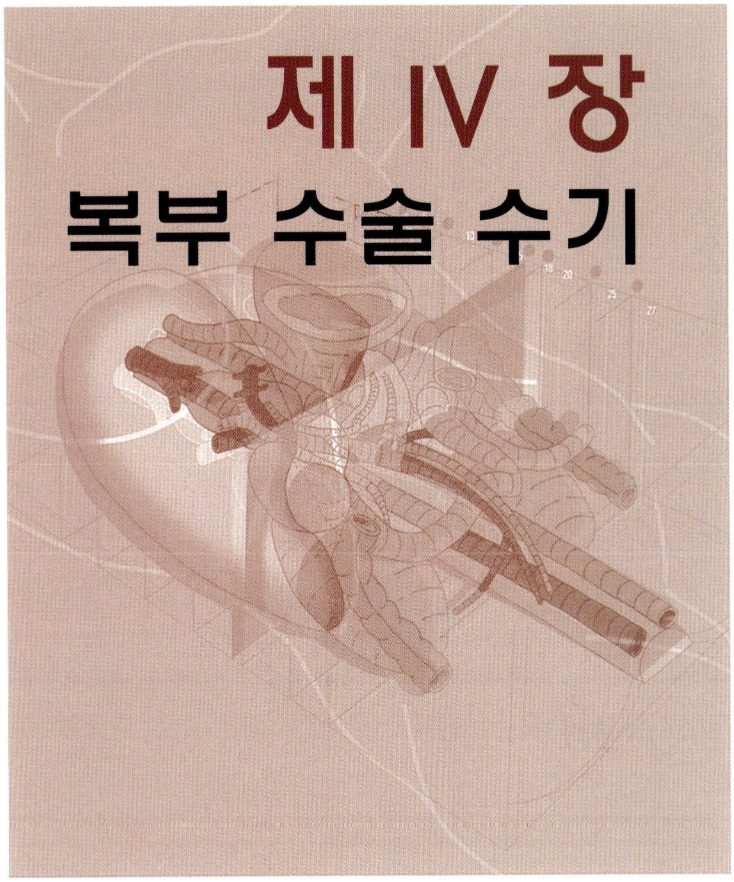

복부 장기에 수술을 하면 장기의 위치가 변화한다. 따라서 수술 후에 촬영된 영상을 판독하려면 잘라냈던 장기 끝부분의 위치와, 재건에 의해 이동하는 범위를 알 필요가 있다.

수술은 병변의 적출을 실시하는 장기 제거와 남은 장기 부분을 봉합하는 재건술의 2개의 수기로 행해진다. 이러한 수기를 이해하기 위해서는 수술 수기를 입체적으로 학습할 필요가 있다. 따라서 병변 적출 전 각 장기의 위치, 장기 절제 후의 위치, 재건 후의 위치를 입체 스케치를 이용해 설명하였다.

장기를 절제하려면 주위 장기로부터 박리해야 한다. 이 수기에서는 정확한 해부 지식이 요구된다. 또한 복강 장기는 후복막고정 장기와 유리 장기로 나눌 수 있는데, 후복막 고정 장기는 복강 내에서의 이동이 없어 장기 재건 시에 절제 끝부분이 떨어져 있기 때문에 문합할 수 없는 경우가 있다. 이 경우에는 후방으로부터 박리해야 한다. 이러한 수술 수기를 배우는 것에 의해 장기의 위치와 상호관계에 대한 이해가 깊어질 것이다. 본장에서 해부 지식을 재확인하기 바란다.

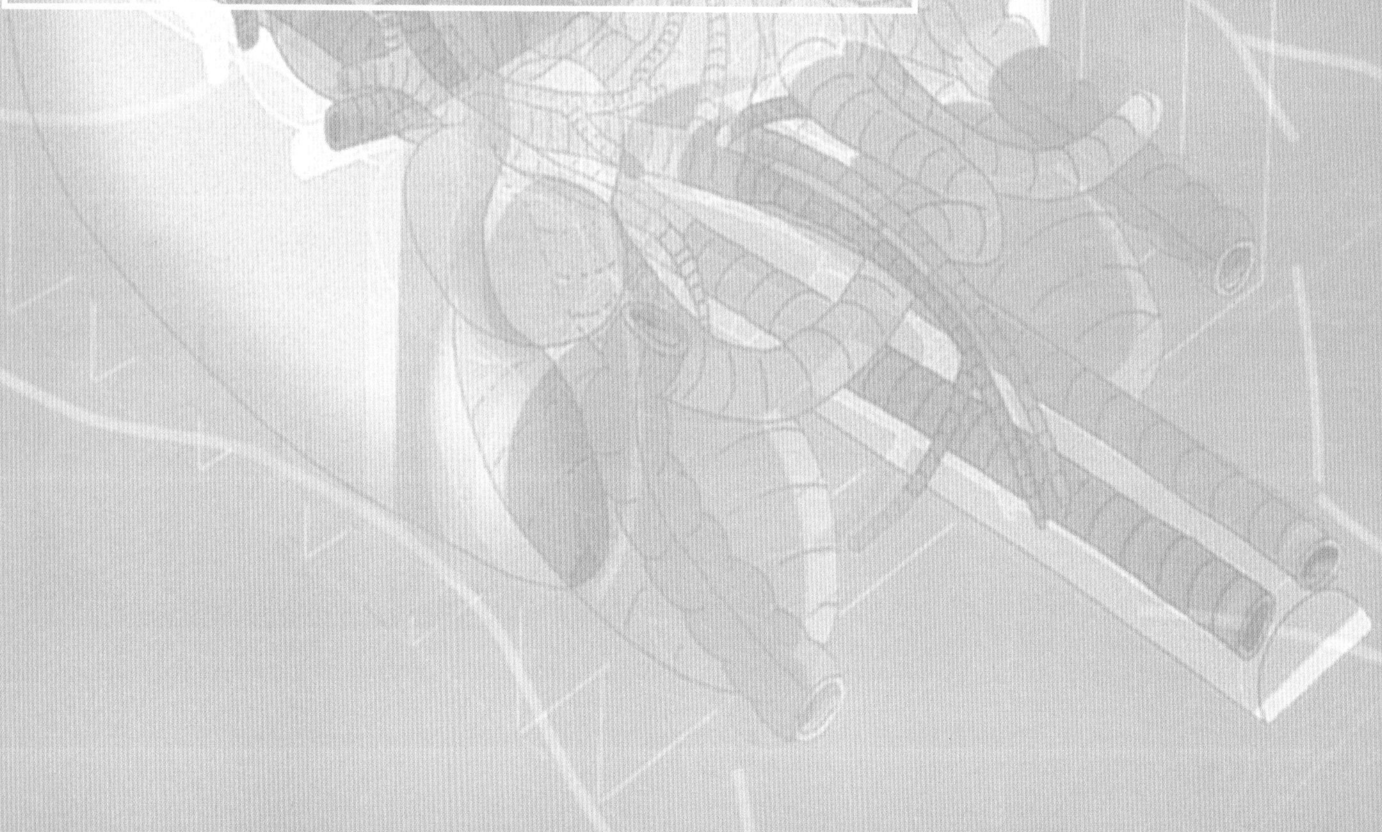

1. 유문측 위절제술

암의 점거 부위, 육안형, 침윤도, 림프절 전이의 상황을 검색해 환자의 전신 상태, 연령, 병존 질환 등을 파악한 후에 확대술, 축소술에 있어서의 술식을 결정하게 된다. 본 항목에서는 위암에 대한 근치적 표준 술식으로서의 유문측 위절제술을 설명한다. 일반적으로 위의 A, AM, AD에 위치하는 암에서 충분히 구측 끝부분과의 거리를 취할 수 있는 경우에 유문측 위절제술(distal partial gastrectomy)을 시행한다. 충분한 거리를 확보할 수 없는 경우에는 위의 전적출을 시행하게 된다. 위암 수술에 대해 분문측 위절제술은 림프절 제거 등의 이유로 통상 표준 술식으로서는 실시하지 않는다.

위의 구분과 명칭

식도(E)와 십이지장(D) 사이의 위를 3등분하여 두측으로부터 C, M, A로 한다.

개복

상복부 중앙 절개(검상돌기로부터 제부까지)로 개복한다. 간 전이, 복막 전이, 림프절 전이, 복수의 유무 등을 조사한다.

개복하면 전면에 간, 위, 대망이 나타난다. 비장은 위의 좌후방에 있기 때문에 보이지 않는다. 복부식도는 간의 후방에 있으므로 보이지 않는다. 횡행결장은 위의 큰 굽이에 붙어 있는 대망의 후방에 있는데, 대망을 들어 올리면 횡행결장을 직시 하에 볼 수 있다. 양측 늑골궁하에 고리를 걸어 두측으로 끌어올리면 대부분의 간 전면(前面)이 보인다. 간을 두측으로 치우치게 하면 위 전체가 노출한다.

주위 조직으로부터의 위의 분리(망낭의 개방)

횡행결장에 붙어 있는 대망을 횡행결장으로부터 떼어낸다. 간에 붙어 있는 소망을 간으로부터 떼어낸다. 이것에 의해 망낭이 개방된다.

위의 큰 굽이로부터 시작되는 대망은 횡행결장에 붙어 있다(그림 IV-3). 위의 작은 굽이에서 시작하는 소망은 간에 붙어 있다. 대망 및 소망을 간, 횡행결장으부터 벗어나면 위의 후방에 있는 공간(망낭)이 노출된다(위의 후방에 손이 들어가게 된다).

망낭 : 윈슬로우공을 입구로 하여 위의 후방으로 넓어지는 공간.

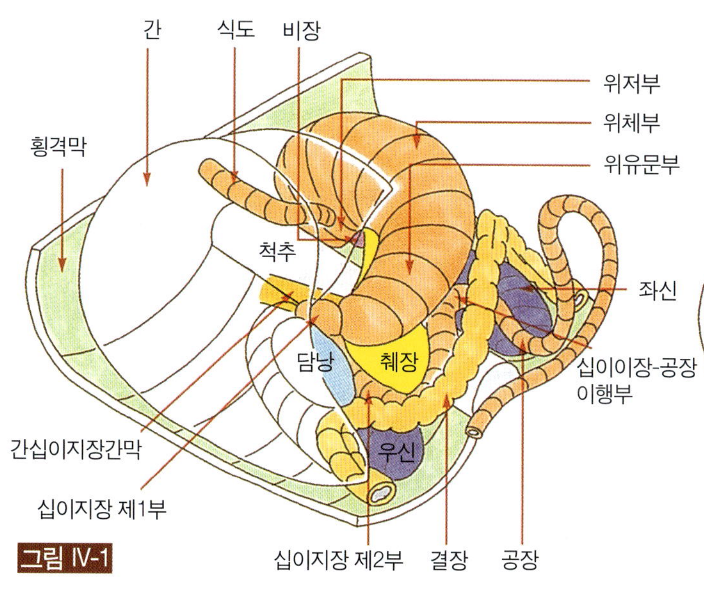

그림 IV-1

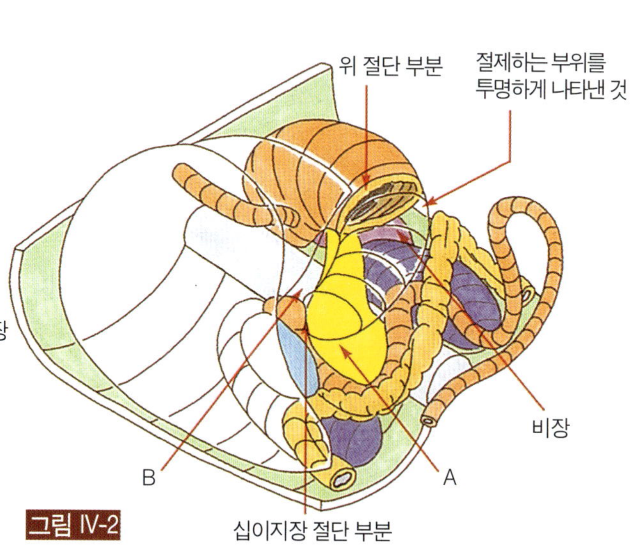

그림 IV-2

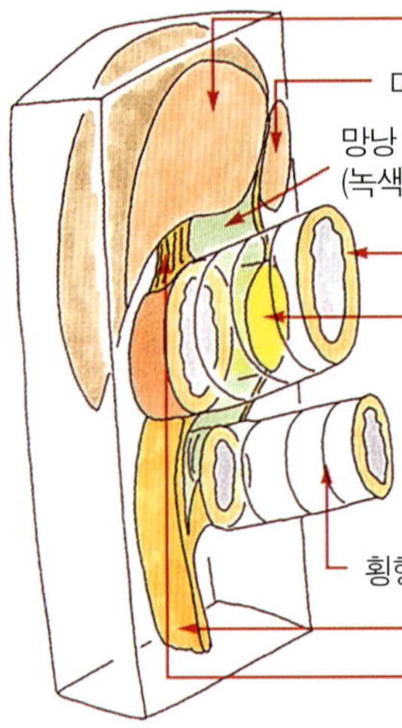

그림 IV-3 시상단

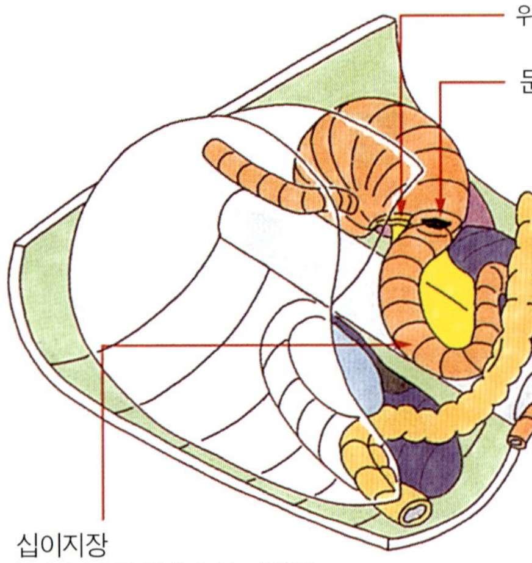

그림 IV-4 Billroth-I법

십이지장의 수동

십이지장을 후방으로부터 박리하여 이동할 수 있게 하는 것을 십이지장의 수동(그림 IV-4)이라고 한다. 췌장 후방의 림프 제거를 목적으로 십이지장의 외연으로부터 박리하여 췌장의 후방을 노출하는 경우도 있지만 통상은 Billroth-I법에 있어서 문합부의 긴장을 경감하는 것이 주요 목적이다.

십이지장 제1부의 구부 이외는 후복막에 고착하고 있어 후방으로 고정되어 이동하지 않기 때문에 이러한 상태에서 유문측의 위를 절제해, Billroth-I법으로 재건하면 위와 십이지장 제1부의 문합부에 긴장이 걸린다(그림 IV-4). 십이지장 수동에 의해 십이지장이 좌후방으로 이동할 수 있기 때문에 문합부의 긴장이 경감한다. 그러나 십이지장간막이 좌방으로 견인하므로 이동 범위도 한계가 있다.

우위대망동정맥과 우위동정맥의 절제

췌두부 전면의 림프절을 제거하면서 우위대망동정맥의 근부를 결찰분리한다(그림 IV-2 A영역). 또 간십이지장간막을 제거하면서 우위동정맥을 결찰분리한다(그림 IV-2 B영역).

위를 공급하는 동맥(그림 IV-6)

- 좌우의 위동맥은 위 작은 굽이에 연결되어 양 동맥에 의해 혈관궁이 만들어지고 있다.
- 좌우의 위대망동맥은 위 큰 굽이에 연결되어 양 동맥에 의해 혈관궁이 만들어지고 있다.
- 우위동맥은 고유간동맥으로부터, 우위대망동맥은 위-십이지장동맥으로부터, 좌위동맥은 복강동맥으로부터, 좌위대망동맥은 비장동맥으로부터 분기한다.

십이지장과 위의 절제

유문륜으로부터 0.5~2cm의 부위에서 십이지장을 잘라낸다.

좌위동맥을 근부에서 결찰분리(복강동맥 주위의 림프절을 제거), 좌측 대망동맥을 결찰분리한 후, 위를 잘라낸다.

위의 문합구를 상대의 장관 문합구의 크기에 맞추듯이 소만측을 Albert-Lembert의 2층 봉합으로 폐쇄한다(그림의 위 절단 부분 폐쇄 부위).

재건술

통상, 재건은 Billroth법으로 실시한다. 남은 위가 너무

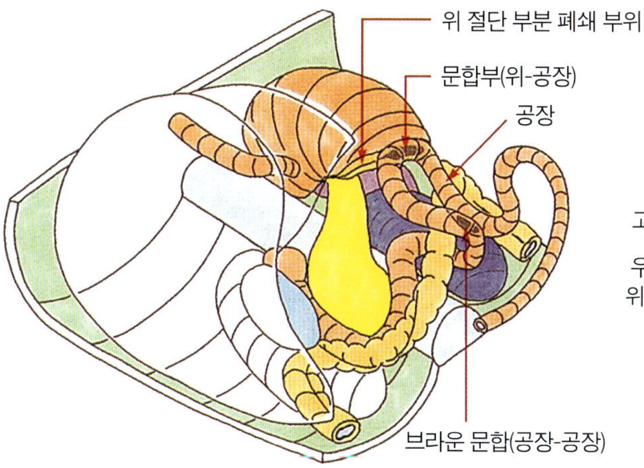

그림 IV-5 Billroth-II법(전결장 루트에서의 재건)

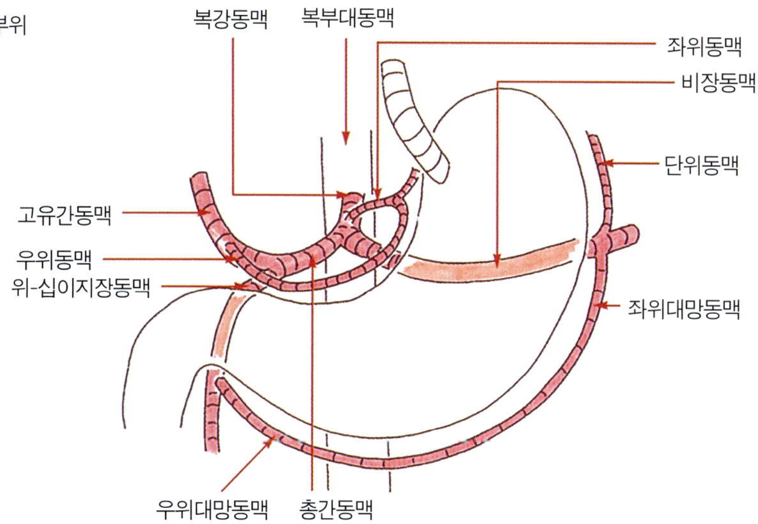

그림 IV-6 위 주위의 동맥

작아 Billroth-I법으로는 문합부에 긴장이 걸리는 경우나, 십이지장이나 그 주위에의 암 침윤이 고도인 경우는 Billroth-II법을 실시한다.

Billroth-I법(그림 IV-4) : 위의 절단 부분과 십이지장의 절단 부분을 문합한다

Billroth-II법(그림 IV-5) : 십이지장 절단 부분은 폐쇄하고 공장을 절개한다. 절개된 공장과 위의 절단 부분을 문합한다. 공장을 횡행결장의 전방 루트로 올리는 경우와 횡행결장의 후방 루트로 올리는 경우가 있는데, 전결장 루트에서는 브라운 문합을 실시할 필요가 있다.

폐복

2층에서 폐복한다. 배액관(drain)을 삽입하는 경우는 윈슬로우공을 통해 문합부 부근에 위치하여 둔다.

2. 위전체절제술

위전체절제술(total gastrectomy)은 이전에는 가장 침습이 크고 수술 후 합병증이 많은 수기에 속하였지만 기계 문합법의 확립, 수술 후 관리를 포함한 의료의 향상에 의해, 최근에는 일상에서 안전하게 실시할 수 있는 수기에 포함되게 되었다. 그러나 여전히 위독합병증이 발병하는 일이 있다. 이 수기에서 가장 주의해야 하는 것은 문합부로, 특히 식도와 소장과의 봉합 불완전을 조심해야 한다. 췌장 · 비장 합병 절제를 실시했을 경우는 같은 부위가 빈공간이 되기 때문에 농양 형성 등의 감염증에 주의하고, 또 췌장 절단 부분으로부터의 췌액의 누출을 방지해야 한다. 누출한 췌액과 소화액이 혼합하면 췌액이 활성화하여 주위의 조직이 용해되어 조직 괴사, 감염증 합병 등으로 치료에 어려움을 겪는다. 하나의 합병증이 복수의 합병증을 병발하는 경우가 많기 때문에 하나하나의 수기를 확실히 세심하게 진행시켜 나가는 것이 중요하다.

확대술, 축소술에 있어서의 술식을 결정하기 위해서 수술 전에 암의 점거부위, 육안형, 침윤도, 림프절 전이의 상황을 검색해 환자의 전신 상태, 연령, 병존 질환 등을 파악한다. 통상 구측 절단 부분과의 거리를 충분히 확보할 수 있는 경우에 유문측 위절제술(전 항목 참조)을 시행하지만, 확보할 수 없는 경우에는 위전체절제술을 시행하게 된다. 위암 수술 시에 분문측 위절제술은 림프절 제거 등의 이유로 통상 표준 술식으로서는 실시하지 않는다.

● 개복

피부절개는 그림 IV-8의 ①~④와 같이 다양하다. 환자의 체형, 림프절 제거의 정도, 합병 절제의 유무, 술자의 수기 능력이나 기호 등에 의해 선택된다. 결국 유문측 위절제술에 비해 위 상부의 시야의 확보가 중요하게 된다.

①: 검상돌기로부터 배꼽 하부에 이르는 정중 절개로 검상돌기를 제거하면 충분한 시야를 얻을 수 있다.

②: ①의 좌측에 가로절개를 더한다.

③: 우늑골궁하 절개로 개복하며, 개흉이 필요하면 절개를 제7늑간으로 연장한다.

④: 산 모양으로 굽은 가로절개를 한다.

개복하면 간 전이, 복막 전이, 림프절 전이, 복수 유무 등을 조사한다.

개복 시의 시야 (전 항목 참조)

분문은 횡격막으로 고정되고 소만은 소망에 의해 간으로, 대만은 대망에 의해 횡행결장으로 연결되어 있다. 좌측은 위비간막으로 비장과 연결되어 있다. 우측은 십이지장으로 연결되어, 십이지장은 후복벽 및 췌장에 고정되어 있다. 위의 전방 및 대부분의 후방은 고정되어 있지 않기 때문에, 이것에 의해 위는 매달려 있는 형태로 되어 있다. 즉, 위가 충분히 움직여 음식을 소화할 수 있는 구조로 되어 있다.

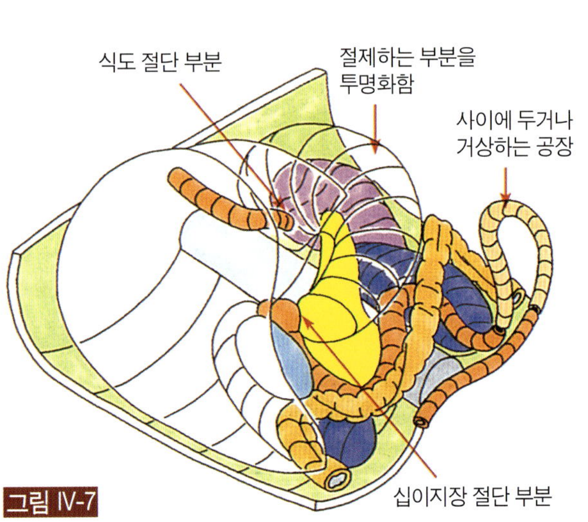

그림 IV-7

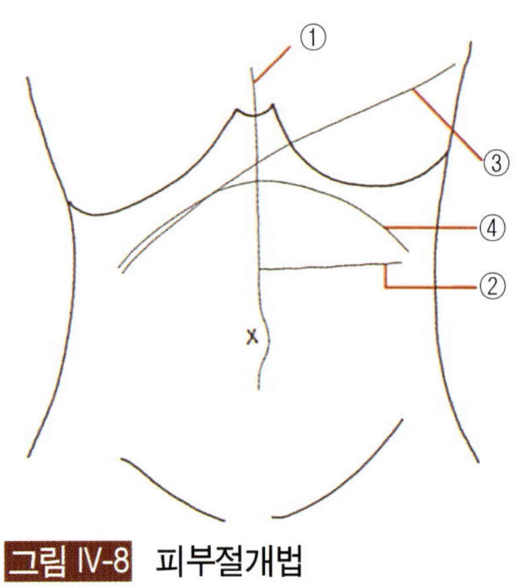

그림 IV-8 피부절개법

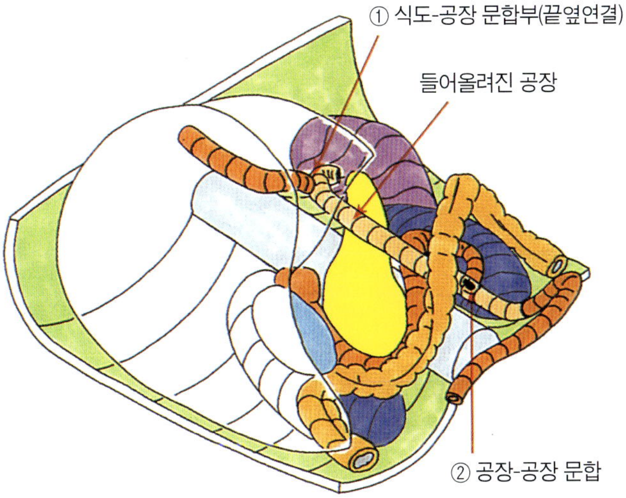

그림 IV-9 Roux-en-Y법

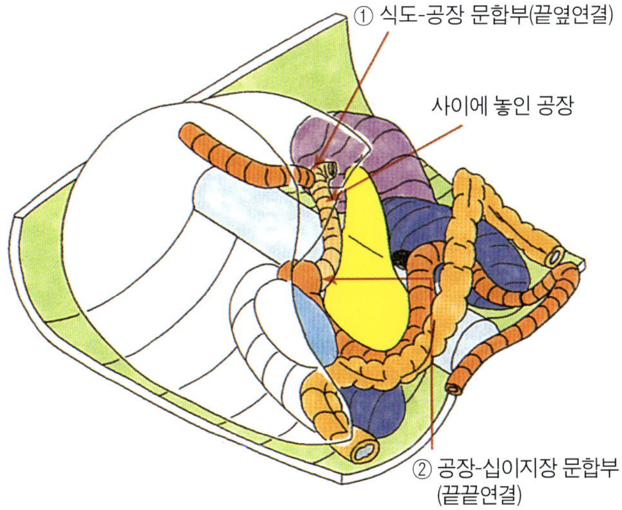

그림 IV-10 공장삽입술(Interposition법)

주위 조직으로부터 위의 분리(망낭의 개방)

대망 및 소망을 각각 횡행결장, 간으로부터 떼어낸다. 이것에 의해 망낭이 개방된다.

대망 및 소망을 간, 횡행결장으로부터 떼어내면 위의 후방에 있는 공간(망낭)이 노출한다(위의 후방에 손이 들어간 상태가 된다). 망낭의 후벽은 췌장, 대동맥, 하대정맥, 횡행결장 간막 등이다.

우위대망동정맥과 우위동정맥의 절제

췌두부 전면의 림프절을 제거하면서 우위대망동정맥의 근부를 결찰분리한다. 또한 간십이지장간막을 제거하면서 우위동정맥을 결찰분리한다.

위를 공급하는 동맥(그림 IV–6 참조)

좌우의 위동맥은 위 작은 굽이와, 좌우의 위대망동맥은 위 큰 굽이와 연결되어 양 동맥에 의해 혈관궁을 만들고 있다. 우위동맥은 고유간동맥으로부터, 우위대망동맥은 위–십이지장동맥으로부터, 좌위동맥은 복강동맥으로부터, 좌위대망동맥은 비장동맥으로부터 분기한다.

십이지장의 절제

유문륜으로부터 0.5~2cm의 부위에서 십이지장을 잘라낸다.

위적출 후의 재건이 Roux-en-Y법(그림 IV-9)에 의한 경우는 십이지장 절단 부분을 폐쇄한다. 공장삽입술(Interposition법)(그림 IV-10)의 경우는 절단 부분을 겸자로 파지한 후 절제하여 공장을 문합할 때 떼어낸다.

좌위동맥의 절제

복강동맥 주위의 림프절을 제거해 좌위동맥을 근부에서 결찰절단한다.

위대만측의 처리

위대망동맥, 단위동맥을 결찰절단한다. 위상부 진행암에서는 비장동맥 주위 및 비문부에의 림프절 전이의 빈도가 높기 때문에 비장 및 췌미부 또는 체미부를 절제한다. 암의 진행도와 췌장에의 침윤 정도에 따라 췌장의 절제선을 결정한다.

우측 횡격막 하강에 의해 오른손을 넣을 수 있으면 비장의 외연을 촉지할 수 있다. 비장의 후방은 후벽에 붙어 있으므로 같은 부위에서 외연을 따라 들어간 손은 멈춘다. 같은 부위를 후복벽으로부터 박리해 나가면 췌장의 후방에 연결되므로 이대로 박리해 나가면 비장동맥근부, 대동맥 좌연에 이른다.

췌장 · 비장 합병 절제를 반드시 해야 하는 이유

① 비장동맥이 췌장 조직에 매몰하듯이 존재하고 있고 ② 비문부에는 여러 개의 비동정맥이 있어 림프절만을 제거하는 것이 곤란하기 때문이다.

식도의 제거

복부식도를 제거하면, 위가 완전하게 복부로부터 분리되어 적출할 수 있다. 복부식도를 제거할 때 식도를 따라 주행하는 2개의 미주신경을 결찰분리하면 식도는 부드럽게 따라오게 된다. 식도 절단 부분이 흉강으로 파고 들어가지 않도록 식도 겸자로 잡은 후에 잘라낸다.

재건술

재건술식에는 여러가지 방법이 있다. 이 중 대표적인 두 가지 수기를 설명한다.

Roux-en-Y법(그림 IV-9) : 식도와 들어올린 공장을 끝끝연결(end to end anastomosis) 또는 끝옆연결(end to side anastomosis)을 한다(①)(들어올린 공장의 구측을 루프로 하는 방법도 있다). 그리고 공장과 공장을 끝옆연결로 한다(②).

공장간치술(Interposition법)(그림 IV-10) : 식도와 십이지장의 사이에 들어올린 공장을 문합하는 식도와 공장은 끝끝연결 또는 끝옆연결(①), 십이지장과 공장은 끝옆연결(②)로 문합한다.

폐복

폐복 전에 배액관을 식도-공장 문합부 근처에 삽입하여 수술 후 봉합 부전이 생겨도 감염소가 퍼지지 않도록 예방한다. 좌측 횡격막 하강에 빈공간이 생기는 경우나 췌액루의 가능성이 있는 경우에는 좌측 횡격막 하강에도 배액관을 유치한다.

3. 췌두십이지장절제술

췌두십이지장절제술(pancreaticoduodenectomy)이란 췌두부 영역(췌두부나 구부, 대십이지장유두부, 십이지장, 중 · 하부 담관)의 종양을 적출하기 위해서 췌두부와 십이지장을 절제하는 수술 수기이다. 이 술식은 매우 복잡한 수기의 하나이지만 췌장이 복강 중심에 있어 복부 장기가 형성되는 발생과정의 회전축 중심부에 있기 때문에 각 기관과 복잡한 위치관계를 형성하는 것을 그 이유로 들 수 있다. 아래에 설명하면

(1) 췌장의 후방에는 복강동맥이나 상장간막동맥의 근부가 있고, 또 이들을 둘러싸는 신경총이 췌장과 밀착하고 있다.

(2) 췌관이 십이지장에 개구하기 위해서 십이지장이 췌장에 접하고 있다. 그리고 췌장을 감싸듯이 주행해 공장 이행부에서 트라이트인대를 형성한다. 췌구부(구상돌기)에 유착하는 십이지장 제3부(수평부)는 상장간막동정맥의 후방에 있다.

(3) 췌관과 담관이 췌장 내에서 합류한다.

수술

췌두부를 후방에서 박리하면 췌두부(배측)에서 총담관을 촉지할 수 있다(총담관을 누르면 들어간다). 즉, 총담관은 췌두부(배측)에 접해 하행하고, 그 후 우측으로 굴곡하면서 췌장 내에 접어든다(췌장 내에 곧바로 매몰되어 버리는 증례도 있음). 그리고 췌관과 합류한다.

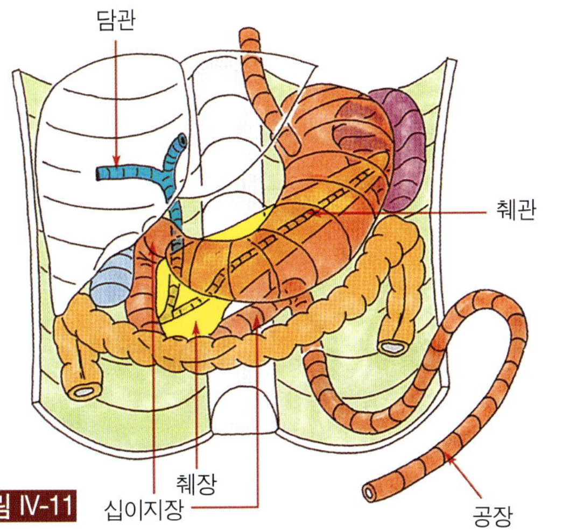

그림 IV-11

(4) 발생과정에서 췌두부와 구부가 십이지장의 전후로 나누어져 있었지만 최종적으로 합한다(그림 IV-13). 이 때문에 상장간막정맥은 췌두부와 구부의 사이를 주행한다(그림 IV-14).

상장간막정맥

비장정맥은 상장간막정맥과 합류해 문맥 본간이 된다. 비장정맥은 췌두부로 연결되는 췌체미부(배측)에 붙어있고, 문맥 본간은 췌두부와 체부의 경계(췌경부)의 배측에 붙어 있다. 한편, 상장간막정맥은 췌두부와 구부의 사이에 끼어져 주행한다. 복부초음파 검사(종단스캔)로 비장을 보면, 상장간막정맥의 전방이 췌두부이고 후방이 췌구부인 것을 쉽게 알 수 있다. 프로브를 우측으로 흔들면 췌구부가 하방까지 넓은 범위로 넓어지고 있는 것을 알 수 있다.

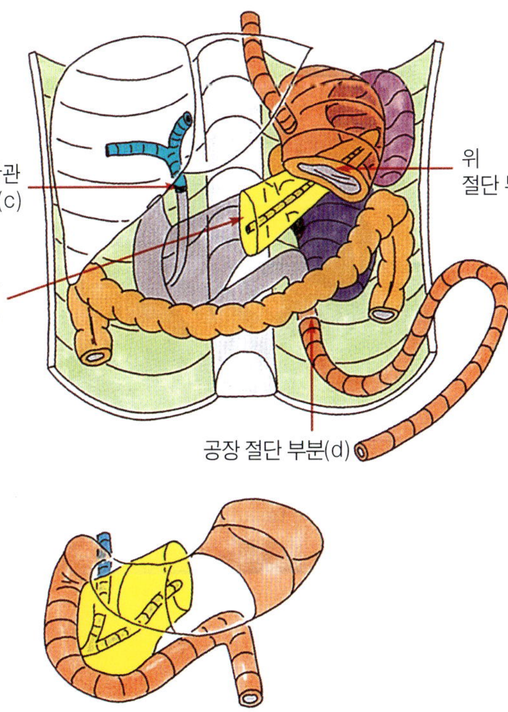

그림 IV-12 췌두십이지장절제술의 적출 범위

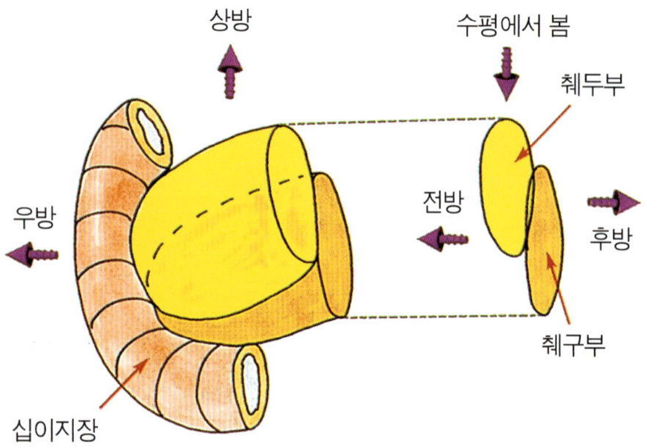

그림 IV-13 췌두부와 구부

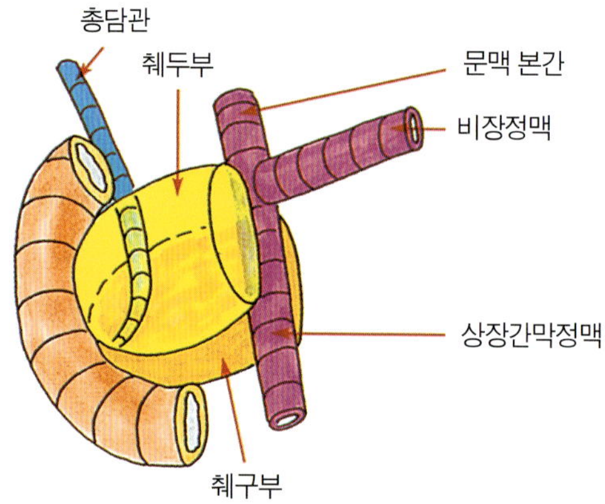

그림 IV-14 담관과 문맥

(5) 하대정맥의 전방에 위치한다.
(6) 위의 후방에 위치한다.
(7) 췌장 전면이 망낭의 벽을 감싸는 복막으로 감싸져 있다.

이상을 알면 췌두십이지장절제술을 이해할 수 있다. 여기서 실제로 필요한 수술 조작의 방법을 설명하면

① **췌두부 및 십이지장의 수동** : 후방 조직으로부터 박리한다. 이것에 의해 췌두부가 후방으로부터 유리해 손으로 잡을 수 있게 된다.
② **위의 절제** : 췌장의 전방에 있는 위를 절제하면 췌장 전면을 바로 볼 수 있다(그림 IV-12a : 위 절단 부분이 남는다).
③ **문맥 본간 · 상장간막정맥의 췌장으로부터의 박리와 췌장의 절제** : 문맥 본간 · 상장간막정맥을 췌장으로부터 박리해 박리부에서 췌장을 절단한다(그림 IV-12b : 췌체부의 절단 부분이 남는다).
④ **담관의 절제** : 간십이지장 간막내의 담관을 잘라낸다(그림 IV-12c : 간측 담관의 절단 부분이 남는다).
⑤ **십이지장 하부의 박리와 공장 분리**(그림 IV-12d : 공장 절단 부분이 남는다).
⑥ **소화관 재건** : 위(a), 췌장(b), 담관(c), 공장(d)의 절단 부분이 생기기 때문에 재건 시에는 이것들을 문합해야 한다.

이러한 문합술식에는 다음과 같이 여러 가지 방법이 있다(그림 IV-15).

Child법 : 공장을 끌어올려 여기에 췌장 · 담관 · 위의 절단 부분을 순서대로 문합한다.

Whipple법 : 공장을 끌어올려 여기에 담관 · 췌장 · 위의 절단 부분을 순서대로 문합한다.

Imanaga(今永)법 : 공장 · 위의 절단 부분을 문합하는 공장의 측벽과 췌장 · 담관의 절단 부분을 각각 문합한다.

위췌장문합법 : 위의 후벽에 췌장 절단 부분을 문합하고 공장에 위 · 담관의 절단 부분을 문합한다.

개복

피부절개에는 여러 가지가 있는데 췌두십이지장절제술에서는 특히 시야의 확보가 중요하다. 따라서 복부를 크게 절개하게 된다. 개복하면 간 전이, 복막 전이, 림프절 전이, 복수 유무 등을 조사한다.

췌두부 및 십이지장의 수동

십이지장 제2부의 우연으로부터 후방으로 들어간다. 췌두부를 좌측으로 뒤집는 느낌으로, 붙어 있는 후복막을 절개하여 십이지장 췌두부를 후복막강으로부터 분리한다. 대동맥 우연까지 쉽게 박리할 수 있다. 이후의 수기에 있어서의 예상하지 못한 출혈 등에 대처하기 위한 중요한 준비이다.

십이지장 제1부를 제외하고 제2~4부는 후복막에 붙어 있다. 따라서 십이지장의 외측에서 손을 넣어도 췌두부

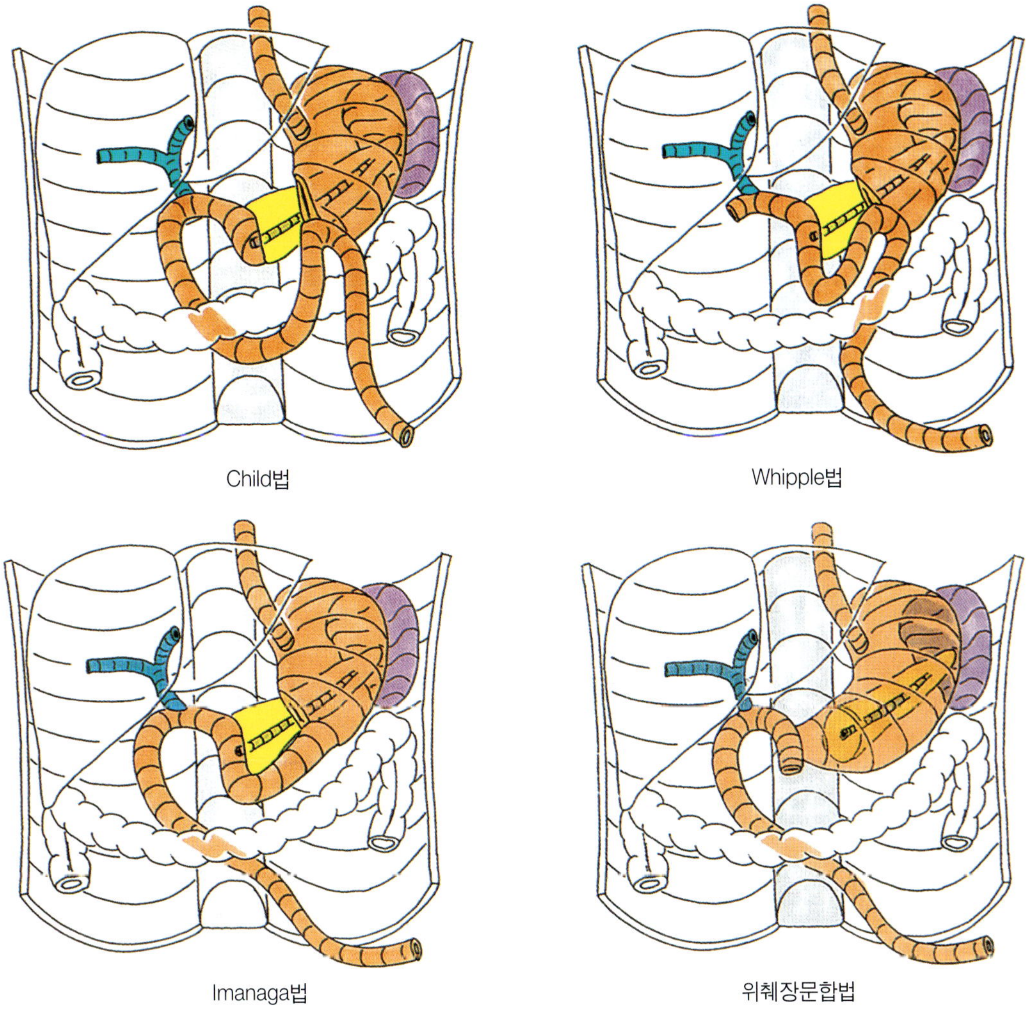

그림 IV-15 재건 방법

의 후방에는 들어가지 않는다. 따라서 수술에 앞서 췌두부 및 십이지장의 수동이 필요하다.

문맥 본간 및 상장간막정맥의 노출

간십이지장간막을 절개해 문맥 본간을 노출하여 이것을 고유간동맥, 담관으로부터 나눈다. 상장간막정맥은 망낭의 후방에 위치하므로 망낭을 개방(제IV장 항목 1을 참조)할 필요가 있다. 이 상태에서는 췌두부에 의해 상장간막정맥과 비장정맥의 합류부는 보이지 않는다.

췌두부 : 췌두부와 체부의 사이에서 상장간막정맥 전면에 있는 부위를 췌경부라고 한다.

위의 절제

위의 유문측 절제를 실시한다(제IV장 항목 1을 참조). 총간동맥 주위 림프절 및 위 작은 굽이의 림프절을 제거하여 위-십이지장동맥을 근부에서 결찰분리한다.

췌경부의 절제

상장간막정맥의 좌우에는 분지가 존재하지만, 전방에는 없다. 따라서 췌경부 후면에서 상장간막정맥 전면을 박리할 수 있다(터널링). 이것에 의해 절제 예정선의 췌장 후면이 분리된다(나아가 좌측에서 절제하는 경우는 절제예정선을 중심으로 비장정맥에 유입하는 비장정맥도 결찰분리한다). 췌경부의 후방에 거즈 또는 금속성 판대기 등을 올리고(상장간막정맥의 손상 방지) 췌장을 잘라낸다. 췌장 절단 부분의 췌관을 확인한다. 내부에 튜브를 통과시킨 후, 빠지지 않게 고정한다. 췌장 절단 부분으로부터의 출혈이 많기 때문에 신속하게 지혈 처리를 한다.

담관의 절제

담낭을 적출한 후에, 총간관에서 잘라낸다. 동시에 간십이지장간막 내의 림프절을 제거한다.

간십이지장간막 : 간십이지장간막과 타장기(소화관이나 췌장)를 연결하는 파이프의 역할을 하고 있다. 파이프 내에는 담관, 문맥, 동맥, 림프관이 있고 이들이 다발을 지어 인대(간막)로 감싸여 있다.

공장의 절제

공장 기시부에서 약 10cm의 부위에서 잘라낸다. 십이지장 제3, 4부 주위를 박리(림프절 제거도 포함)한 후 절제한 구측 공장을 상장간막동정맥의 후방을 통해 우측으로 끌어낸다.

췌두부 및 십이지장, 위유문부의 적출

췌두부를 후방 조직으로부터 박리한다. 많은 췌정맥이 상장간막정맥의 우측에 유입하므로, 이것을 세심하게 결찰분리해간다. 췌구부는 상장간막정맥의 우측에서 후방, 상장간막동맥의 후방으로 유착해 일부가 상장간막동정맥과 대동맥 사이에 존재하고 있으므로 이것들로부터 박리해나간다. 이에 의해 췌두부 및 십이지장, 위유문부가 주위 조직으로부터 분리되어 적출된다.

재건술

134쪽에서 여러 가지의 재건 방법(Child법, Whipple법, Imanaga법, 위췌장문합법)을 설명하였다. 문합은 췌관-공장 문합(또는 췌장관위문합), 담관-공장 문합, 위-공장 문합의 세 가지이다.

여기서 중요한 것은 췌관에 삽입한 튜브를 체외로 유도해 췌액의 대부분을 배액하는 것, 담관 문합부에도 튜브를 삽입하여 담즙의 대부분을 체외로 배액하는 것이다.

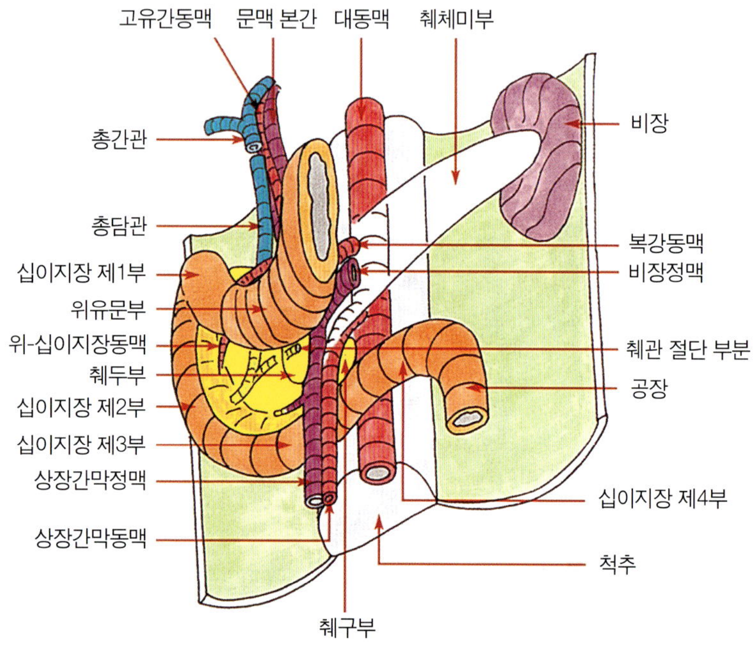

그림 IV-16 좌하방으로부터 본 췌두부 및 그 주위

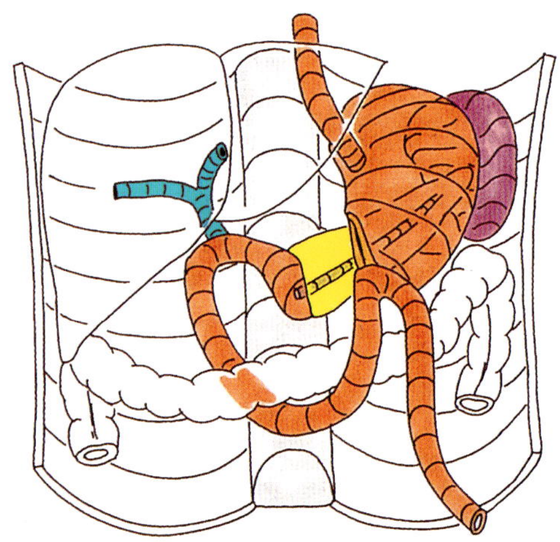

그림 IV-17 재건방법(Child법)

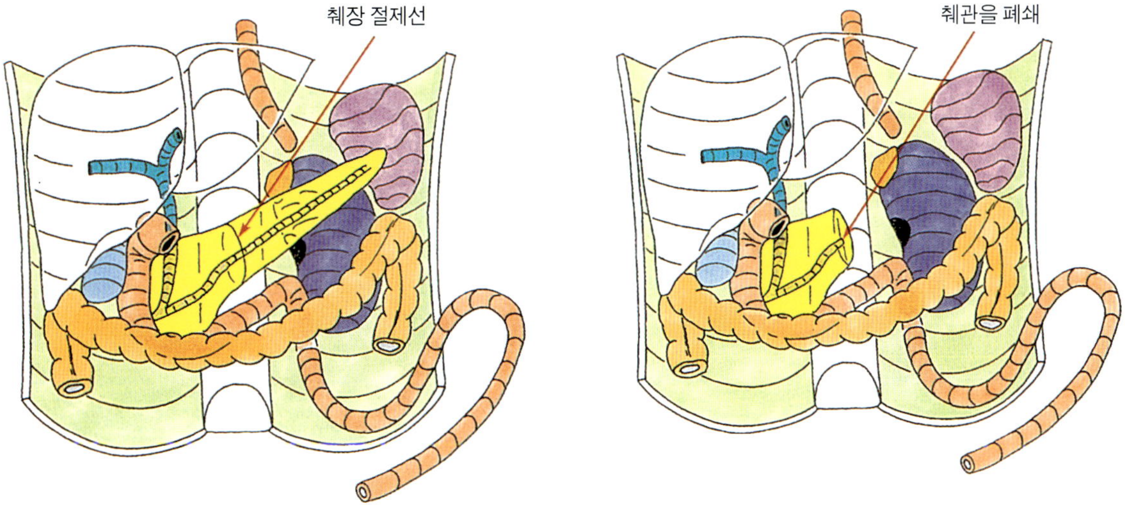

그림 IV-18 참고 : 췌체미부 절제술의 술식에서는 소화관의 재건을 필요로 하지 않는다.

개복

배액관을 담관공장문합부, 췌관공장문합부 등에 유치해 개복한다.

배액관 수술 조작에 의해 빈 공간이 존재하는 경우, 같은 부위에 저류한 혈액이나 림프액을 배액한다. 또한 문합부로부터 누출한 담즙이나 췌액을 배액한다. 따라서 배액관은 주로 문합부나 액체가 모이기 쉬운 부위에 유치시킨다.

참고로 췌체미부 절제술의 술식을 그림 IV-18에 나타낸다.

4. 담낭적출술 · 총담관절석술

담낭내 결석의 수술 술식은 담낭적출술(cholecystectomy)이다(그림 IV-20). 총담관 내에 결석이 있는 경우는 총담관을 절개해 수술한다〔총담관절석술(choledocholithotomy)〕(그림 IV-21).

개복

피부절개에는 여러 가지 방법이 있다. 대표적인 절개법으로 경복직근 세로절개법, 늑골궁하 절개법이 있다. 복강경하 담낭적출술에서는 통상 네 군데의 소절개를 실시한다.

개복하면 간우엽 하방에 부착하고 있는 담낭 저부가 시야에 나타난다. 간 하면을 위로 들어 올리면 담낭와에 들어와 있는 경부, 체부를 볼 수 있다. 총담관, 총간관은 간십이지장간막 내에 있기 때문에 노출되지 않고 있다.

담낭동맥의 결찰 · 절제

담낭 경부로부터 담낭담관, 간십이지장간막에 걸친 장막을 절개해 지방조직을 나누면, 담낭동맥이나 담낭담

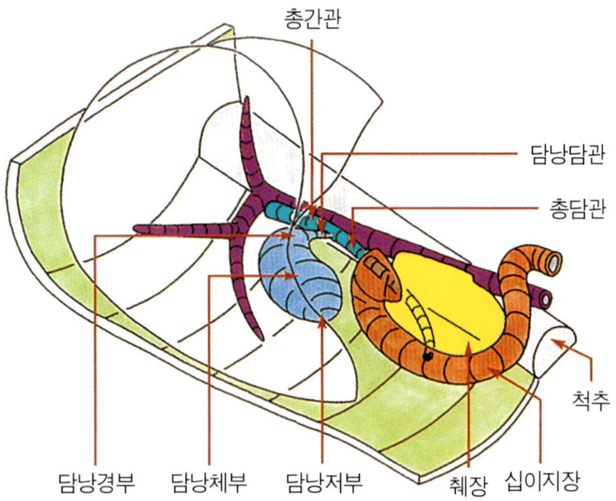

그림 IV-19

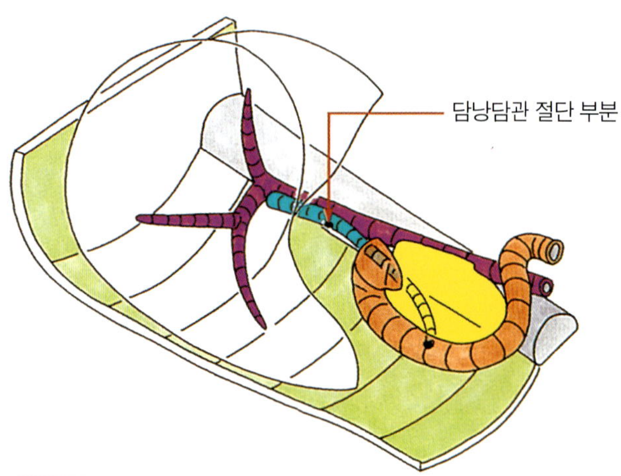

그림 IV-20 담낭의 적출

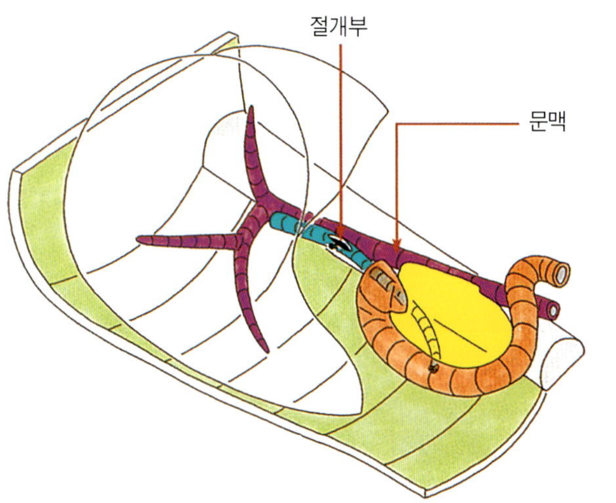

그림 IV-21 총담관의 절개

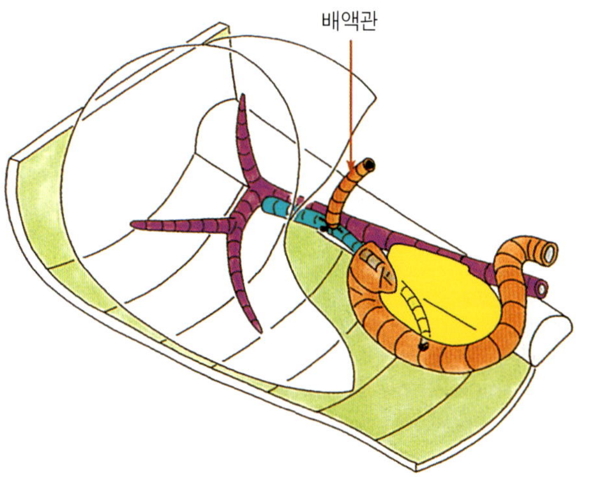

그림 IV-22 배액관의 삽입

관이 노출한다. 담낭동맥을 결찰하고 나서 잘라낸다.

칼로(Calot) 삼각 : 총담관, 간하면, 담낭담관으로 둘러싸인 삼각형의 영역을 말한다. 이 안을 우간동맥이 주행하며 그 동맥으로부터 담낭동맥이 분지한다.

담낭상으로부터 담낭의 박리, 담낭담관의 결찰 · 절제

담낭 저부로부터 박리해 나가면, 삼관합류부에 이른다. 담낭담관을 결찰해 잘라낸다. 복강경하 담낭적출술에서는 복강경으로 모니터하면서 긴 겸자를 이용해 이러한 수기를 실시한다.

삼관합류부 : 담낭담관과 총간관, 총담낭의 합류부를 말한다.

총담관 절개

총담관을 절개했을 경우는 같은 부위에 배액관을 유치해 체외로 담즙을 유도한다(그림 IV-22). 마지막으로 개복한다.

5. 소장절제술

소장에는 십이지장, 공장, 회장이 있지만, 통상 소장절제술(resection of the small intestine)이라고 하는 경우는 장간막이 있는 공장 또는 회장의 절제 문합을 의미한다. 공장, 회장(이후, 소장이라고 적는다)은 십이지장-공장 이행부(십이지장공장굽이)로부터 시작되어 회맹부에 이른다. 절제 범위는 여러 가지이다.

● 개복

소장은 하복부에 위치하므로 피부절개는 배꼽부위를 중심으로 한 정중절개로 개복한다.

● 소장간막의 절개와 혈관의 분리(그림 IV-23)

소장을 지배하는 혈관(동정맥)을 결찰분리한다. 동정맥은 그림 IV-25와 같이 혈관궁을 형성하면서 소장간막 내를 주행하고 있기 때문에 소장간막을 절개해 차례로 동정맥을 결찰분리한다.

절제 범위에 의해 혈관의 분리 부위를 결정해야 하는데, 문합부의 혈류 장애가 생기지 않도록 주의할 필요가 있다.

● 소장 문합(Albert-Lembert 봉합, 그림 IV-24)

벽의 구성은 외측으로부터 장막층, 종주근층, 윤상근층, 점막하층, 점막층으로 되어 있는데, Albert-Lembert 봉합에서는 상기의 전층을 봉합한 후 장막, 근층을 봉합한다. 문합 시에는 혈관이 풍부한 점막하층은 조직 유합에 중요한 역할을 하므로 이 층이 서로 접착하도록 유의한다.

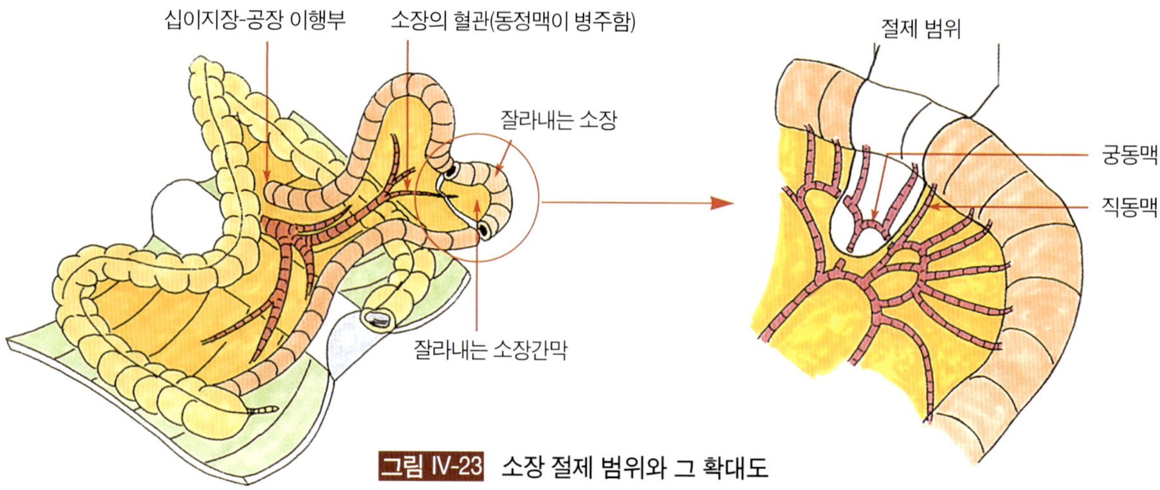

그림 IV-23 소장 절제 범위와 그 확대도

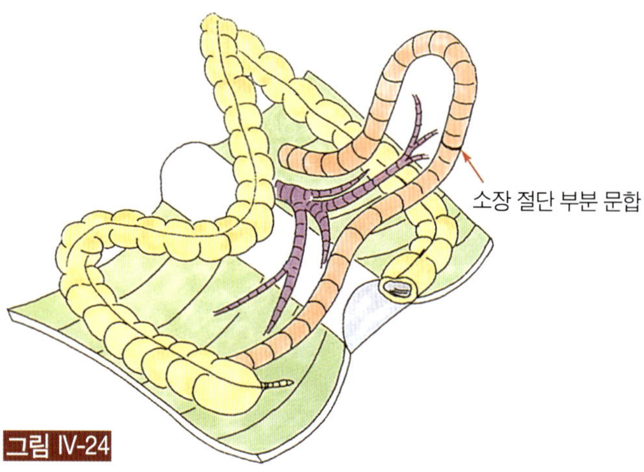

그림 IV-24

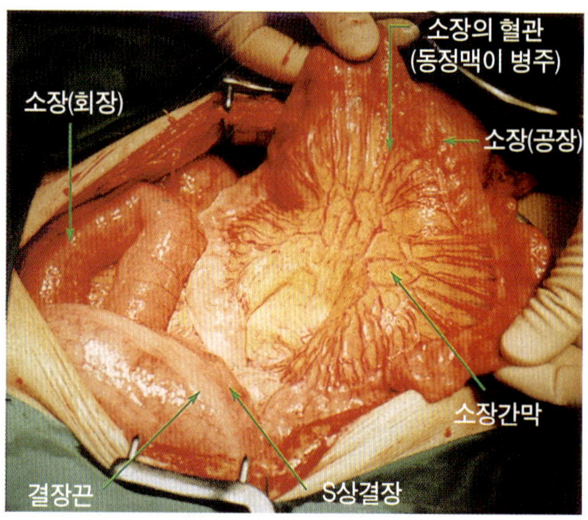

그림 IV-25 수술 사진

6. 결장절제술

결장암에 대한 근치적 표준 술식에 대해 설명한다. 결장절제술(resection of colon)에서는 장관 절제뿐만 아니라 림프절 제거를 목적으로 지배 동맥을 포함한 장간막의 절제가 필요하다. 암 발생 부위에 따라, 상행결장 또는 횡행결장 우측에서는 우반결장절제술(right hemicolectomy), 횡행결장 중부에서는 횡행결장절제술(resection of transverse colon), 횡행결장 좌측 또는 하행결장에서는 좌반결장절제술(left hemicolectomy), S상결장에서는 S상결장절제술(sigmoidectomy) 또는 전방절제술(anterior resection)이 시행된다.

개복

정중절개로 개복한다. 간 전이, 복막 전이, 림프절 전이, 복수 유무 등을 조사한다.

절개는 절제부위에 따라 다르다. 결장은 하복부 장기이지만 우반결장절제술, 횡행결장절제술, 좌반경장절제술 시에 간만곡부, 또는 비장만곡부를 조작할 필요가 있으므로 상복부까지 절개해야 한다. S상결장절제술에서는 통상, 하복부 정중절개로 충분하다.

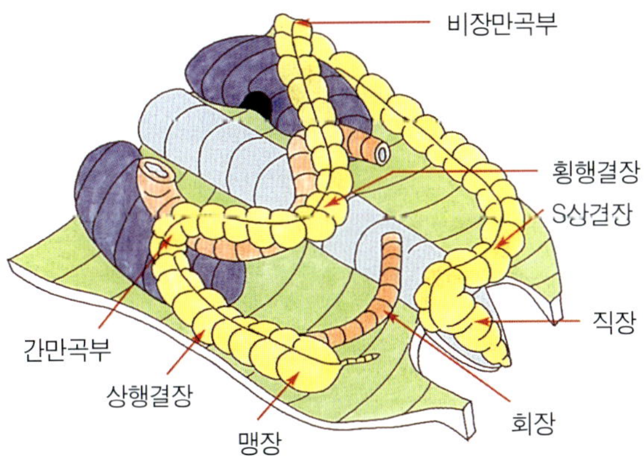

그림 IV-26 결장의 오리엔테이션

후복벽, 주위 조직으로부터의 결장 분리

결장을 후복벽 등 주위로부터 분리하면 소장과 마찬가지로 결장은 배측으로 올라온다,

발생과정에 있어서 상행결장 · 하행결장 및 그 장간막의 후방은 후복막과 유착한다. 이들의 유착부위(Toldt의 근막)를 박리하게 되는 것이지만 실제로는 쉽게 박리할 수 있다. 한편 후복벽으로부터 떨어져 가동성을 갖는 부위는 횡행결장, S상결장(단, 일부에서 장관 및 장간막이 후복막과 유착하고 있다)으로 길이도 개인차가 현저하다.

결장 절제

지배 동맥을 확인하면서 동정맥의 결찰분리, 장간막의 절제, 그리고 장관의 절제를 실시한다. 각 술식에서는 아래와 같이 동맥을 근부에서 결찰분리한다.

우반결장 절제 : 회결장동맥, 우결장동맥, 중결장동맥 우지

횡행결장 절제 : 중결장동맥

좌반결장 절제 : 중결장동맥 좌지, 좌결장동맥, S상결장동맥

S상결장 절제 : 하장간막동맥 또는 S상결장동맥(상직장동맥)

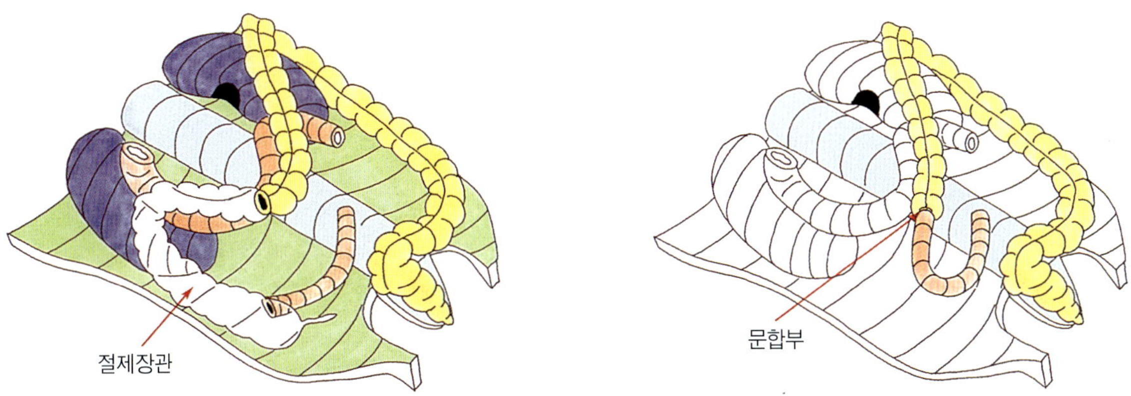

그림 IV-27 우반결장절제술(right hemicolectomy)

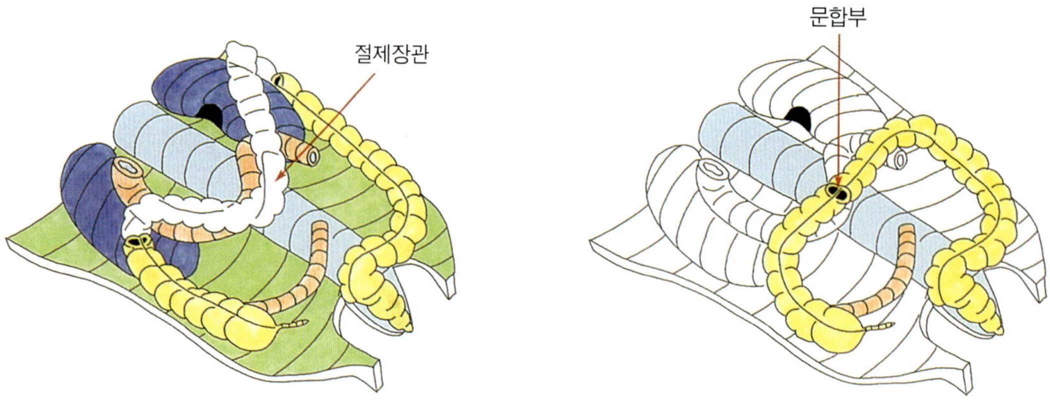

그림 IV-28 횡행결장절제술(resection of transverse colon)

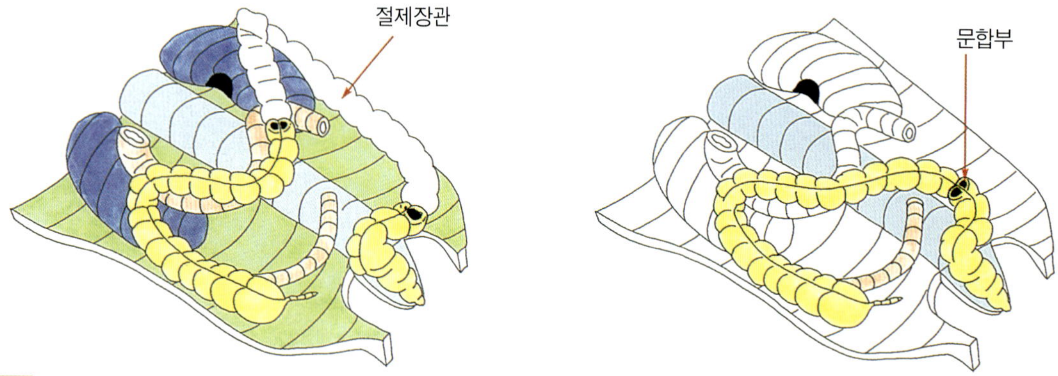

그림 IV-29 좌반결장절제술(left hemicolectomy)

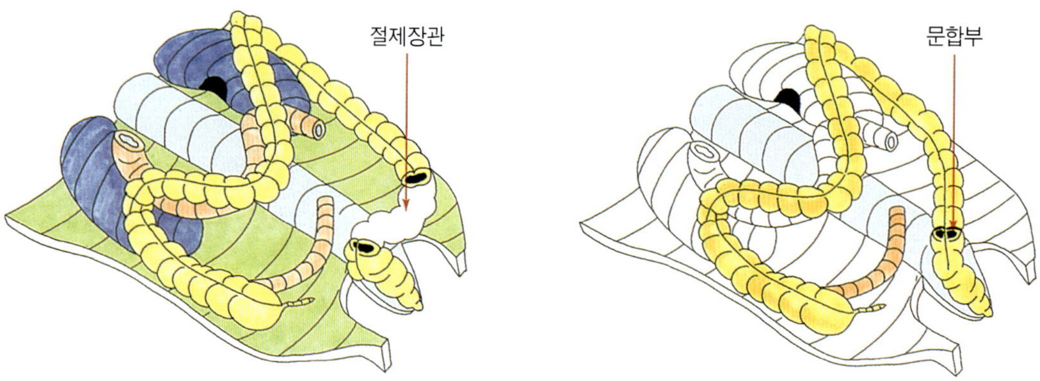

그림 IV-30 S상결장절제술(sigmoidectomy)

문합 및 장간막 폐쇄

통상, 끝끝연결을 실시한다. 대표적인 손바느질 문합으로 장벽의 전층을 봉합한 후에 장막 근층을 봉합하는 Albert-Lembert 봉합이 있다. 기계 문합에서는 옆옆연결, 끝옆연결을 실시하는 경우도 있다. 장간막끼리를 봉합(폐쇄)하여 같은 부위로부터의 소장의 탈출(감돈)을 예방한다.

개복

상복부는 2층, 하복부는 3층에서 개복한다.

7. 직장수술

직장암에 대한 근치적 표준 술식의 대표적인 술식으로 저위전방절제술(low anterior resection), 복회음식직장절단술(Miles' operation)이 있다. 전자는 항문괄약근을 온존해(항문을 남김), 소체골반강 내에서 절제 끝부분을 문합하는 데 비해(그림 IV-32, 저위전방절제술), 후자는 회음부를 절개해 항문괄약근을 포함하여 직장을 적출하는 수술이다(그림 IV-33). 따라서 후자는 소화관끼리의 문합은 없고, 절제 끝부분은 인공항문이 된다.

개복

정중절개로 개복한다. 복회음식직장절단술에서는 회음부 절제도 필요하기 때문에 회음부 조작과 개복 조작의 양 조작을 실시한다.

주위 조직으로부터의 직장 분리

직장을 전골 및 방광, 전립선, 자궁, 질 등에서 박리한다. 직장은 골반강에 있다(그림 IV-31). 직장의 후방은 천골에 접한다. 수술에서는 이 사이를 박리해 나간다. 전방에는 방광, 전립선, 자궁, 질 등이 접한다. 복막 반전부로부터 하방으로 절개해 분리해 나간다. 방광의 후방에 접합하는 좌우 수뇨관 손상에도 주의한다.

직장 절제

지배 동맥을 확인하면서 동정맥의 결찰분리, 그리고 장관의 절제를 실시한다.

하장간막동맥의 최종가지인 상직장동맥은 직장 후벽을 따라 하행해 직장 위 3/4에 분포한다. 중직장동맥은 내장골동맥으로부터 분기해 좌우로부터 직장 하부에 분포한다. 하직장동맥은 내장골동맥의 분지인 내음부동맥으로부터 나뉘어 항문부에 분포한다.

장관 문합 또는 인공항문 조성

복막 반전부보다 하방에 문합부가 있는 경우를 저위전방절제술, 상방에 있는 경우를 전방절제술이라고 한다. 복회음식직장절단술에서는 문합하기 위한 직장의 항문측 끝부분이 없기 때문에 인공항문이 된다.

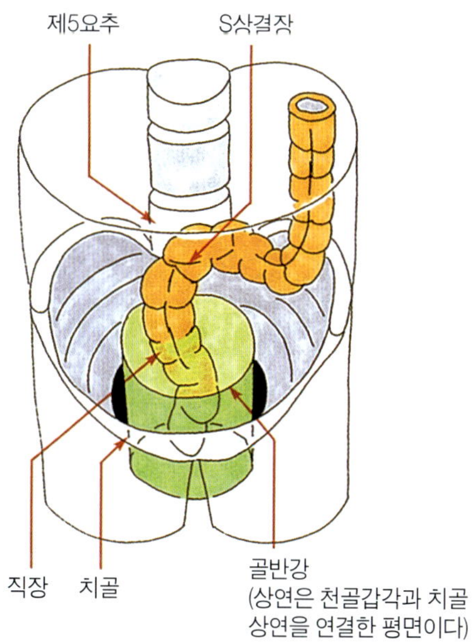

그림 IV-31 수술

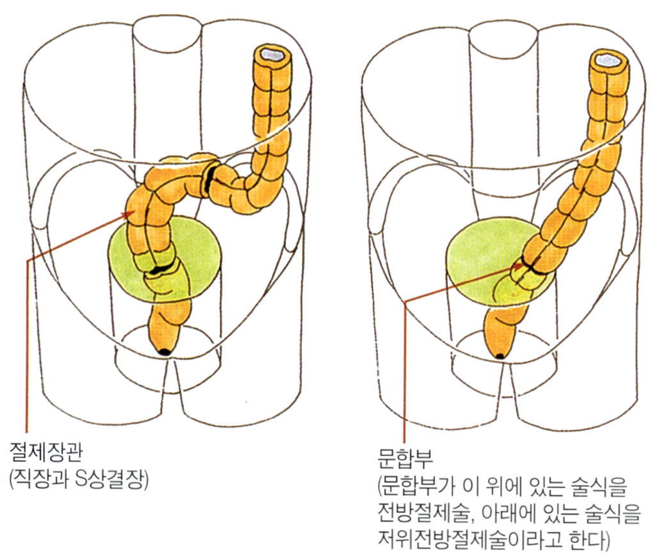

그림 IV-32 저위전방절제술

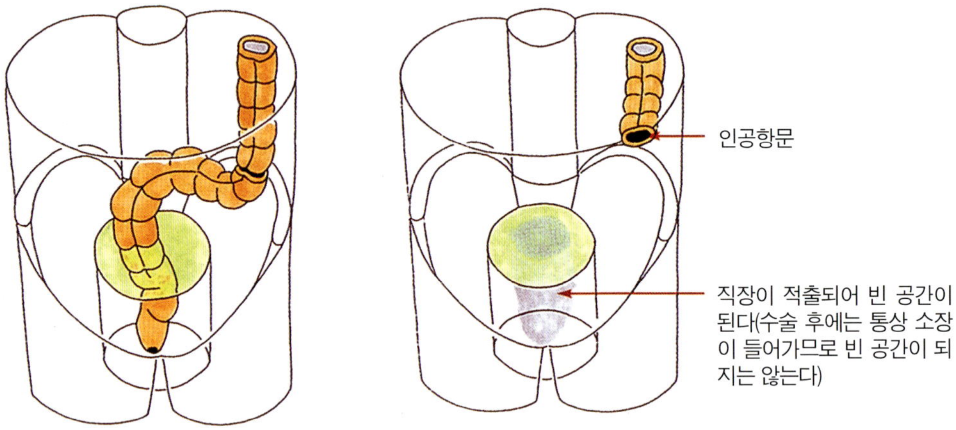

그림 IV-33 복회음식 직장절제술

제 V 장
국가고시 출제 영상과 그 감별

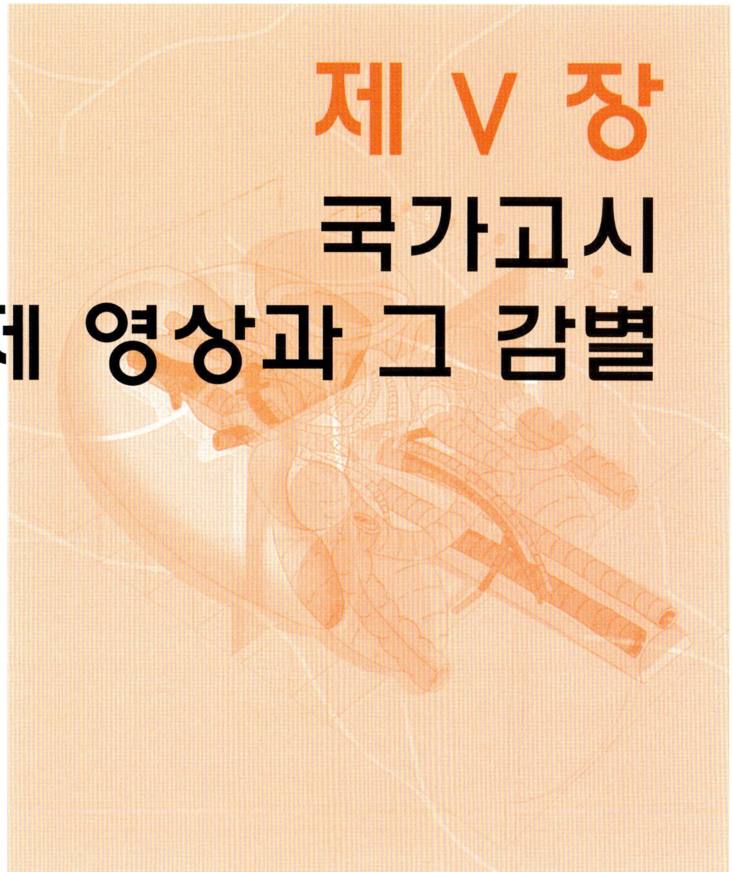

국가고시에 출제되는 영상은 전형 영상으로, 각 병변의 특징을 분명하게 보이고 있다. 이 전형상을 충분히 이해한다면 그것은 영상 판독의 기초가 될 것이다. 앞으로 국가고시를 보게 될 분들은 물론, 이미 의사가 되신 분들도 기본으로 돌아가 읽어 주시길 바란다.

영상 진단을 배울 때에는 질환의 특징을 잘 나타내고 있는 전형 영상을 많이 판독하는 것이 중요하다. 국가고시에는 전형상만 출제되므로 판독 훈련으로서의 의미도 있어 과거에 출제된 영상을 가능한 한 많이 게재하기로 하였다.

본 장의 구성은, 이미 본문에 게재된 영상과 유사한 것을 「유사 영상」, 본문 게재 영상을 이해하는 데 도움이 되는 것을 「참고 영상」, 본문 영상과의 차이를 확인해 진단하는 것을 「감별 영상」으로 하고 있으며 이들을 판독하는 것에 의해 각 병변의 특징을 파악하는 것을 목적으로 하고 있다. 기본으로 돌아가 전형상을 판독하면서 각 질환을 정리하기 바란다.

1. CT · MRI상의 판독

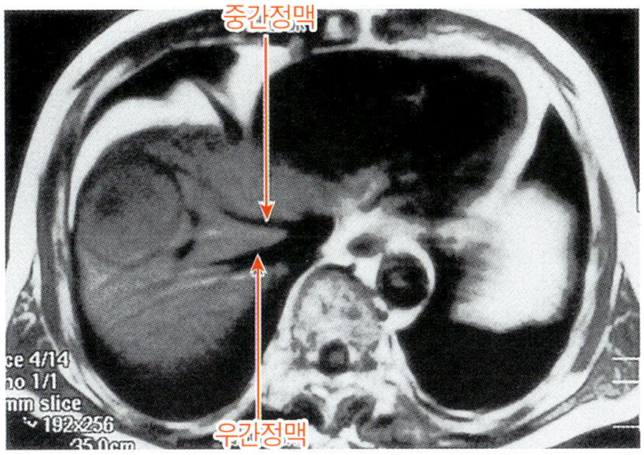

그림 1　91A49-No.1　[해부] 그림 II-2

복부 MRI 검사 : 종괴가 점거하는 구역명을 묻는 문제

종양은 우간정맥과 중간정맥 사이의 영역에 위치하므로 간전구역인 것을 알 수 있다. 이 중 우간정맥 및 중간정맥의 근부가 보이고 있으므로 상방의 영역이다.

■ 답 : S_8

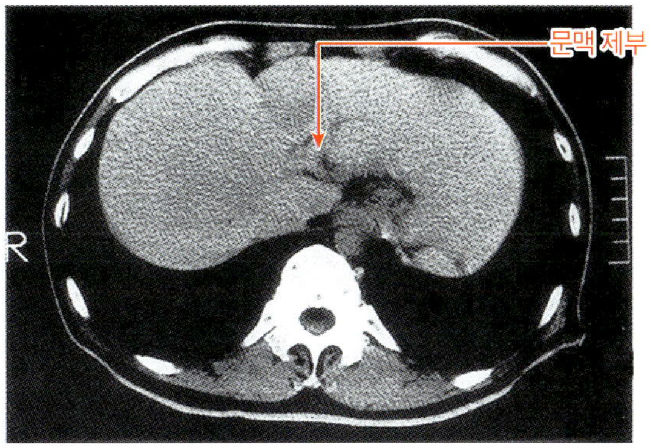

그림 2　90B43-No.3

[해부] 그림 II-2, [유사] 그림 III-80

복부 CT 검사 : 종괴가 점거하는 구역명을 묻는 문제

종괴는 외측구역에서 문맥 제부의 우측에 있다.

■ 답 : S_4

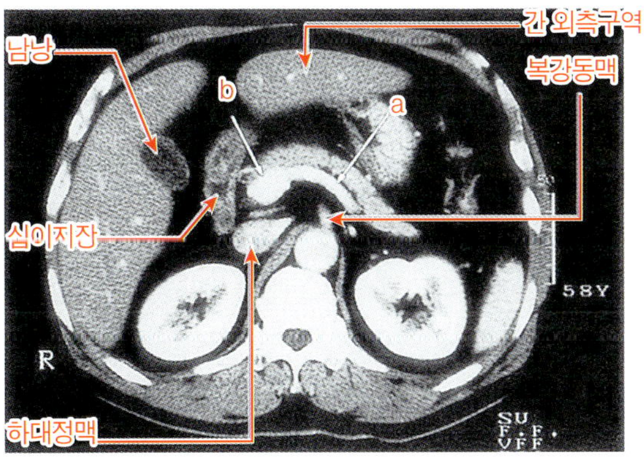

그림 3　89A34-No.2A　[해부] 그림 II-4

복부 CT 검사 : 문맥계의 명칭을 묻는 문제

췌장의 후방에서 하대정맥의 전방에 있으므로 문맥계인 것을 확인할 수 있다. a는 췌장 후방으로, 좌방으로부터 향하고 있으므로 비장정맥이다.

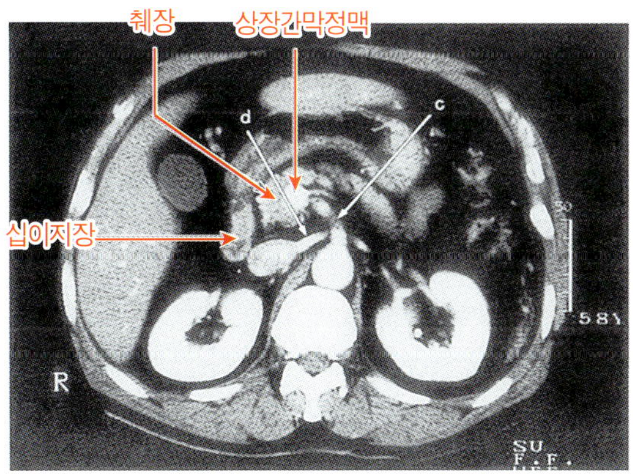

그림 4　89A34-No.2B　[해부] 그림 II-6

복부 CT 검사 : 동맥, 정맥의 명칭을 묻는 문제

d는 좌방으로부터 수평으로 하대정맥에 유입하고 있으므로 좌신정맥이다. 이 좌신정맥은 상장간막동맥과 대동맥에 끼워진다(미측의 슬라이스면에서 보인다).

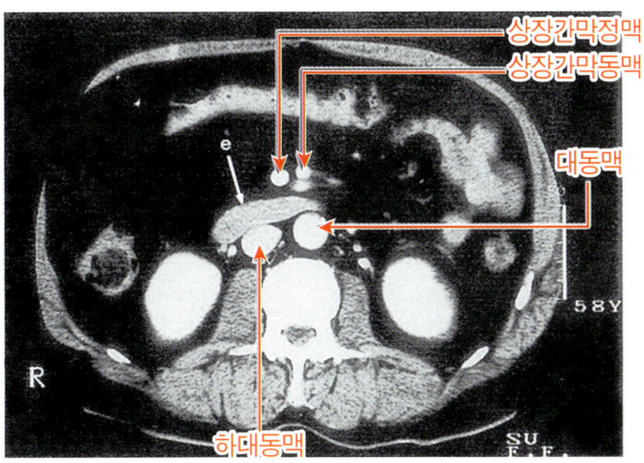

그림 5　89A34-No.2C　[해부] 그림 II-7

복부 CT 검사 : 십이지장의 명칭을 묻는 문제

e는 상장간막동정맥과 하대정맥, 복부대동맥으로 둘러싸여 있으므로 십이지장 제3부이다. 문제에서는 수평각이라는 말이 사용되었지만 동의어이다(제2부를 하행각, 제4부를 상행각이라고도 한다).

■ 그림 3~5의 a~e 각 부위의 명칭

a. 비장정맥　b. 상장간막정맥　c. 상장간막동맥
d. 좌신정맥　e. 십이지장 제3부(수평각)

2. 혈관 촬영상의 판독

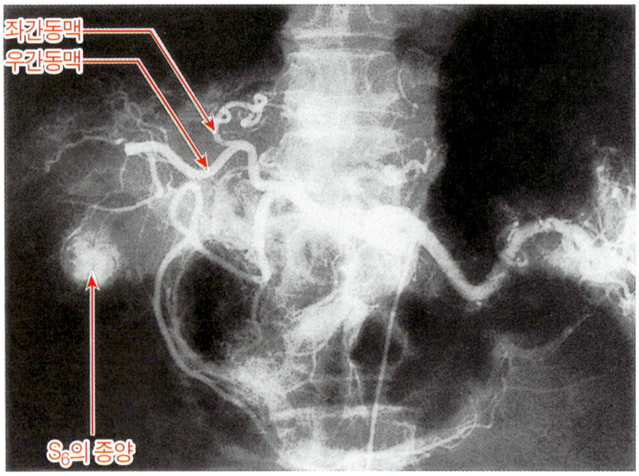

그림 6　89C16,17-No.6A　[해부] 그림 II-35 · II-36

복부 혈관 촬영 검사(동맥상) : 간세포암

간세포암은 혈류가 풍부하다(그림 48 참조). 혈관 촬영상에서는 A6을 공급동맥으로 하는 종양이 있으며 비정상적인 혈관 증식에 의한 강한 농염상(종양 내부가 조영되고 있음)이다.

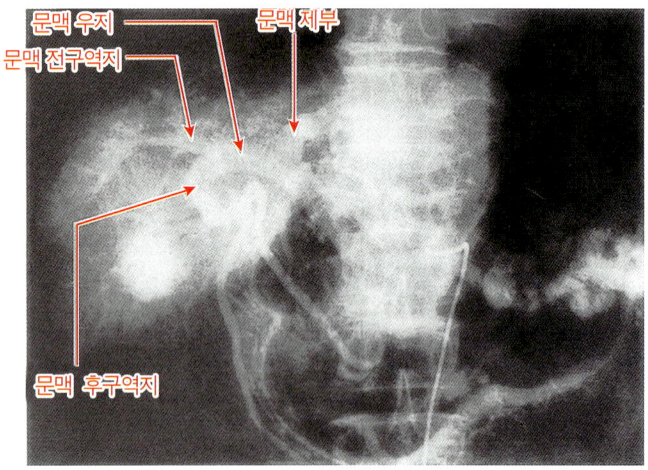

그림 7　89C16,17-No.6 B　[해부] 그림 II-35 · II-36

복부 혈관 촬영 검사(문맥상) : 간세포암

문맥상에서는 종양이 고리형으로 농염되어 있다. 피막이 조영되고 있다(그림 49 참조). 여기에서는 문맥과 동맥의 주행을 비교할 것.

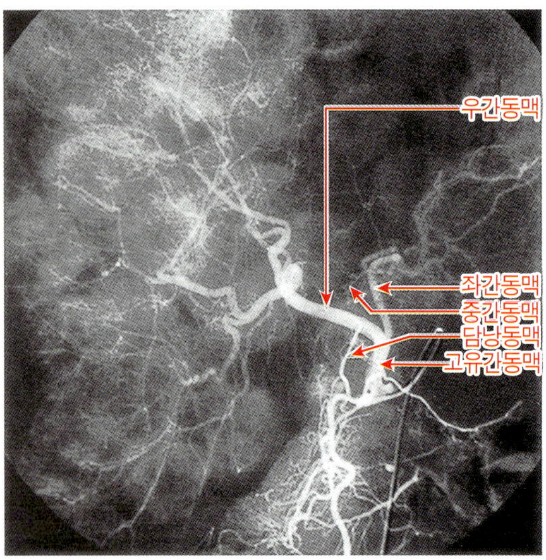

그림 8　92F17-No.13B　[감별] 그림 II-35 · II-36

복부 혈관 촬영 검사 : 전이성 간암(직장암)

전이성 간암은 동맥 촬영에서는 암 주위가 강하게 조영된다(그림 50 참조). 따라서 혈관 촬영에서도 고리형의 농염상이 되어 암 내부는 그림 6 간세포암의 종양 음영보다 흐리게 보인다.

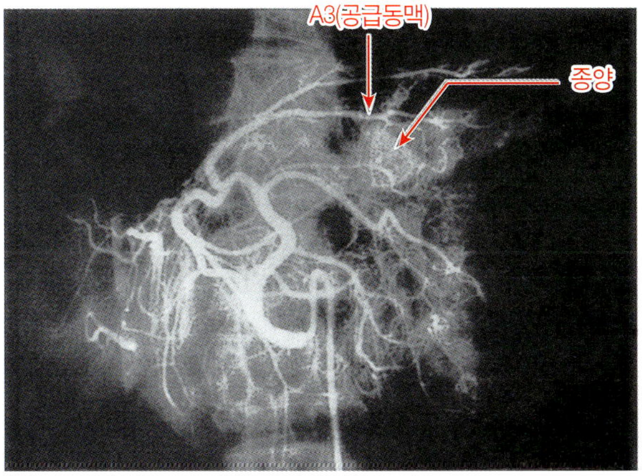

그림 9　91F14-No.12A　[참고] 그림 II-58

복부 혈관 촬영 검사 : 전이성 간암(위평활근 육종)

위평활근 육종은 혈류가 풍부해 신생 혈관을 증식하면서 발육한다. 커지게 되면 내부는 괴사를 일으킨다. 종양은 좌간동맥 A3으로부터 공급되고 있다.

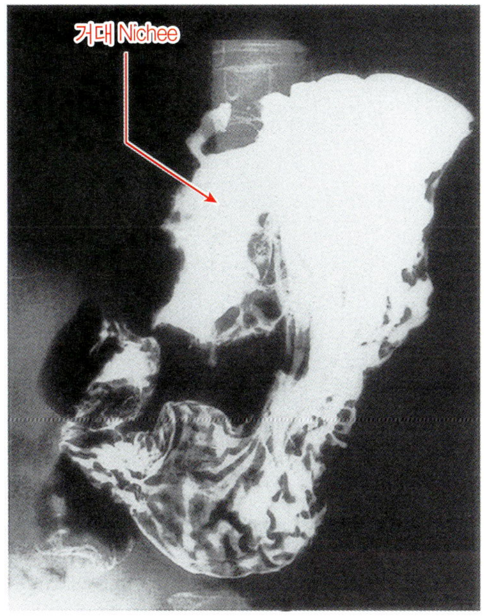

그림 10　91F14-No.12C

그림 9 증례의 위 X선 검사

위분문부로부터 위저부에 걸쳐 거대한 위평활근 육종이 있다(그림 37 참조).

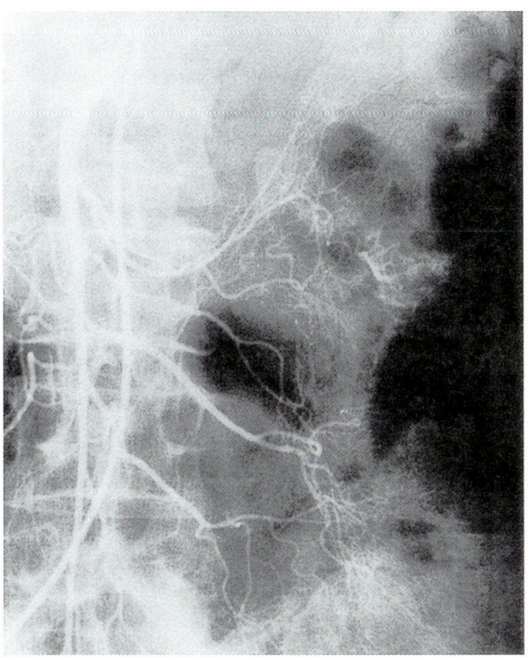

그림 11　88D49-No.19 A　[참고] 그림 II-75

복부 혈관 촬영 검사

상장간막동맥을 촬영하고 있다. 그림 II-75를 보면서 동맥의 주행을 확인할 것.

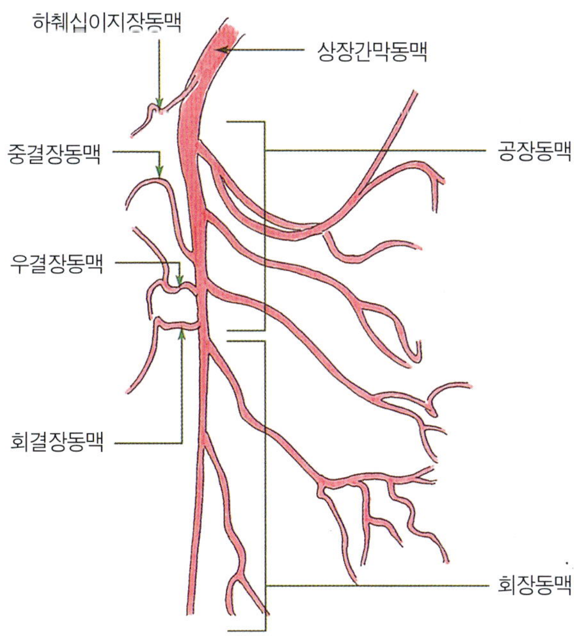

3. 복막염 질환의 영상

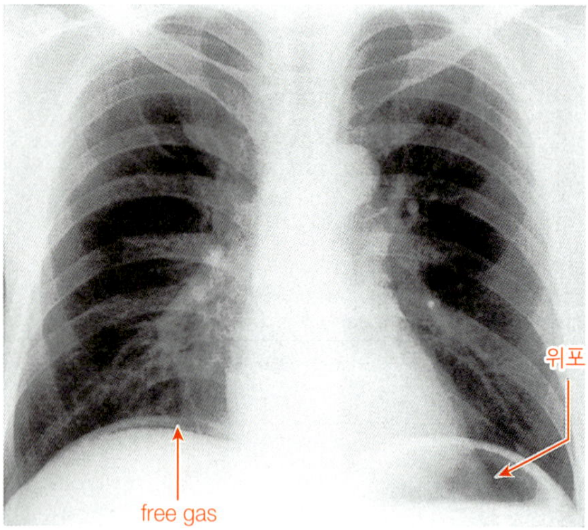

그림 12　92E6-No.5　[유사] 그림 III-5

흉부 단순 X선(바로 선 자세) : 소화관 천공

우측 횡격막 아래에 반달 모양의 유리 가스상(free gas)이 나타난다. 입위에서는 복강 내에 유리된 가스가 횡격막 하강(횡격막과 간과의 사이)에 모이므로 바로 선 자세의 촬영으로 검게 나타난다. 이 가스상을 촬영하는 것은 X선 입사각도의 차이가 주요 이유이지만 복부 단순 X선 촬영보다 흉부 단순 X선 촬영이 적합한 좌측 횡격막 아래에 보여지는 가스상은 위포(胃泡)이며, 위액에 의해 경면을 형성하고 있는 것을 알 수 있다. 위포상은 정상적이다.

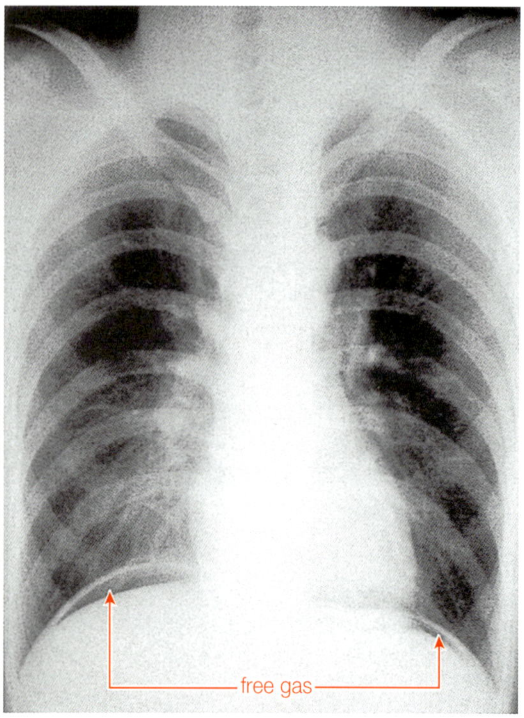

그림 13　91D21-No.2　[유사] 그림 III-5

흉부 단순 X선(바로 선 자세) : 소화관 천공

양측 횡격막 아래에 반달 모양의 유리 가스상(free gas)이 나타나며, 옆으로 누운 자세에서 정면 촬영하면(측와위 정면상), 상방측에 유리 가스가 보인다.

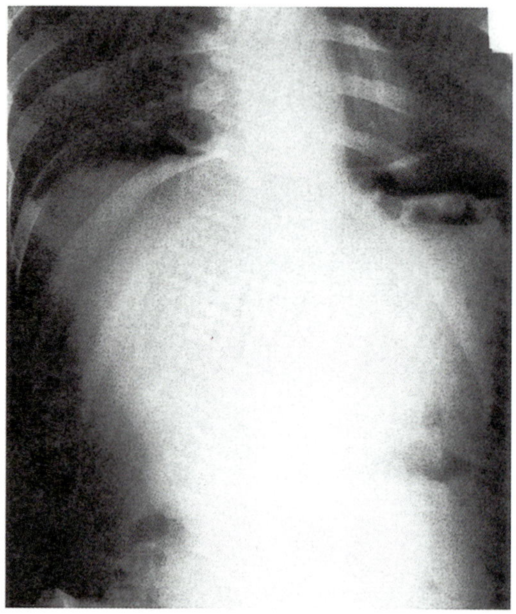

그림 14　83D10-No.3　[유사] 그림 III-5

흉부 단순 X선(바로 선 자세) : 소화관 천공

양측 횡격막 아래에 반달 모양의 유리 가스상(free gas)이 나타난다.

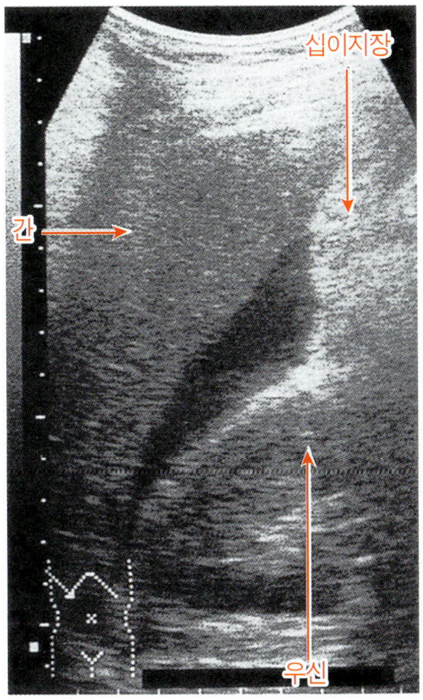

그림 15　90E13-No.11　[유사] 그림 III-6

복부 초음파 검사 : 복수 저류(9쪽, 그림 I-23B 참조)

간 하면과 십이지장과 우신으로 둘러싸인 모리슨낭에 저초음파상의 복수상이 보이고 있다. 십이지장의 전방까지는 모여 있지 않기 때문에 복수량은 1,000mL 이하이다.

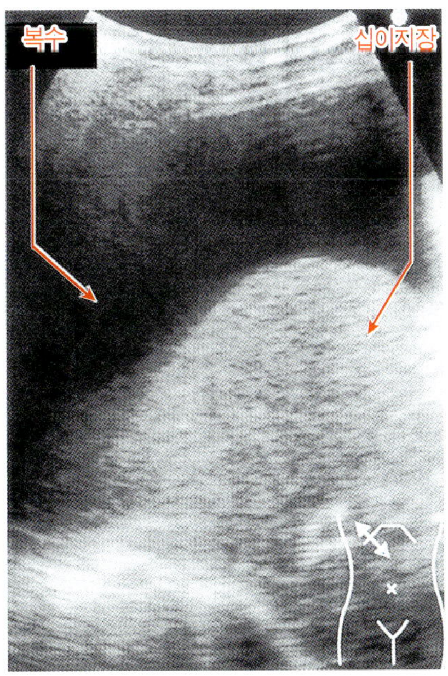

그림 16　92E17-No.10　[참고] 그림 I-23B　[유사] 그림 III-6

복부 초음파 검사 : 복수 저류

그림 III-6의 복부 초음파상의 확대상이다. 십이지장의 전방에까지 모여 있으므로 복수량은 1,000mL 이상이다.

4. 췌장 질환의 영상

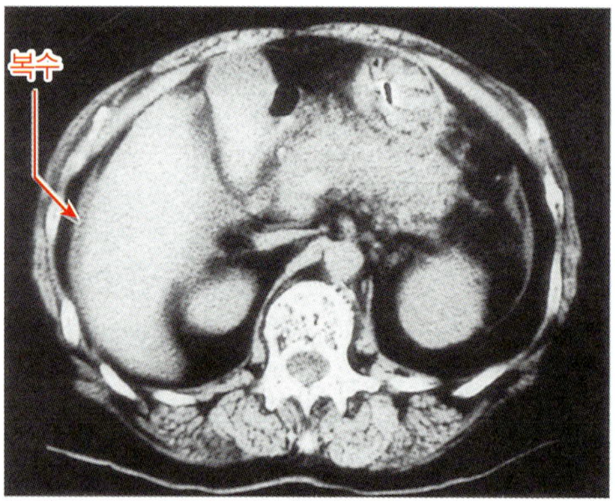

그림 17 92F20-No.16 [유사] 그림 III-14

복부 단순 CT 검사 : 급성 췌장염

췌두부 및 체부의 염증성 종양과 주위의 지방조직에의 염증 파급이 나타난다. 이 때문에 췌장의 주변이 가지런하지 않고 경계가 불분명하다. 간 외측에 저흡수역의 상이 나타나는데 이것은 반응성의 복수 저류이다.

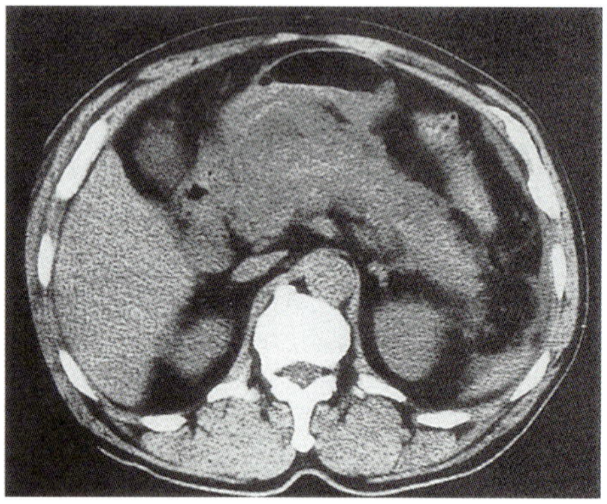

그림 18 88E21-No.16 [유사] 그림 III-14

복부 단순 CT 검사 : 급성 췌장염

췌장의 염증성 종대 때문에 불균일한 저흡수역이 퍼져 있다.

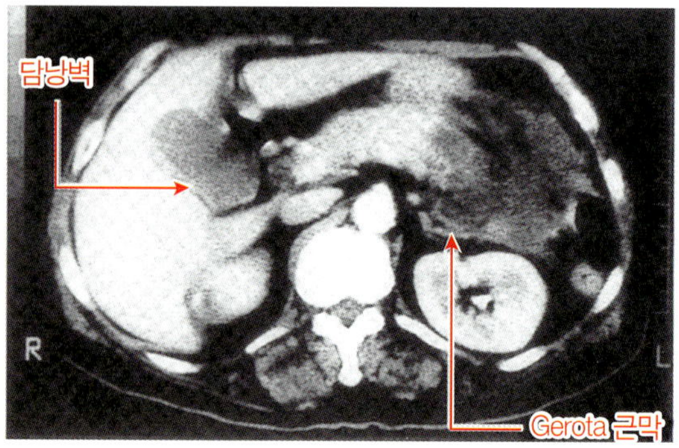

그림 19 87E27-No.19 [유사] 그림 III-14

복부 촬영 CT 검사 : 급성 췌장염

췌미부 및 주위의 지방조직이 괴사를 일으켜, 불균일한 저흡수역이 되고 있다. 좌신을 감싸는 Gerota 근막(신근막)이 반응성으로 비후해 고흡수역의 음영으로 보이고 있다. 담낭벽도 반응성으로 경도의 비후가 나타난다.

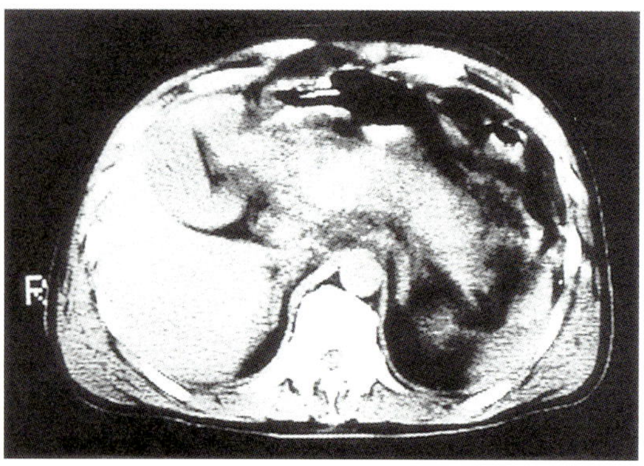

그림 20 86 E33-No.25 [유사] 그림 III-14

복부 단순 CT 검사 : 급성 췌장염

췌장 전체의 염증성 종대와 주위의 지방조직에의 염증 파급이 나타난다. 이 때문에 췌장의 주변이 가지런하지 않고 경계가 불확실하게 보인다.

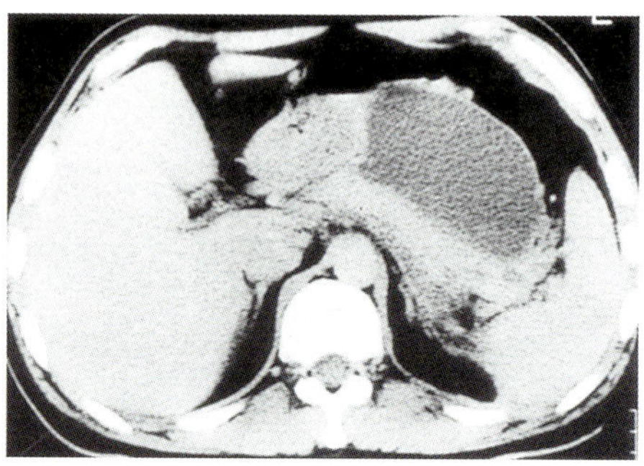

그림 21 94F13-No.11 [유사] 그림 III-15

복부 촬영 CT 검사 : 가성 낭포(급성 췌장염)

급성 췌장염 발생 3개월 후 거대한 가성 낭포를 형성한 낭포벽이 성숙해 볼 수 있게 된다.

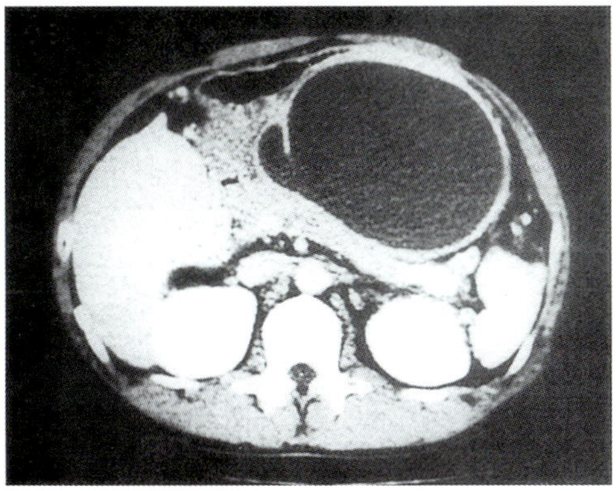

그림 22　82D8-No.7　[유사] 그림 III-16

복부 촬영 CT 검사 : 가성 낭포(만성 췌장염)

췌체미전방에 가성 낭포가 나타난다. 촬영되고 있는 낭포벽은 평활하다.

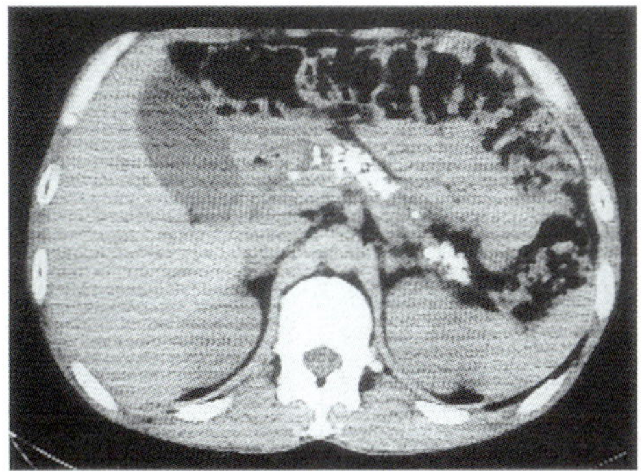

그림 23　89D22-No.11　[참고] 그림 III-16

복부 단순 CT 검사 : 만성 췌장염

췌장의 위축과 췌장 내에 여러 개의 크고 작은 췌석(실물은 그림 III-23 참조)이 보인다.

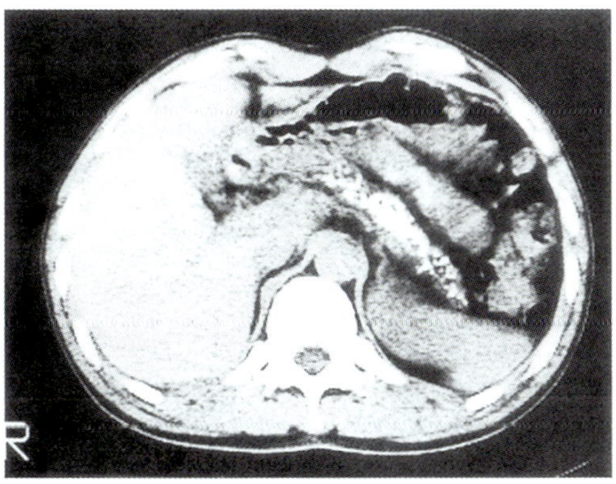

그림 24　86E13-No.11　[참고] 그림 III-16

복부 단순 CT 검사:　만성 췌장염

췌장의 위축과 췌장 내에 여러 개의 크고 작은 췌석(실물은 그림 III-23 참조)이 보인다.

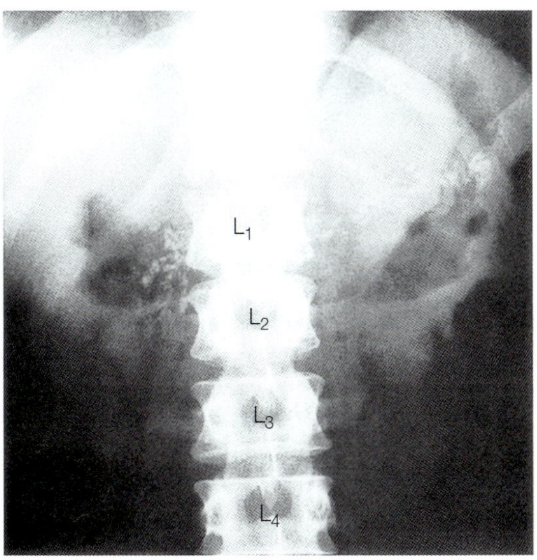

그림 25　87D34-No.12　[참고] 그림 III-16

복부 단순 X선 : 만성 췌장염

췌장에 일치해 췌장 내의 췌석이 보이고 있다. 췌두부는 제1~2요추의 높이에 있으며 체미부는 여기에서 좌상방에 위치하므로 복부 단순 X선 정면상에서는 좌측으로 비스듬한 축 위에 석회 영상으로 보인다.

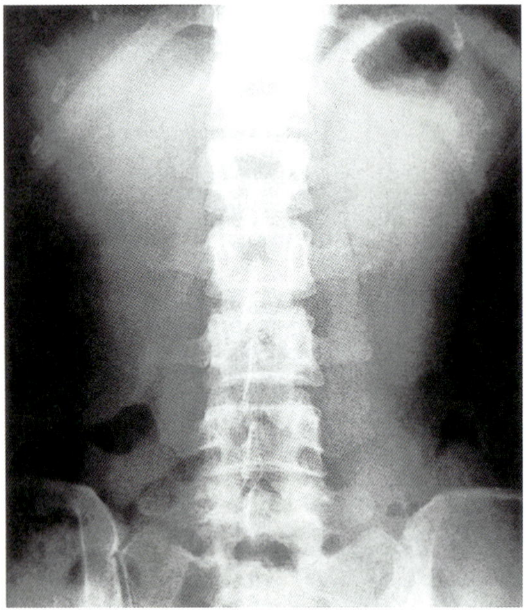

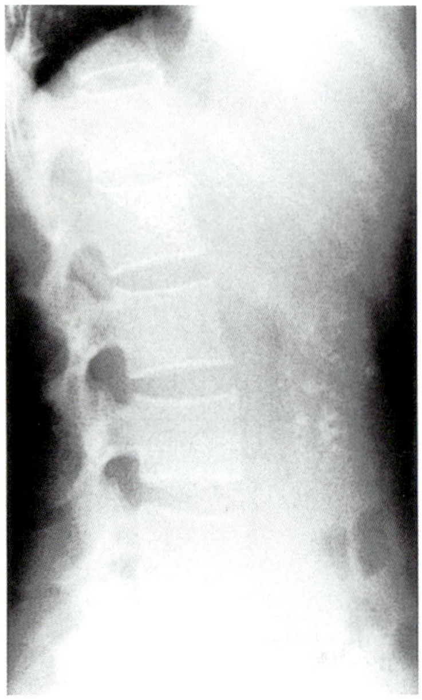

그림 26 94E29-No.14A [참고] 그림 III-16　　94E29-No.14B [참고] 그림 III-16

단순 X선 : 만성 췌장염

췌장에 일치해 췌장 내의 췌석이 보이고 있다. 측면상에서는 요추의 전방으로 췌두부에 석회영상이 보이고 있다.

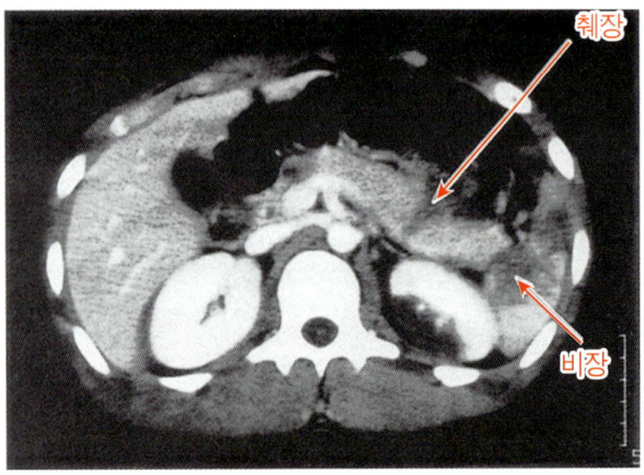

그림 27 91C4, 5-No.1A

복부 촬영 CT 검사 : 외상성 췌장 손상

췌미부, 췌장, 좌신에 촬영되지 않는 저흡수역이 있다. 같은 부위가 손상부위이다.

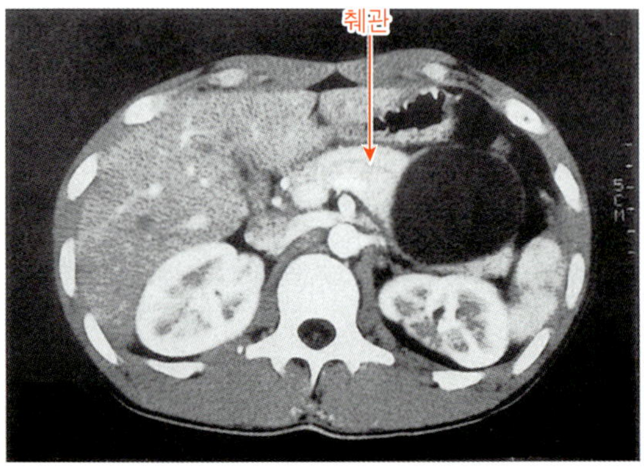

그림 28 91C4, 5-No.1B [유사] 그림 III-21

복부 촬영 CT 검사 : 가성 낭포〔췌장 손상(그림 27)으로부터 8주 후〕

췌미부에 거대한 가성 낭포가 형성되었다. 내부는 균일한 저흡수역으로 응혈괴 등은 이미 흡수되어 나타나지 않는다.

5. 위 질환의 영상

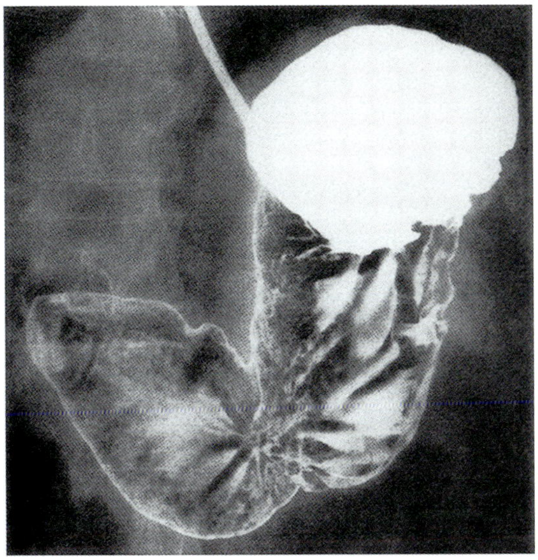

그림 29 80E15-No.11 [유사] 그림 III-35

위 X선 검사(배와위 이중조영) : IIc형 조기 위암

점막 주름의 집중상이 나타난다. 점막 주름은 도중에 끊겨져 있고 유합 등이 나타난다. 중심의 얕은 함요부에는 바륨이 얇게 부착해 과립상 융기를 관찰할 수 있다. 융기한 부분의 형성은 나타나 있지 않다.

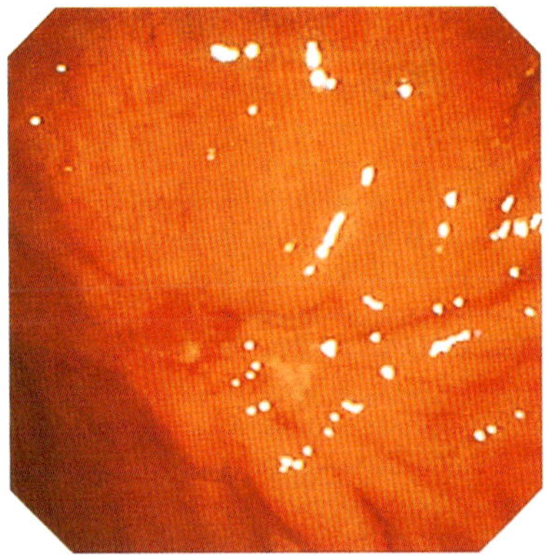

그림 30 94F14-No.12A

[유사] 그림 III-35

위 내시경 검사 : IIc 조기 위암

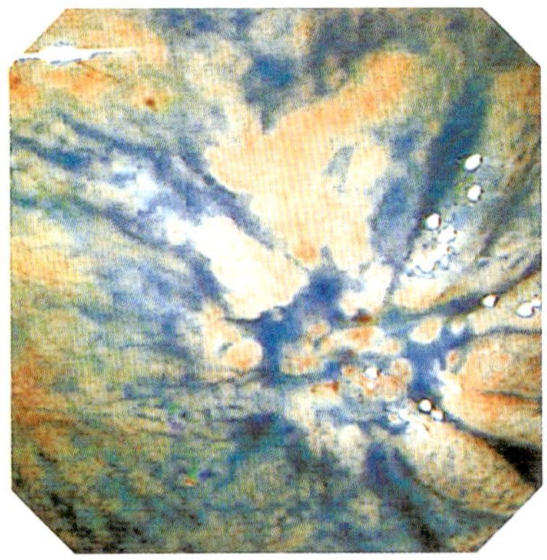

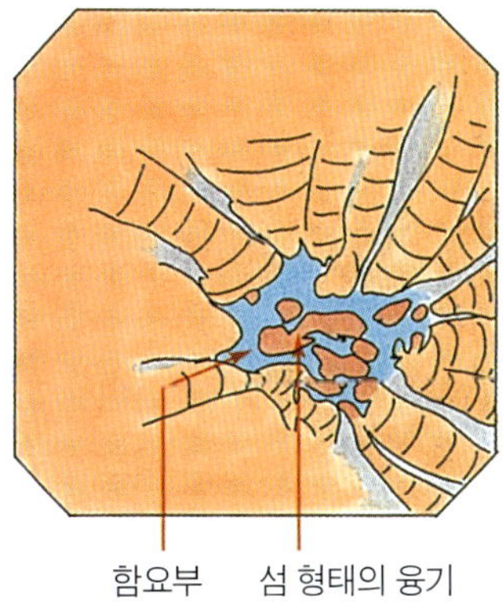

94F14-No.12B [유사] 그림 III-35

위 내시경 검사(인디고칼민 색소 살포) : IIc형 조기 위암

점막 주름은 집중해 끝 부분들이 도중에 끊겨져 있고, 유합 등이 나타난다. 또 함요부는 일정하지 않으며 일부에 희미한 백태의 부착이 나타난다. 인디고칼민을 위 내에 살포하여 대조를 나타내면 융기와 함요를 선명하게 관찰할 수 있다(No.12B). 표면은 울퉁불퉁하고 고르지 않으며 섬 형태의 융기가 산재해 있다.

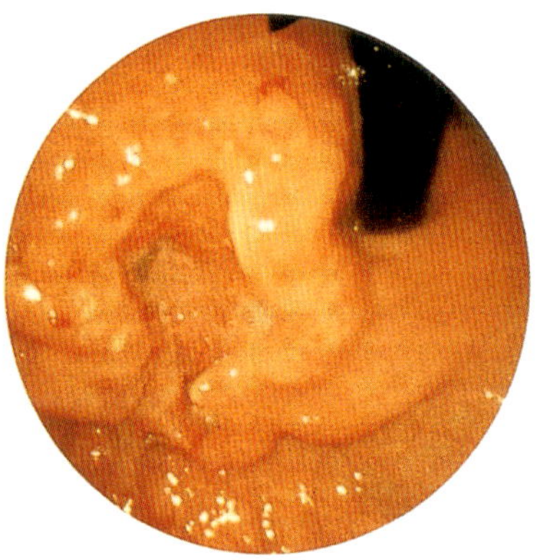

그림 31 88E14-No.10 [유사] 그림 III-50

위 내시경 검사 : 진행 위암 2형

위분문부에 제방상의 융기(주제)를 형성해 궤양의 표면은 일부가 깊고 고르지 않다.

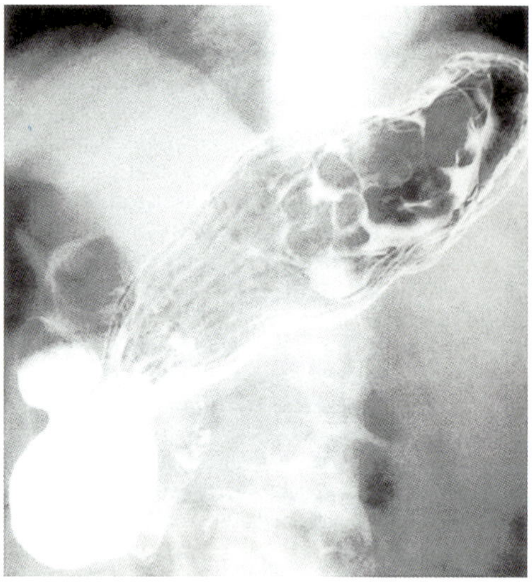

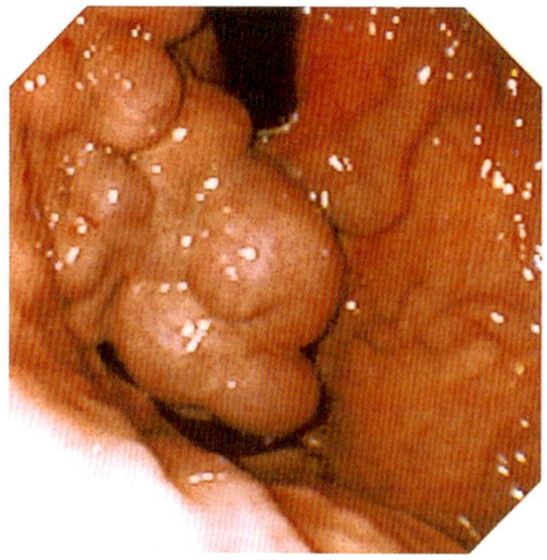

94F15-No.13B
위 내시경 검사 : 위정맥류

그림 32　94F15-No.13A　[감별] 그림 III-50
위 X선 검사
위상부로부터 분문부에 융기성 병변이 있는 위 X선 검사에서는 위의 신장성은 양호하며, 바륨이 묻은 모습이 나타난다. 위내시경 검사에서는 구슬 모양으로 융기한 병변의 표면은 매끄러우며 작은 붉은점이 보인다. 또한 이 안쪽에 2개의 뱀 모양으로 주행하는 혈관류가 나타난다.

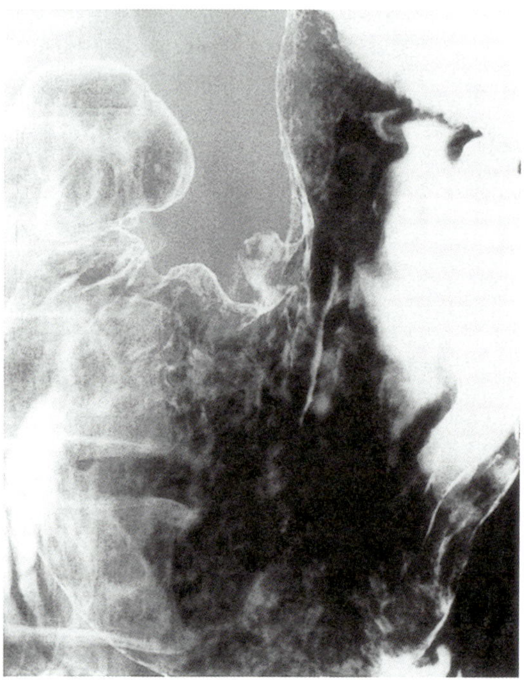

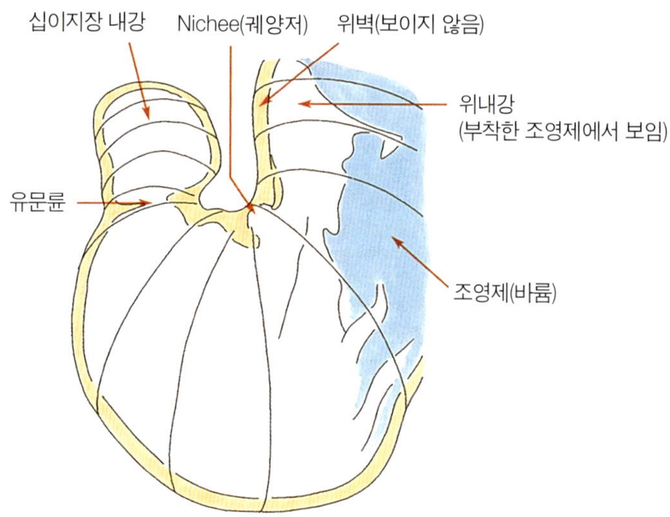

그림 33　92F13-No.10A　[감별] 그림 III-52
위 X선 검사(배와위 이중조영상) : 위궤양 활동기
위각부에 측면 nichee가 나타난다. 주변은 평활하며 위암에 나타나는 경계를 형성하는 융기된 부분은 나타나지 않는다.

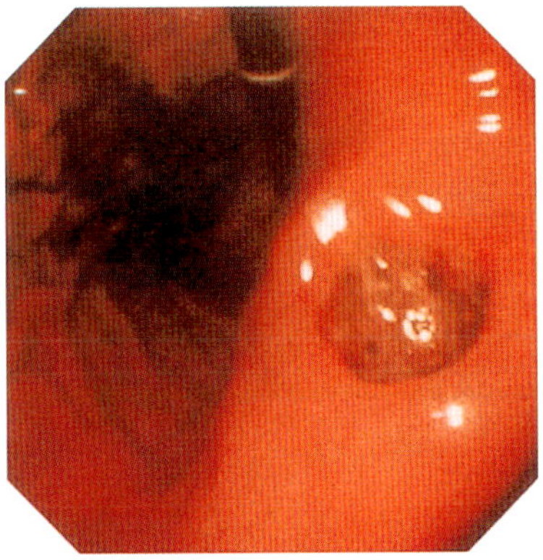

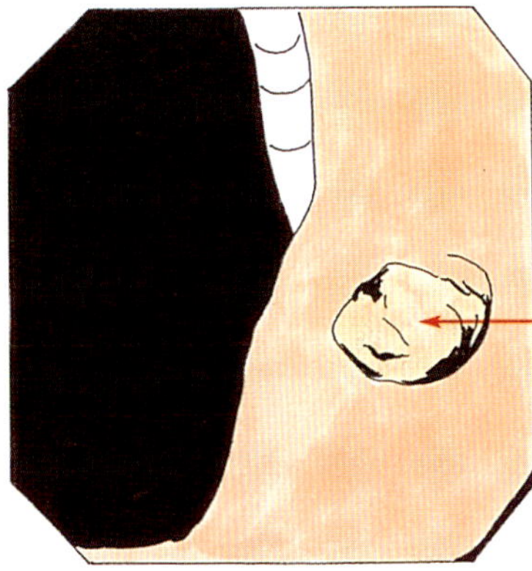

그림 34 92F13-No.10B [감별] 그림 III-54
위 내시경 검사 : 위궤양 활동기
궤양에는 검은 응혈괴를 포함한 더러운 태가 붙어 있다. 궤양 주변에 부종이 나타나지만 융기된 부분은 없다. 위 X선 검사(그림 33)의 소견과 일치한다.

위궤양과 위암

위궤양은 점막 근육층을 넘은 조직 손상이나. 이에 비해 위암은 정상 조직에 암이 치환해 나가는 것이고 따라서 병소 주변의 융기는 진행암(2형, 3형)에서 현저하다. 한편 위궤양에서는 활동기의 염증성 부종이 나타날 때 나타나지만 융기된 부분은 형성되지 않는다.

위궤양의 병기는 활동기, 수복기, 반흔기의 3기로 나눌 수 있다. 활동기에서는 궤양 주변에 부종이 나타나고 궤양저에는 태가 부착한다. 태는 치료 과정에서 검은 응혈괴를 포함한 두껍고 더러운 태(그림 34)에서 백태로 변화해 나간다. 수복기에는 점막낭이 출현하고, 백태는 재생 상피가 주위로부터 가리는 것에 따라 축소한다. 반흔기에는 백태가 소실하는데 이것은 궤양 밑 부분에 재생 상피에 덮인 것을 의미한다. 그러나 아직 점막 주름의 집중상은 나타나고 있다. 활동기에는 궤양 밑 부분이 존재하며, 가끔 거대한 것도 있다. 이 경우, 진행 위암 2, 3형과 감별해야 한다. 진행 위암 2 및 3형은 융기된 부분이 있는데, 위궤양에서는 주위의 부종이 있어도 융기는 형성하지 않는다. 양자 모두 궤양에 태가 부착하지만 위궤양에서는 태가 불거져 나타나지 않고(그림 34), 진행 위암 2, 3형에서는 태가 불거져 나오는 경우가 있다(그림 III-54). 이와 같이 백태의 주변에 특징이 보인다. 수복기, 반흔기에는 조기 위암과의 감별이 필요하다. 점막벽의 집중상을 보면 위궤양에서는 점막벽은 궤양을 향해 서서히 가늘어지지만 조기 위암 중 집중하는 점막상을 가지는 것은 끝 부분에 변형이 있다(자세한 것은 그림 III-35 참조, 그림 30). 또한 함요부의 주변 부정, 요철 부정, 섬 형상 융기 산재, 과립상 융기의 유무를 관찰해야 한다. 이 중 하나라도 관찰되면 위암이라고 진단할 수 있다(그림 III-35 참조, 그림 30). 다만, III형 조기 위암과 같이 감별이 곤란한 증례도 있다. 또한 위궤양의 경우, 궤양저에 재생 상피가 주변으로부터 들어오지만, 궤양 그 자체가 변형해 원래의 모양이 아니면 수복기에서 변형이 한층 더 변형되어 가지런하지 않은 형태가 되는 일이 있다. 이 경우는 감별이 어렵다.

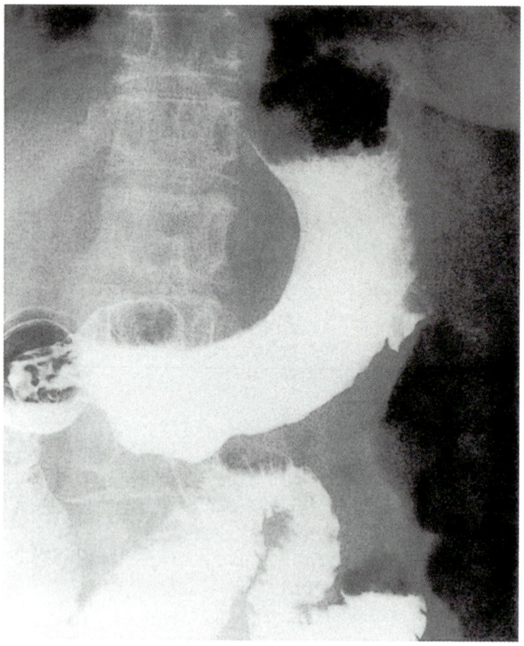

그림 35　93B31-No.2　[유사] 그림 III-55

위 X선 검사(입위 충영상) : 진행암 4형

입위 충영상에서는 우선 위각의 형태를 보는데, 증례에서는 위각이 소실되어 있다. 위 전체 벽의 모양이 불량으로 이른바 가죽주머니(leather-bottle) 모양을 하고 있다.

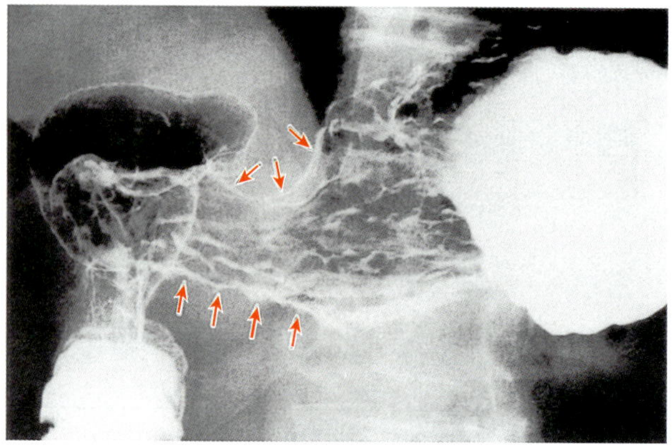

그림 36　91B29-No.3A　[유사] 그림 III-55

위 X선 검사(배와위 이중조영상) : 진행암 4형

위체부에서 전정부에 걸쳐 벽의 모양이 불량해 전체적으로 경직된 모양이 나타난다. 언뜻 보면 소만측에 융기성 병변이 있는 것처럼 생각되지만 위전정부가 부푼 것이 불량해 큰 굽이가 고르지 않고 벌레 먹은 모양이 나타나므로 4형이라고 진단할 수 있다.

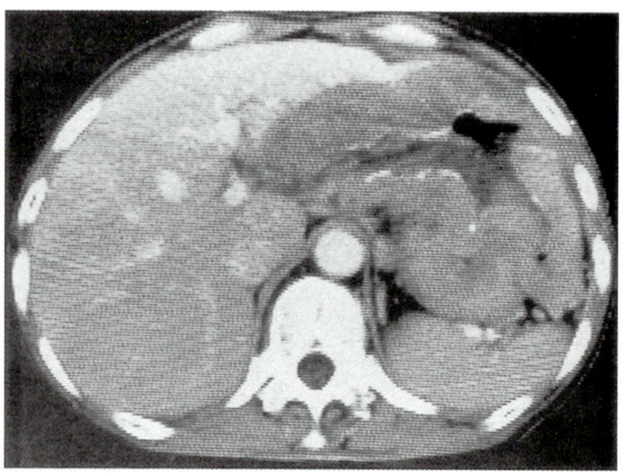

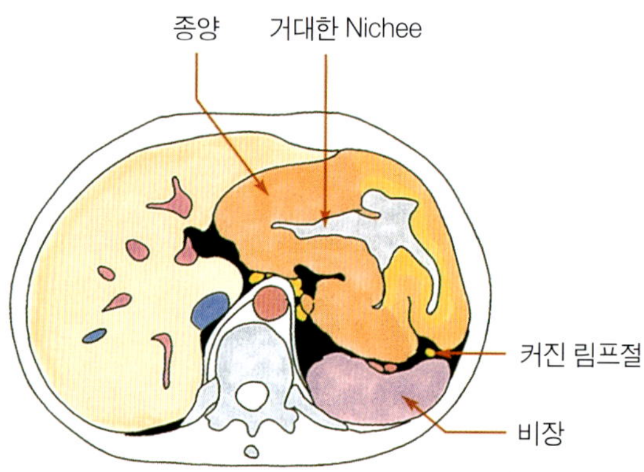

그림 37　91F14-No.12B

[감별] 평활근 육종 그림 III-58

복부 촬영 CT 검사 : 위평활근 육종

거대한 nichee를 동반하는 평활근 육종이 위체 상부~위저부의 후벽, 우벽, 전벽을 차지하고 있다. 주변은 고르지 않으며 주위의 림프절도 팽대하고 있다. 위 좌측벽도 두꺼워져 있는데 이것은 부종에 의한 것으로 장막측이 평활하다는 것을 알 수 있다.

6. 담관 · 췌관의 영상

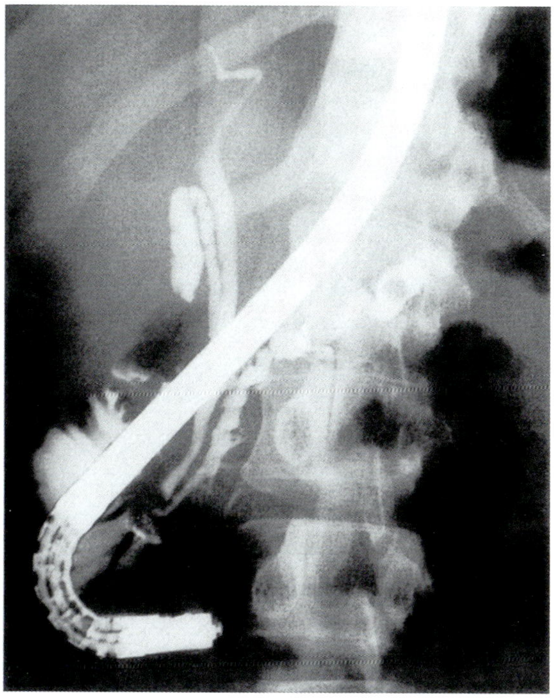

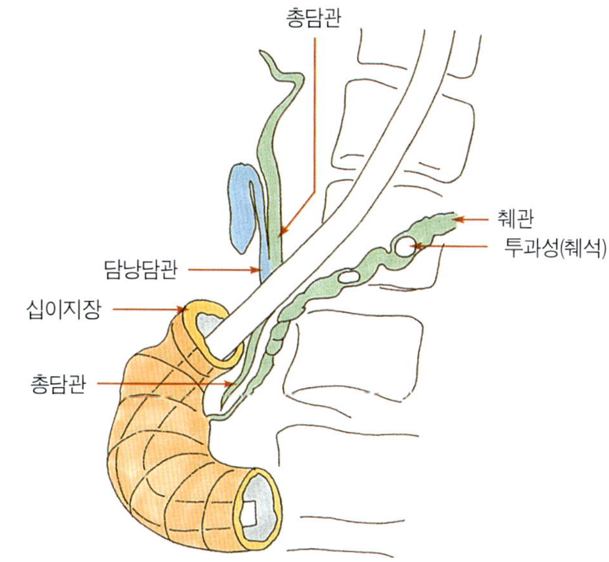

그림 38　89E24-No.16　[참고] 만성 췌장염, 췌석증　그림 III-63A

ERCP : 췌관의 확장 및 협착상

췌관의 확장이 뱀 모양으로 주행하고 있다. 췌관 내에는 방사선 투과성이 나타난다. 이것은 만성 췌장염에 의한 것이다.

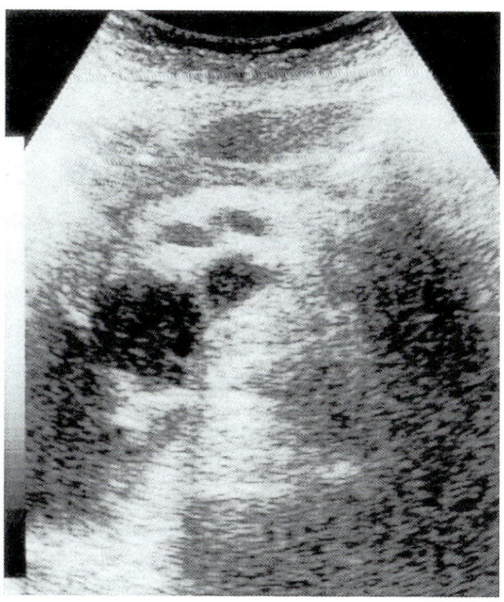

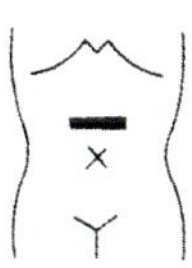

그림 39　93C18~20-No.4B

[참고] 췌두부암　그림 III-64

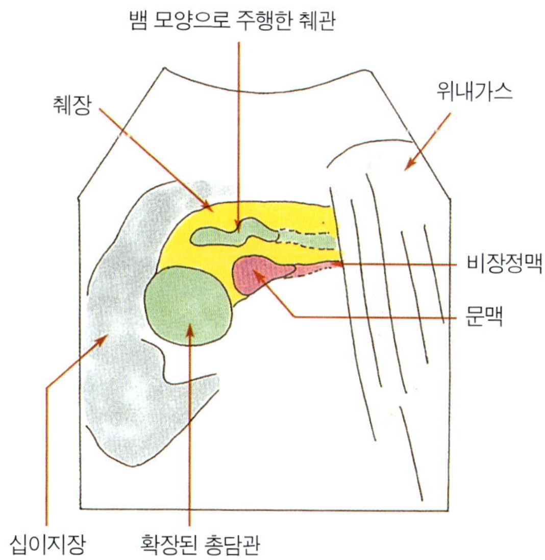

복부 초음파 검사 : 하부 담관 및 췌관의 확장상

췌두부 및 췌경부에 확장된 췌관이 나타난다. 또 췌두부 후방에 확장한 하부 담관이 나타난다. 이것은 췌두부 암에 의해 췌액 및 담즙의 배출 장애가 생겨 췌관과 하부 담관이 확장했기 때문이다. 영상에서는 종괴 음영은 보이고 있지 않지만 하방으로 프로브를 움직이면 보이게 된다.

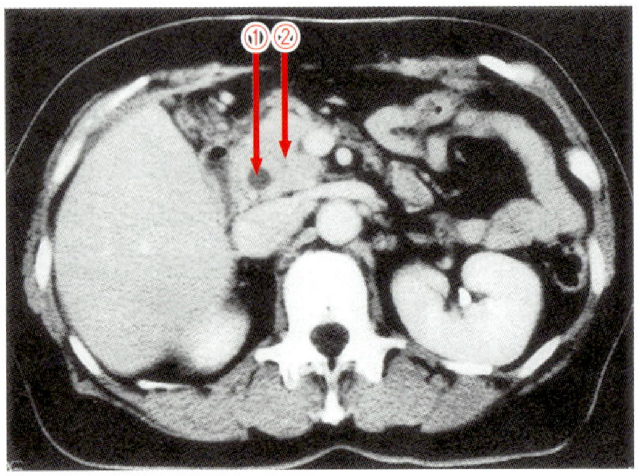

그림 40 91F24-No.18A [참고] 그림 III-65

복부 촬영 CT 검사 : 하부 담관의 확장상

췌두부와 구부의 슬라이스면이다. 확장한 하부 담관이 보이고 있다(①). 또한 경도로 확장된 췌관도 보이고 있다(②). 통상 췌관은 확장되지 않으면 보이지 않는다. 한편, 하부 담관은 췌관보다 굵기 때문에 정상에서는 반드시 보인다.

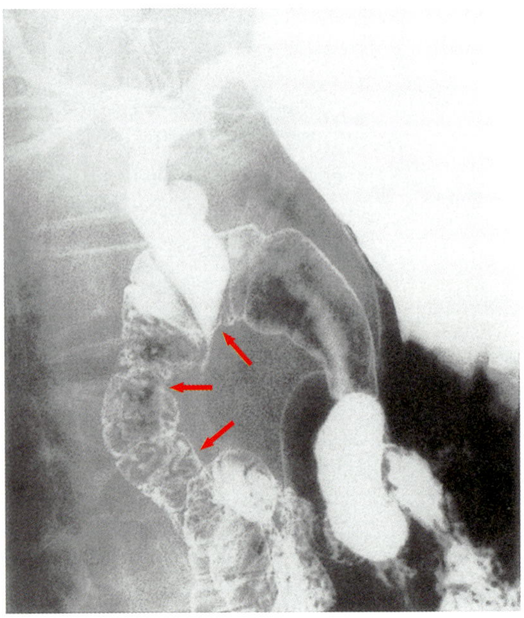

그림 41 88D48-No.18A [유사] 그림 III-69

PTC(경피 경간 담도 촬영)와 상부 소화관 촬영 : 하부 담관의 막힘상

십이지장이 넓혀져 있다(화살표). 또한 하부 담관에 완전 폐색이 나타난다. 막힌 끝 부분은 끝이 가늘다. 이것은 종양에 의한 음영 결손상이다.

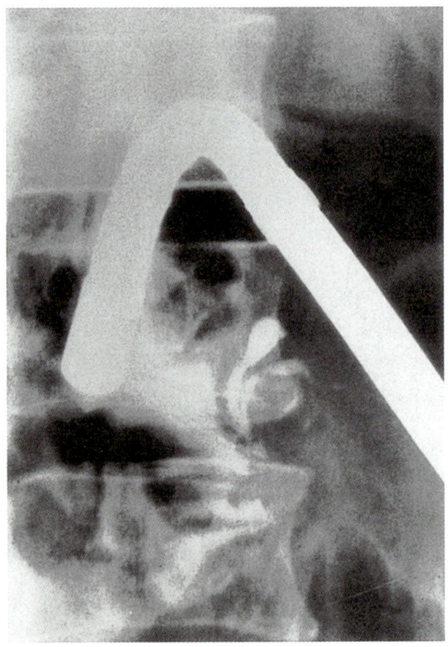

그림 42 88D48-No.18B

[유사] 그림 III-69

ERCP : 하부 담관과 췌관의 잘림상

하부 담관 및 췌두부 주췌관의 막힘이 나타난다. 그림 41과 합하면 췌두부 영역의 암이라고 생각된다.

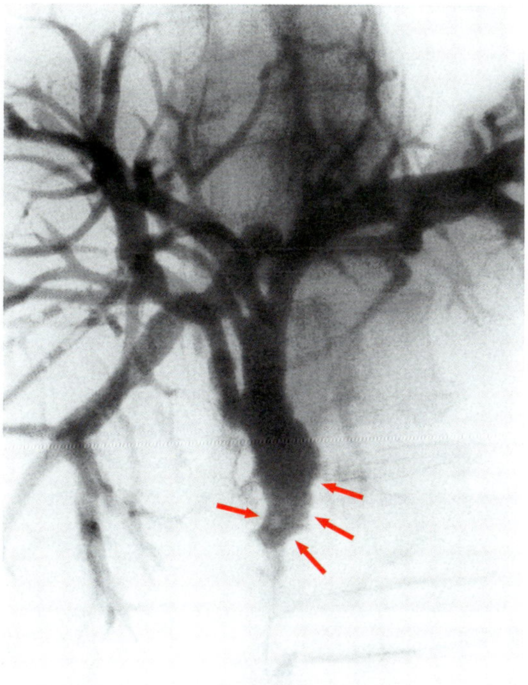

그림 43　89E23-No.15　[유사] 그림 III-71

PTC : 하부 담관의 폐색

하부 담관에서 막혀 있고 그보다 상방의 담관이 확장하고 있다. 또 중하부 담관에 벽이 고르지 않게 나타난다 (화살표).

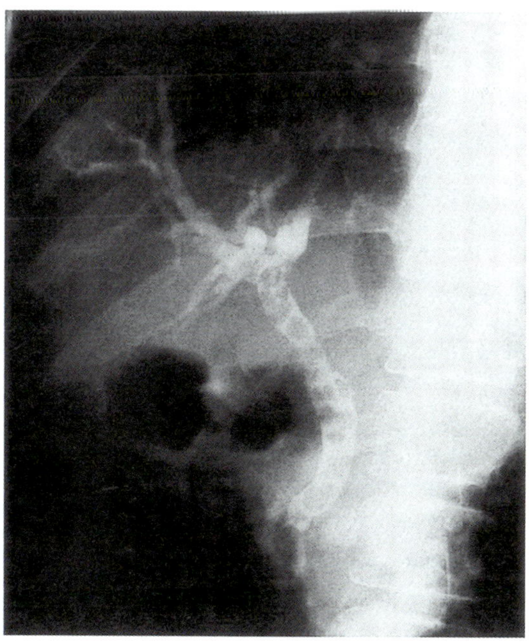

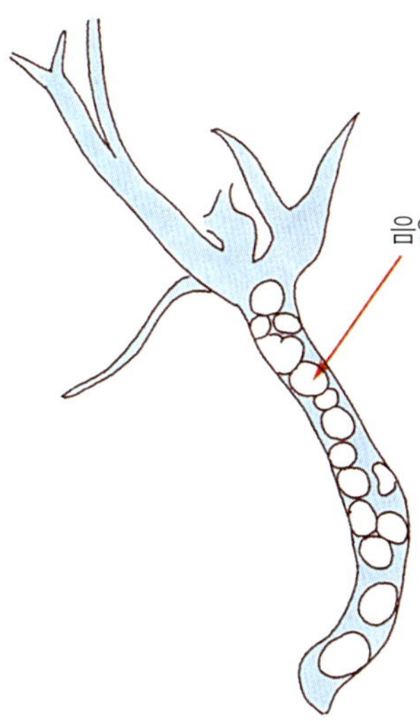

그림 44　92F18-No.14　[참고] 총담관 결석　그림 III-71

ERCP : 담관 내의 결석

담관 내에 다수의 원형 음영 결손상이 나타난다.

7. 간 질환의 영상

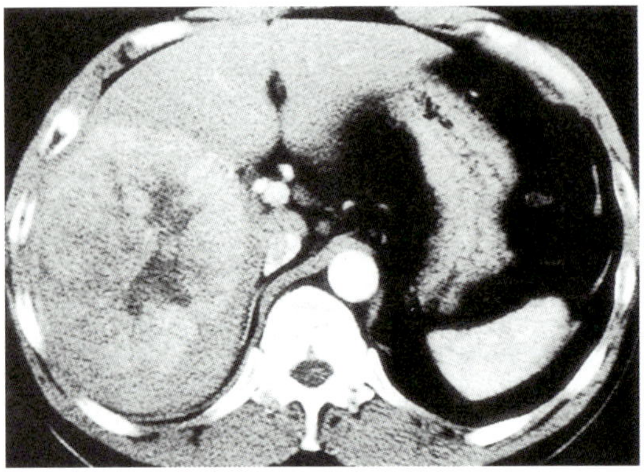

그림 45 94F19-No.16A [유사] 그림 III-90

동맥상의 촬영 CT : ① 간세포암

조기상(동맥상)에서는 내부가 불균일하고 경계 명료한 거대종양이 간우엽을 점거하고 있다. 주위 간조직보다 조영효과가 높고, 조영 정도는 부위에 따라 여러 가지인 것이 특징이다. 괴사부는 별모양의 혈류가 없는 영역으로 보이고 있다〔경계가 선명한 원형 음영이 나타나는 경우도 있다(그림 III-30)〕.

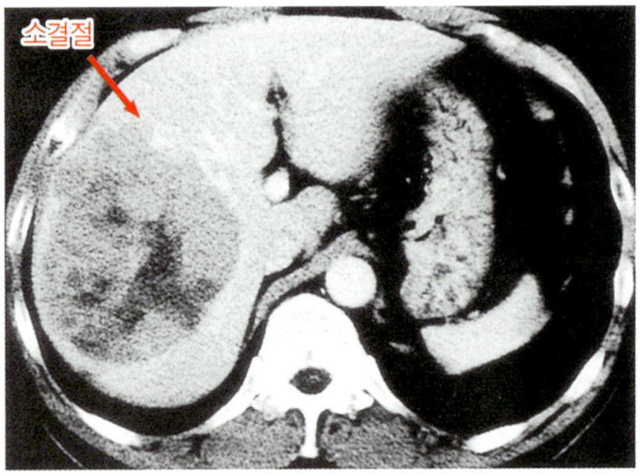

그림 46 94F19-No.16B [유사] 그림 III-90

정맥상의 촬영 CT : ① 간세포암

타원형의 대결절에 소결절이 인접하는 단결절 주위 증식형이다. 종양 내의 조영제는 신속하게 배출되어 주위 간조직보다 저흡수역이 되고 있다.

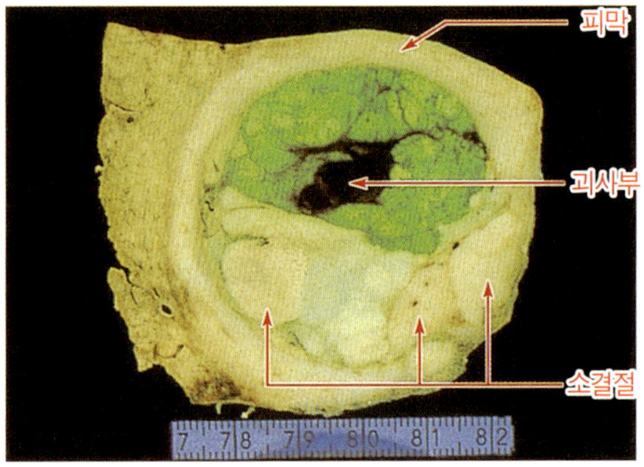

그림 47 91A68-No.4 [유사] 그림 III-90 절제 표본

절제 표본 : ② 간세포암

피막이 있으며 결절 내에 결절이 나타난다(nodule in nodule). 그림 45, 46의 영상과 절제 표본의 간세포암은 매우 유사한 형태를 나타내고 있다.

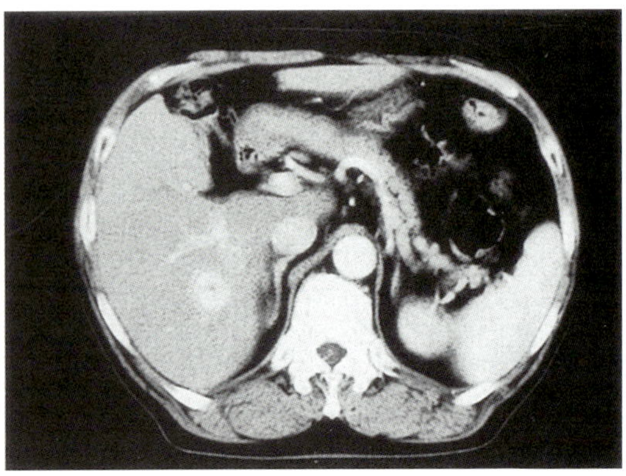

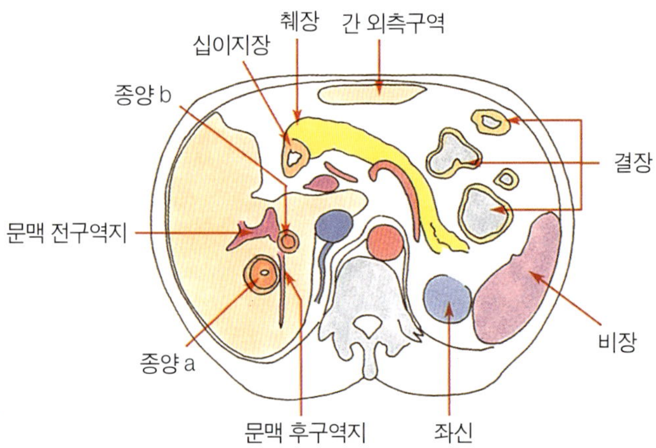

그림 48 93F20-No.16A [유사] 그림 III-90 복부 CT

동맥상의 촬영 CT : ③ 간세포암

간 후구역과 2개의 간세포암이 존재한다. 종양 b는 문맥 후구역지와 겹쳐져 있기 때문에 불명료하다.

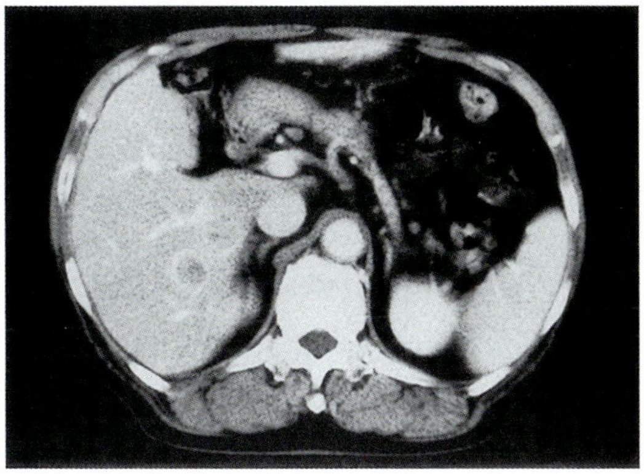

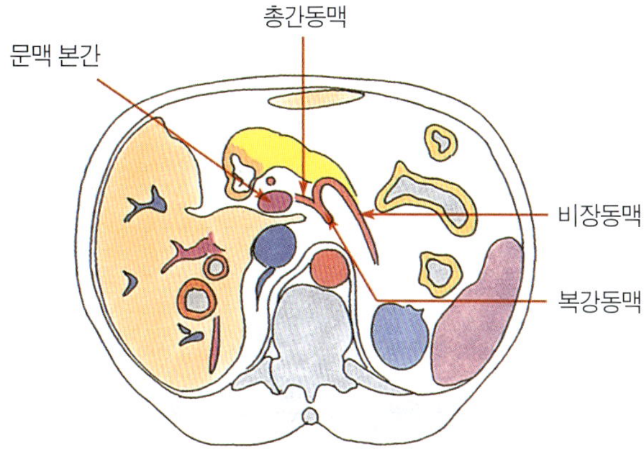

그림 49　93F20-No.16B　[유사] 그림 III-90 복부 CT

정맥상으로 이행 : ③ 간세포암

그림 48의 종양 b는 내부가 저흡수역이 되어 음영이 선명해졌다.

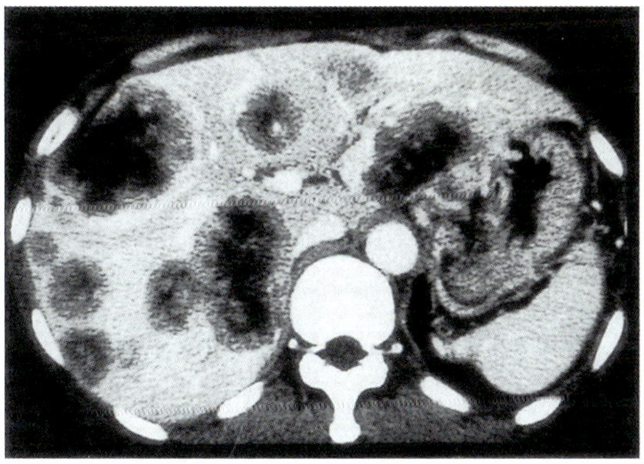

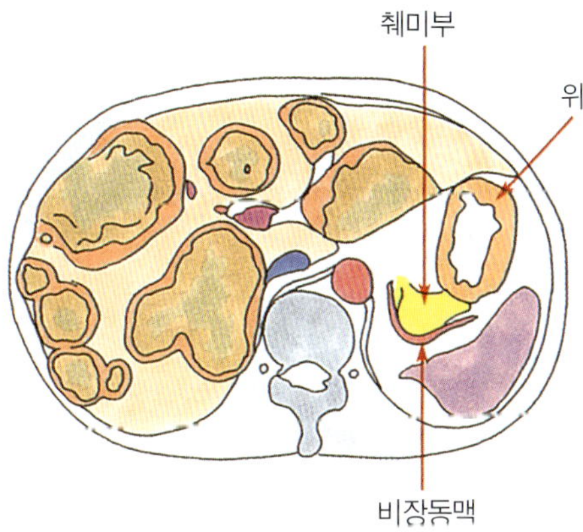

그림 50　92F17-No.13A　[감별] 그림 III-90 복부 CT

동맥상의 촬영 CT : ① 전이성 간암

주변이 고흡수역, 내부가 저흡수역으로 불균일하다.

● 간세포암과 전이성 간암

간세포암의 발육 형식은 고분화 조직에, 보다 저분화의 조직이 발생하여 서서히 저분화의 조직으로 치환해 나간다. 이 때문에 결절내 결절(nodule in nodule)이나 모자이크 패턴이 된다. 구체적으로는 만성 간 질환이나 간경변이 모지(母地)에 선종형으로 과형성되어 다음에 고분화 간암이 발생한다. 그리고 이것보다 분화도가 낮은 간암이 발생해, 증대하면서 발육해 나간다(다단계 발육). 조기 간세포암에서는 혈류가 부족하기 때문에 혈관 촬영이나 촬영 CT 동맥상으로 종양 농염은 나타나지 않는다. 그러나 진행하면 매우 혈류가 풍부해, 동맥 촬영

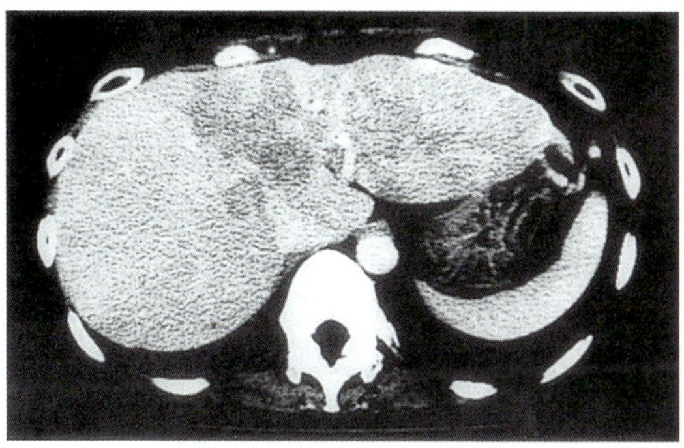

그림 51　91F20-No.15　[감별] 그림 III-90 복부 CT

동맥상의 촬영 CT : ② 전이성 간암

종양은 여러 개로 각각이 토란형 등의 모양을 하고 있다. 주변은 고흡수역, 내부는 저흡수역이다.

으로 양호하게 조영된다. 따라서 특징 있는 소견이 나타난다. 진행 간세포암의 상당수는 결절형이다. 또 피막을 형성하는 것과 하지 않는 것이 있다. 즉, 전형적인 진행 간세포암의 타 질환과의 감별점은 ① 혈류가 풍부한 것, ② 내부는 다채로운 분화도의 암이 불규칙하게 존재하는 것, ③ 외연에 피막, 내부에 격벽을 형성하는 것 등이다. ①에 의해 혈관 촬영에서는 종양농염, 신생 혈관이 나타난다. 촬영 CT에서는 동맥상으로 주위의 간조직으로부터 조영되어 곧바로 혈액이 유출하므로 정맥상에서는 반대로 저흡수역이 된다. ②에 의해 종양 내부는 모자이크 패턴, 종양내 종양, 대소 복수(複數)의 종양 등의 구조가 조영의 속도와 정도를 달리해 보이게 된다(통상 고분화일수록 혈류가 적음), ②에 의해 얇은 피막이나 격벽은 섬유성 조직이기 때문에 종양 조직 그것은 저흡수 감소가 되는 정맥상으로 조영된다. 조영 CT에서는 경계는 명료하고 매끈하다. 그림 45, 46의 간세포암은 단결절의 주위에 작은 결절이 인접하는 단결절 주위 증식형이기 때문에 경계는 언뜻 보면 불규칙적으로 보이지만, 주변은 매끄럽다. 그림 45, 46의 간세포 암은 단결절 주위에 작은 결절이 인접하는 단결절 주위 증식형

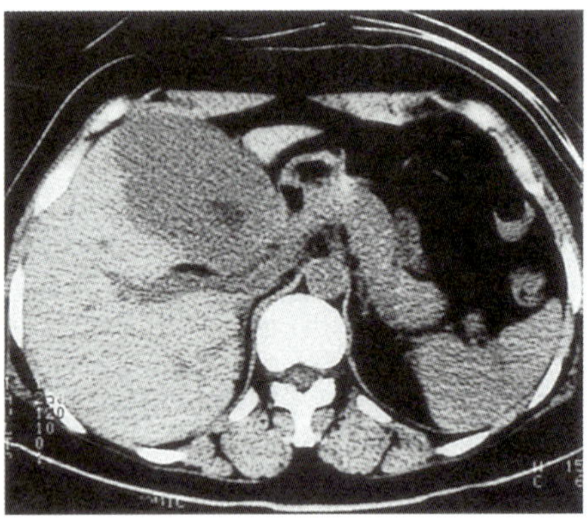

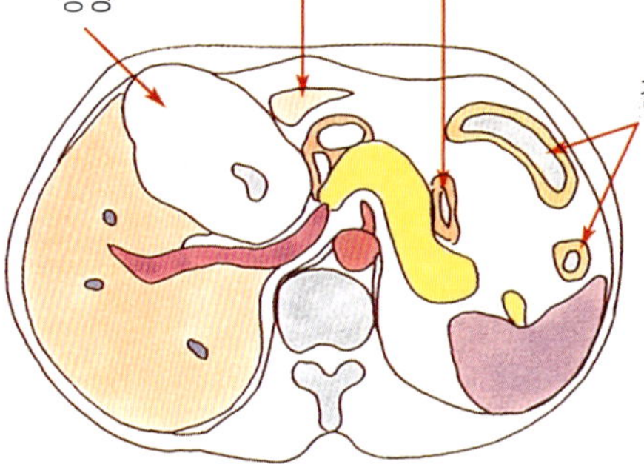

그림 52 93F19-No.15A [감별] 그림 III-90 복부 CT
단순 CT : ① 간혈관종(내측구역)
종양은 주위의 간조직보다 저흡수역이다.

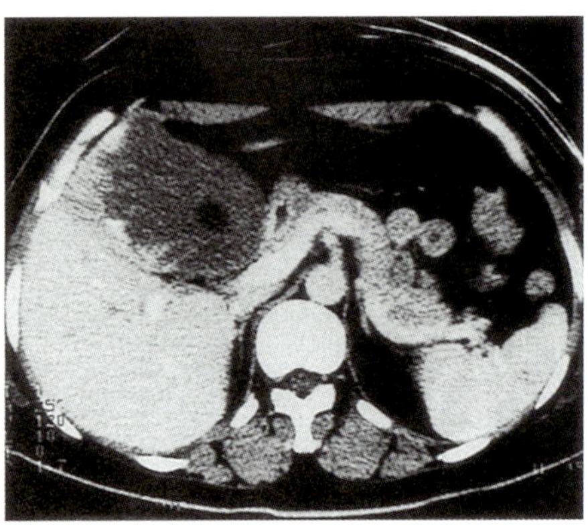

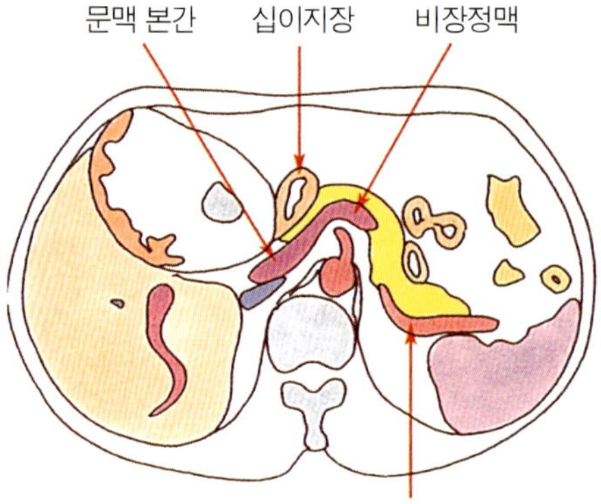

그림 53 93F19-No.15B [감별] 그림 III-90 복부 CT
촬영 CT(동맥상) : ① 간혈관종(내측구역)
동맥상으로 종양 주위로부터 촬영되고 있다. 종양의 좌방은 간으로부터 돌출되어 있기 때문에 좌방으로부터의 조영제의 유입은 나타나지 않는다.

이므로 경계는 얼핏보기에는 가지런하게 보이지 않지만 주변은 매끄럽다.

한편, 전이성 간암은 불규칙하게 발육 진전하기 때문에, CT에서는 토란이나 분엽형 등 가장자리가 불규칙의 부정형이다. 일반적으로 종양은 혈류가 부족하고 이 때문에 조영 CT 동맥상으로 주위의 정상 간조직보다 저흡수역이 된다. 종양 주변은 농염되는 경우가 많다(윤상증강 효과). 정맥상에서도 마찬가지로 주위의 간조직보다 저흡수역이 된다.

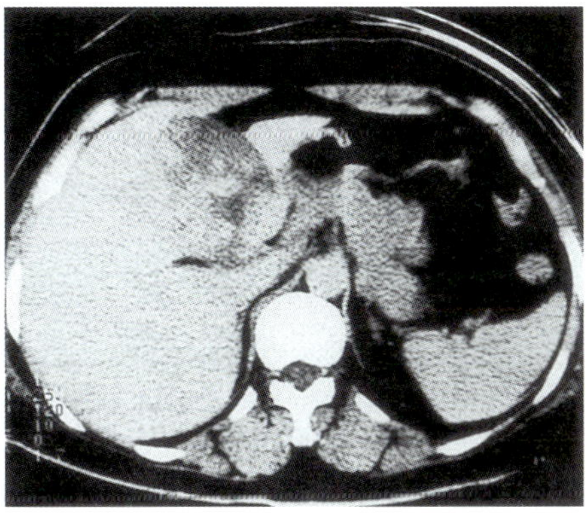

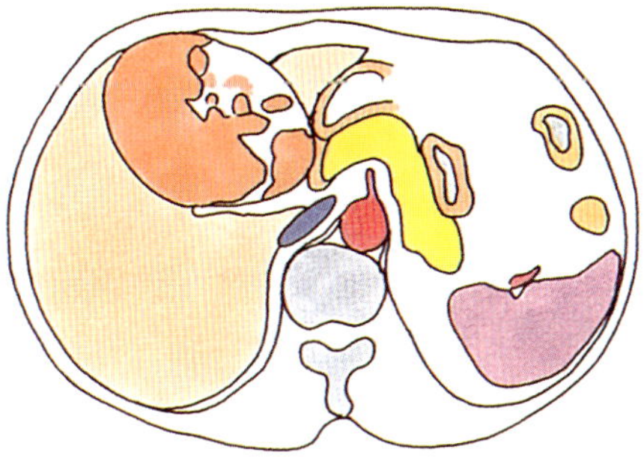

그림 54 93F19-No.15C [감별] 그림 III-90 복부 CT
촬영 CT(정맥상) : ① 간혈관종(내측구역)
정맥상에서 중심까지 조영제가 유입되어, 많은 부분이 주위의 간조직과 등흡수역이 된다.

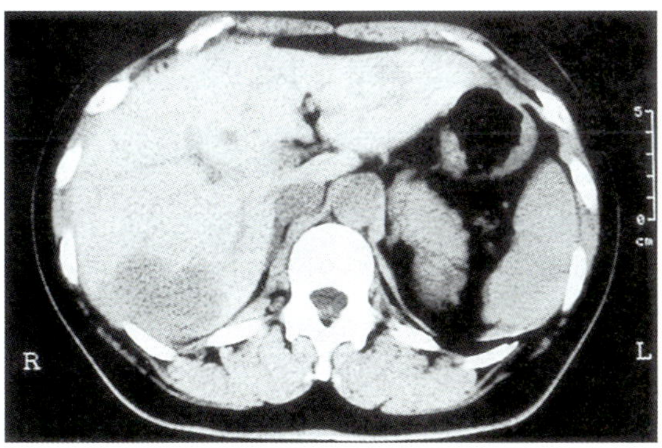

그림 55 91E33-No.16.1 [감별] 그림 III-90 복부 CT
단순 CT : ② 간혈관종(후구역)
종양은 주위의 간조직보다 저흡수역이다.

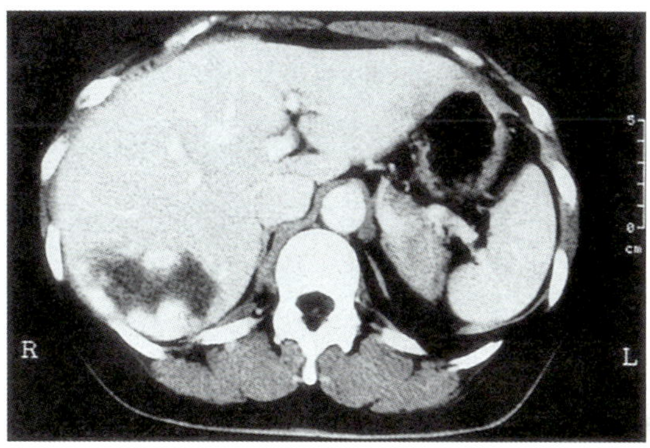

그림 56 91E33-No.16.2 [감별] 그림 III-90 복부 CT
촬영 CT (동맥상) : ② 간혈관종(후구역)
동맥상으로, 종양 주위에서 조영제가 유입하기 시작한다.

간혈관종

간 양성 종양 중에서 가장 많은, 혈관이 풍부한 종양이다. 대부분이 해면상 혈관종이다. 이것은 1층의 편평화한 내피세포로 이루어진다. 혈관과 결합직의 간질로 구성되는 조영 CT 검사에서는 종양 주변으로부터 조영제가 천천히 유입해 나간다(서서히 주위로부터 농염되는 것을 fill-in이라고 한다). 이 때문에 중심부까지 촬영되는 데 시간을 필요로 해, 만기상으로 주위의 간조직과 동등하거나 약간 높은 흡수역이 된다. fill-in에서는 그림 56에 나타나듯이 원형의 조영상이 다수 집합해 오지만, 혈관 촬영에서는 면화 형태로 염색되어, 이것을 cotton wool appearance라고 부르고 있다.

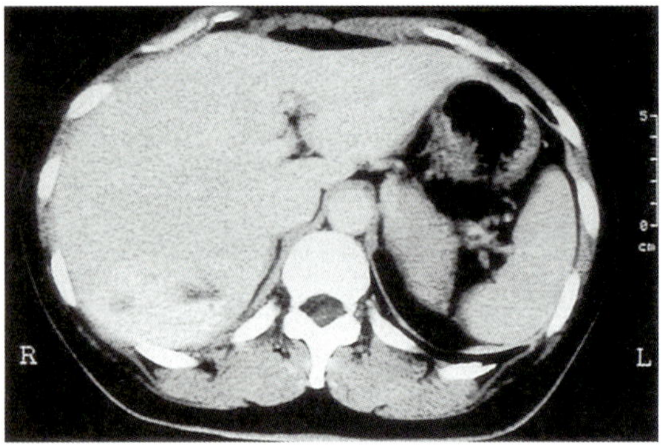

그림 57 91E33-No.16.3 [감별] 그림 III-90 복부 CT
촬영 CT (정맥상) : ② 간혈관종(후구역)
정맥상으로 종양 전체가 촬영되어 주위의 간조직보다 고흡수역이 되고 있다.

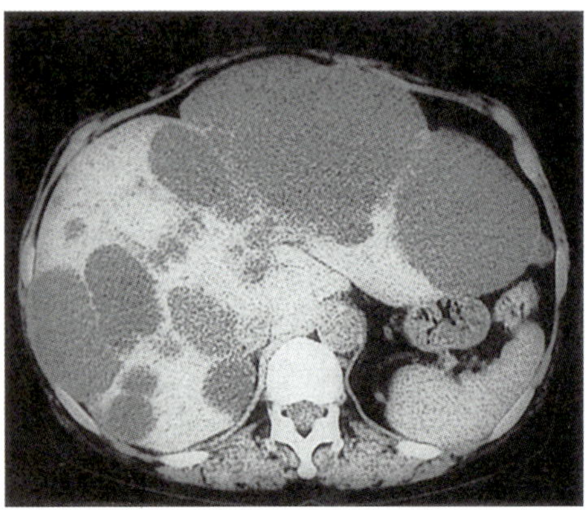

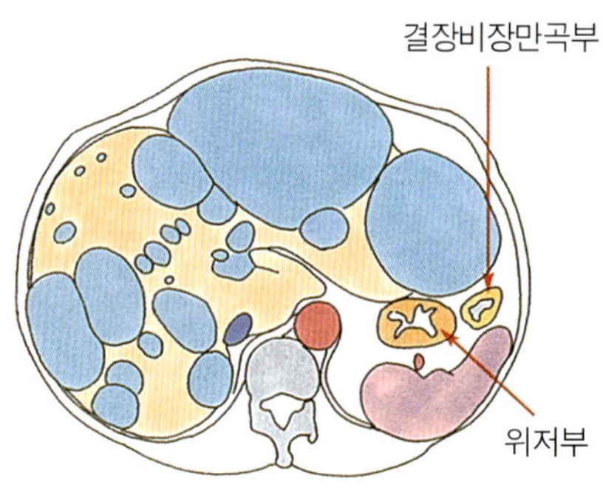

그림 58 88D39-No.14A [감별] 그림 III-90 복부 CT
단순 CT : ① 간 낭포
경계 명료, 내부 균일한 저흡수역이 크고 작은 여러 개의 종괴가 있다. 간좌엽에 있는 종괴는 간외로 돌출되어 있다.

간낭포

간 낭포는 내강이 ①층의 상피 세포로 덮인 주머니 모양의 종괴로, 단발에서는 구형 또는 타원형을 하고 있다. 다발하는 경우는 근접 낭포에 의한 압박으로 변형하는 일이 있다. 영상 상, 벽은 얇기 때문에 통상 보이지 않는다. 또한 내부의 액체에는 침전물 등이 없기 때문에 균일하게 보인다.

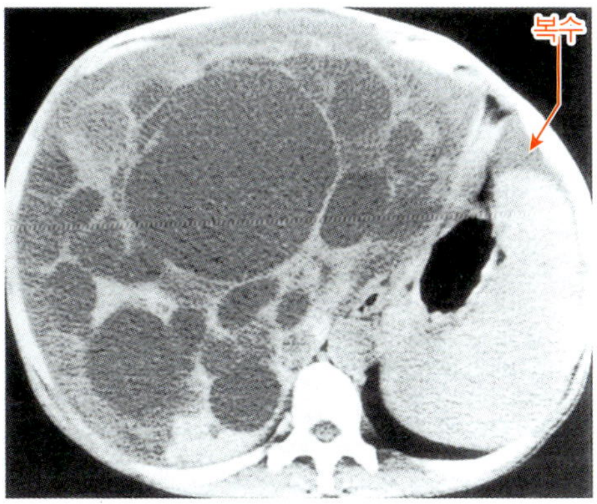

그림 59 94F18-No.15 [감별] 그림 III-90 복부 CT

단순 CT : ② 간 낭포

경계 명료, 내부 균일한 저흡수역이 크고 작은 여러 가지의 종괴가 간 내를 점거하고 있다.

간농양

간 농양은 염증성 질환으로 진행에 의해 여러 가지의 형태를 나타낸다. 통상 농양벽은 두껍고 주변부가 깨끗하지 않다. 다만 염증 초기에는 농양벽은 불완전하기 때문에 불명료하다. 내부는 물의 성분이 많기 때문에 저흡수역으로서 보이지만 불균일한 것이 많다. 또한 간낭포보다 농도는 약간 높다.

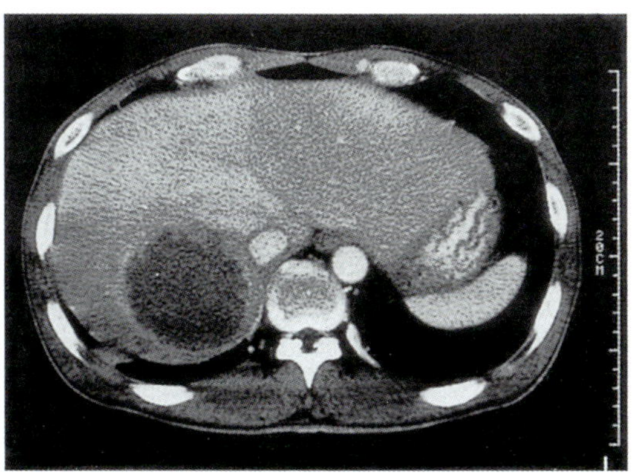

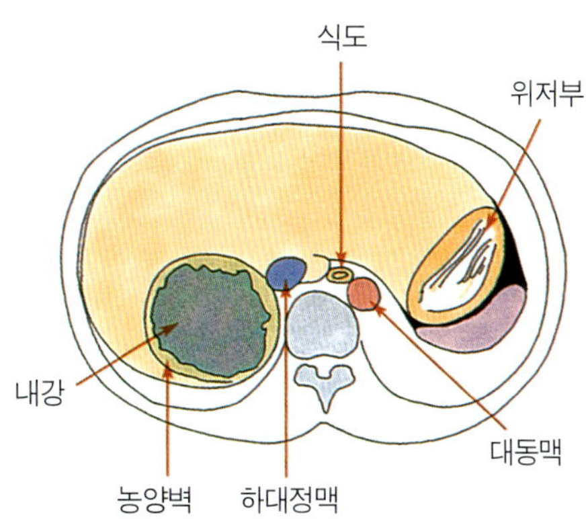

그림 60 91F23-No.17 [감별] 그림 III-90 복부 CT

촬영 CT : 간농양

간우엽에 벽이 가지런하지 않고 내부가 저흡수역인 종괴가 나타난다.

8. 대장 질환의 영상

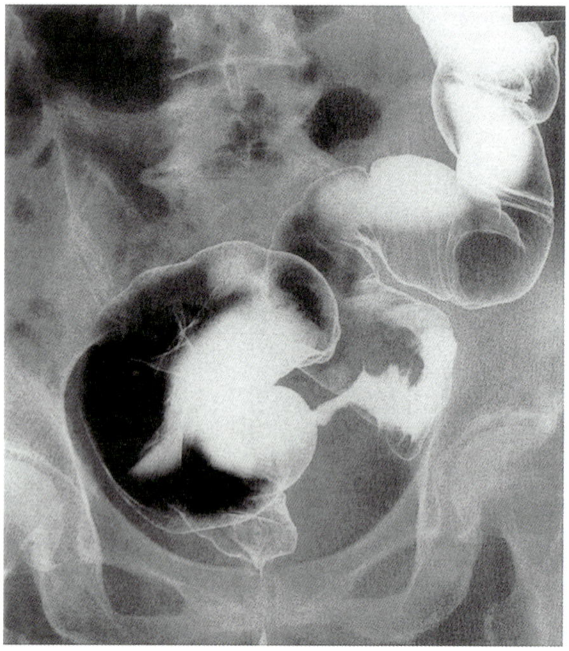

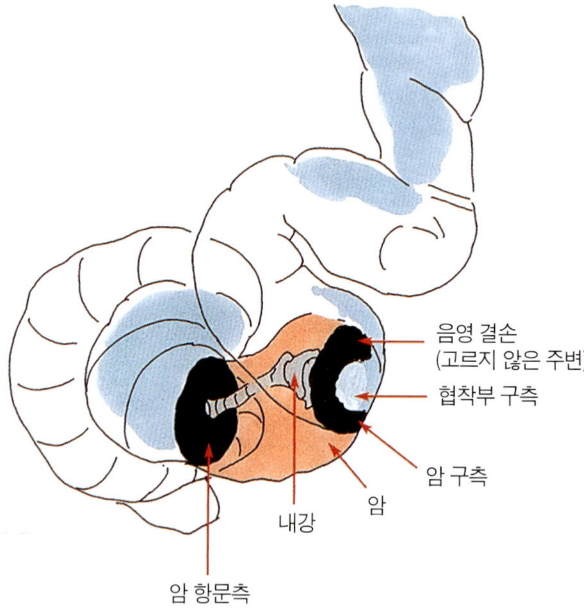

그림 61 88E18-No.13 [참고] 그림 III-102

대장 X선 검사 : ① S상결장암

S상결장에 울퉁불퉁하고 고르지 않은 좁은 협착(apple core)상이 나타난다.

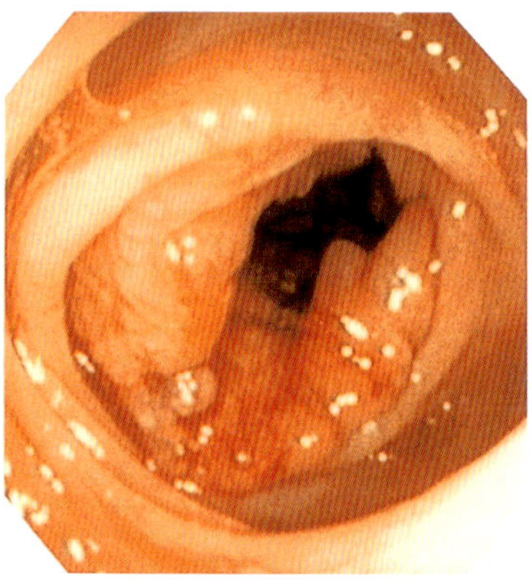

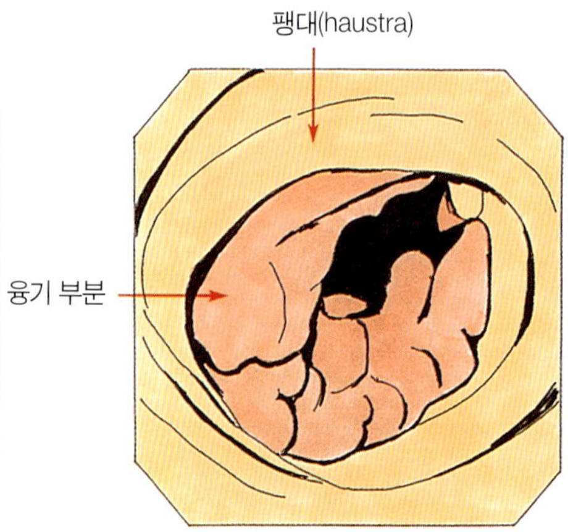

그림 62 89E17-No.11B [참고] 그림 III-103

대장내시경 검사 : ② 하행결장암

대장 내에 가지런하지 않은 융기가 형성되는 융기성 병변이 나타난다. 사진의 7~8시 방향이 궤양 밑부분의 중앙이다.

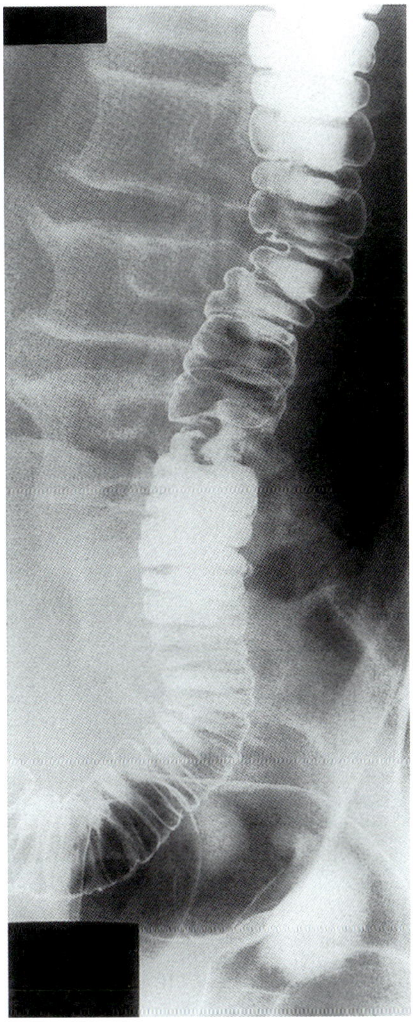

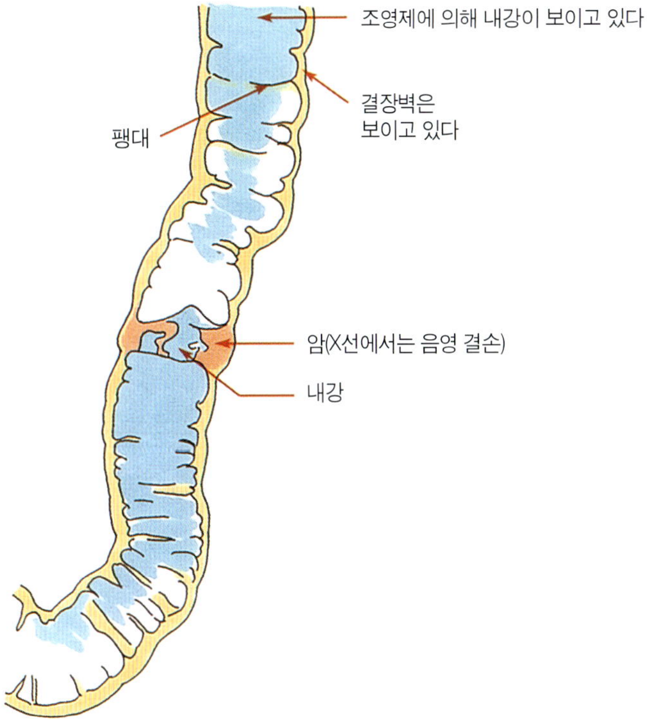

그림 63　89E17-No.11A　[참고] 그림 III-102

대장 X선 검사 : ② 하행결장암

하행결장에 좁은 협착이 나타난다. 그림 62의 내시경상에서는 구측은 보이지 않지만 대장 촬영상을 관찰하면 구측도 경계 명료한 융기가 형성되어 있는 것을 알 수 있다. 적출 표본을 2시 방향으로 절개하면 2형의 진행암이 평면상에 나타난다(암은 대장 내강을 따라 내측으로 굽어 있으므로 절개해 내강을 펼치면 98쪽에 나타낸 형태가 된다).

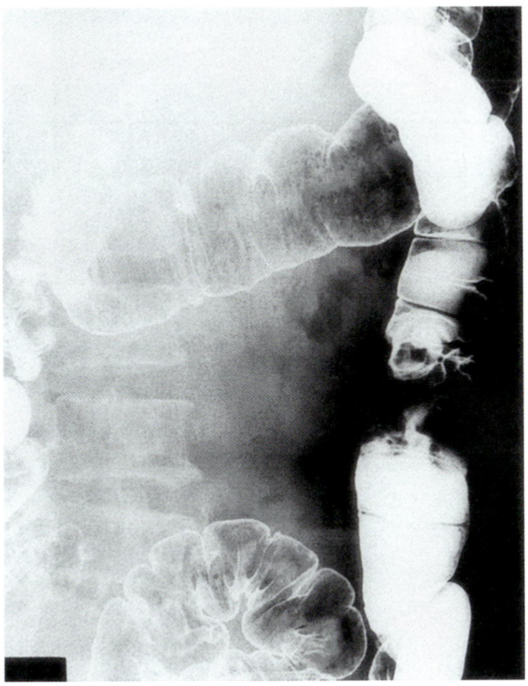

그림 64　91F19-No.14　[참고] 그림 III-102

대장 X선 검사 : ③ 하행결장암

하행결장에 구측 및 항문측의 경계가 뚜렷한 apple core형의 종괴 음영이 나타난다.

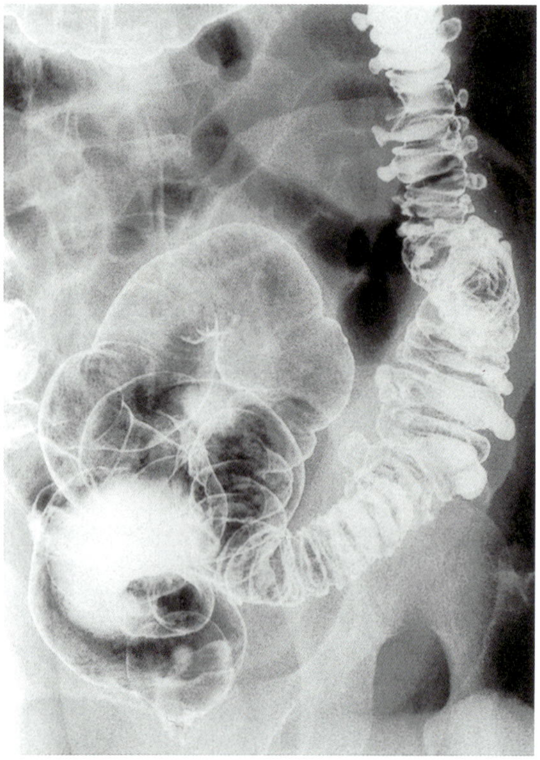

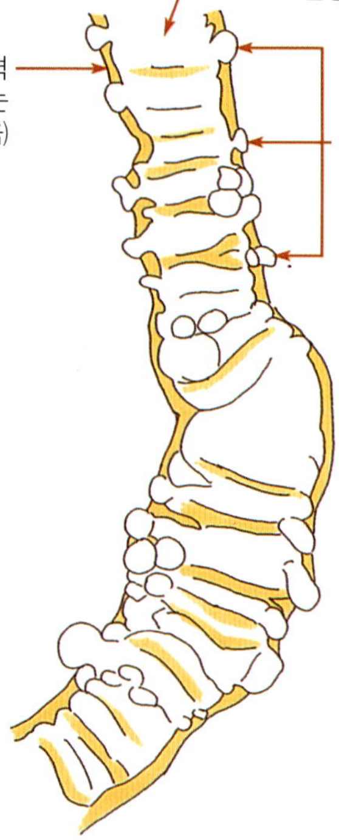

그림 65 94C19-No.4 [감별] 그림 III-102

대장 X선 검사 : 대장 게실

타원형의 게실이 다수 산재하고 있다.

대장 게실

대장 내압에 의해 대장 점막이 대장벽이 약한 부위를 관통하며, 낭상으로 돌출된 것이다. 주장 촬영에서는 대장암 등의 융기성 병변은 내강 내에 융기하므로 음영 결손이나 바륨이 묻은 모습이 나타나지만 결장 게실은 역으로 내강 외로 주머니 형태로 돌출되므로 이러한 소견은 없다.

9. 담낭 질환의 영상

담낭암과 담낭 폴립

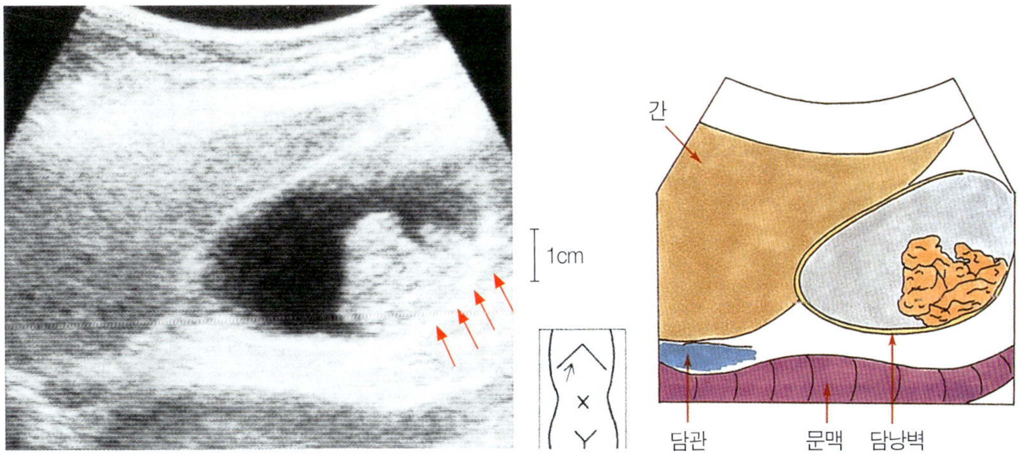

그림 66　94F22-No.18

복부 초음파 검사 : 담낭암

담낭 체부에서 저부에 걸쳐 지름 3cm의 고르지 않은 모양의 종괴가 나타난다. 주위의 벽이 고르지 않으며 연속성의 소실이 나타난다(화살표). 이상은 담낭암을 의심하는 소견이다.

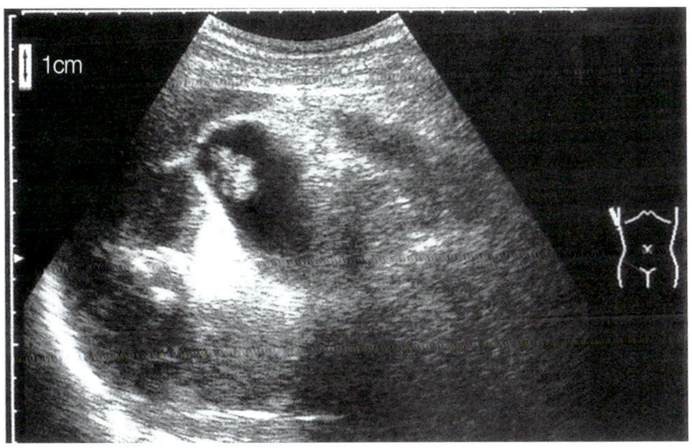

그림 67　94F19-No.18

복부 초음파 검사 : 담낭 폴립

지름 2cm의 모양이 불규칙한 폴립이다. 지름 1cm에서는 암이 합병하는 빈도가 높아지므로 수술의 적응이 된다.

조직부스러기(debris)

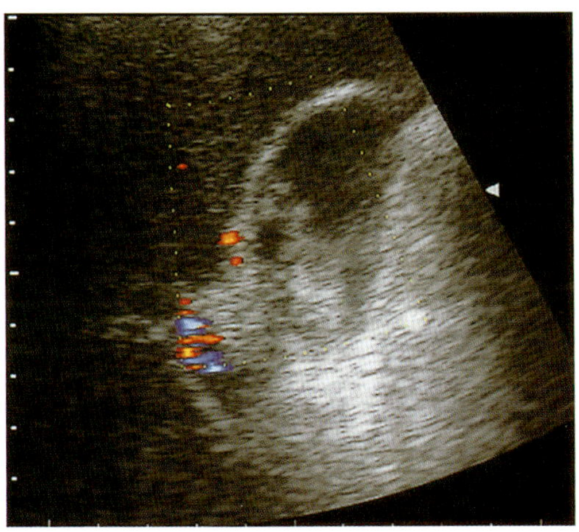

그림 68　오리지널 사진

복부 초음파 검사(컬러 도플러법) : 조직부스러기(debris)

담낭 내에 모양이 불규칙한 종괴가 나타난다. 형상을 보면 담낭암이 의심되지만 컬러 도플러법에 대해 담낭내 종괴에는 혈류를 표시하는 칼라 시그널이 나타나지 않으므로 조직부스러기라고 진단된다.

담낭암과 담낭 폴립, 조직부스러기 (debris)

담낭암의 초음파상에는 담낭 폴립과의 감별을 필요로 한다. 내강으로 돌출하는 종괴 형성형(그림 66)이나, 담낭염이나 담낭선근증과의 감별을 필요로 하는 담낭벽 비후형이 있다. 전자에서는 부정인 형상, 무경성~광기성 또는 굵은 줄기의 융기성 병변 등에서 담낭암을 의심한다.

또한 담낭 내에 조직부스러기가 침착해, 담낭암과 같이 불규칙한 융기상이 되는 일이 있다. 이 경우 초음파 칼라 도플러법을 이용해 담낭내 종괴의 혈류를 확인하는 것에 의해 감별할 수가 있다(그림 68).

폴립형을 나타내는 담낭암에서는 양성 폴립과의 감별은 반드시 용이한 것은 아니다. 양성 폴립의 상당수는 융기돌출의 형태이며 표면은 평활 또는 유두상이지만, 담낭암에 대해도 같은 형태를 가지는 것이 있다. 이 경우, 1cm를 넘는 폴립, 갑자기 커지는 것은 담낭암이 의심되어 수술 적응이 된다.

급성 담낭염

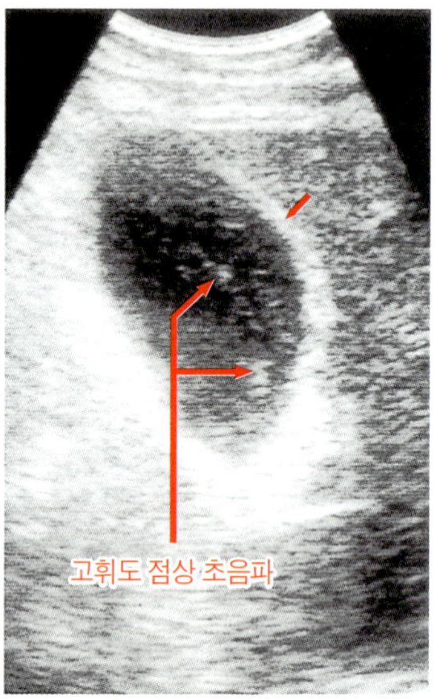

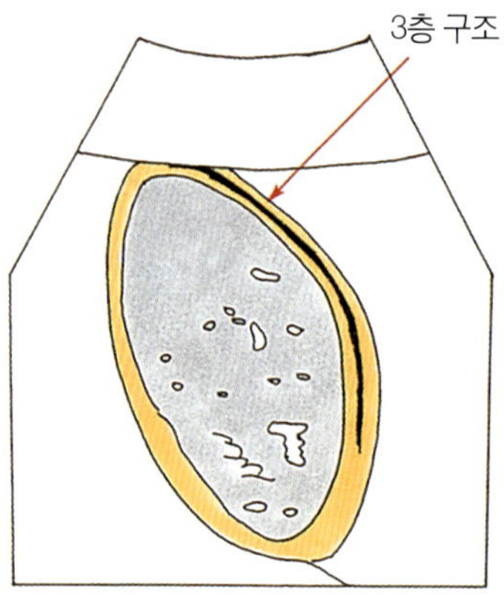

그림 69 90E18-No.16

초음파 검사 : 급성 담낭염

담낭은 종대해, 벽의 초음파상은 3층 구조(화살표)를 수반한 비후상이 되고 있다. 내부에는 부스러기나 혼탁한 담즙에 의해 내부 초음파가 출현하고 있다.

담낭선근증

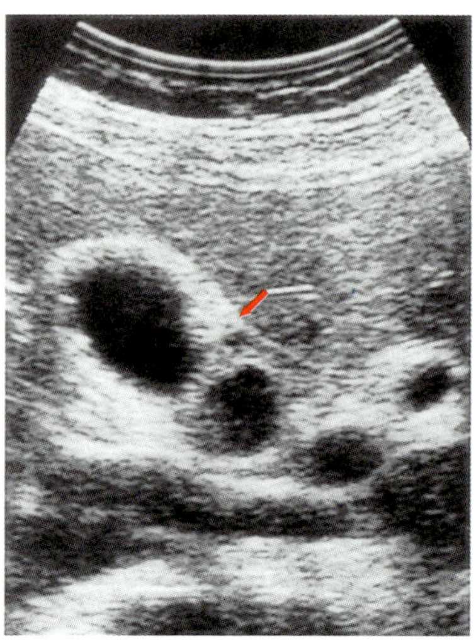

그림 70 93F22-No.18A

초음파 검사 : 담낭선근증

담낭벽 전체가 현저하게 비후해, triangle sign도 나타난다(화살표).

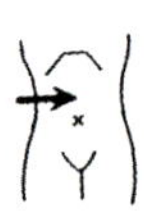

담낭염과 담낭선근증

초음파상에서는 3mm 이상을 담낭벽 비후로 하여 담낭염, 선근증, 담낭암을 감별해야 한다. 담낭벽의 triangle sign(삼각형 모양의 변형)이나 comet sign(담낭벽으로부터 나오는 점상의 고초음파상), 담낭 내강의 모래시계형 변형 등의 소견이 있으면 담낭선근증을 의심한다. 급성 담낭염에서는 담낭벽이 비후하고, 또한 담낭 자체도 커진다. 특히 담낭벽이 3층 구조를 나타냈을 경우에는 급성 담낭염이라고 진단할 수 있다. 만성 담낭염에서는 담낭벽이 비후하지만, 담낭은 위축하는 경우가 많다. 어쨌든, 벽이 고른 것을 확인해야 한다. 벽이 고르지 않는 경우에는 담낭암을 의심한다.

담낭 결석

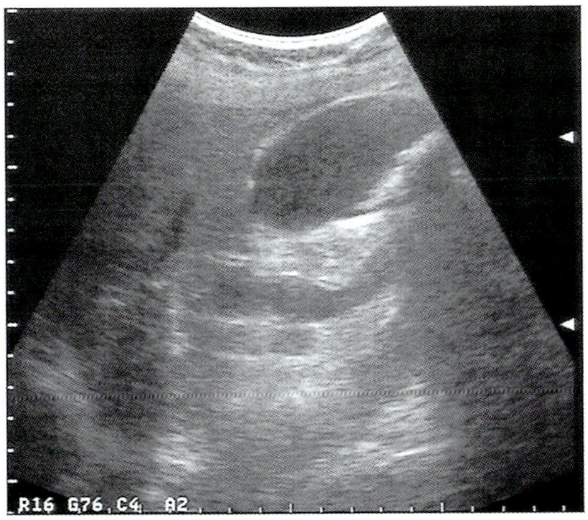

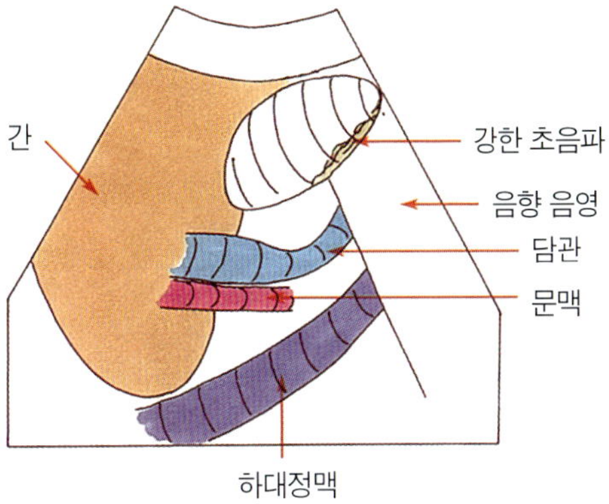

그림 71 오리지널 사진

복부 초음파 검사 : 담낭 결석 ①

총담관을 세로로 나타나는 늑골하 종단스캔로 나타내고 있다. 담낭 내의 결석의 고초음파와 그 후방의 음향 음영이 나타난다. 전형적인 결석의 소견이다. 간외 담관의 지름은 부위에 따라 또 연령에 따라 굵기는 다르지만 통상 4~8mm이다. 증례는 10mm 이상이며, 담관 확장이라고 진단할 수 있다.

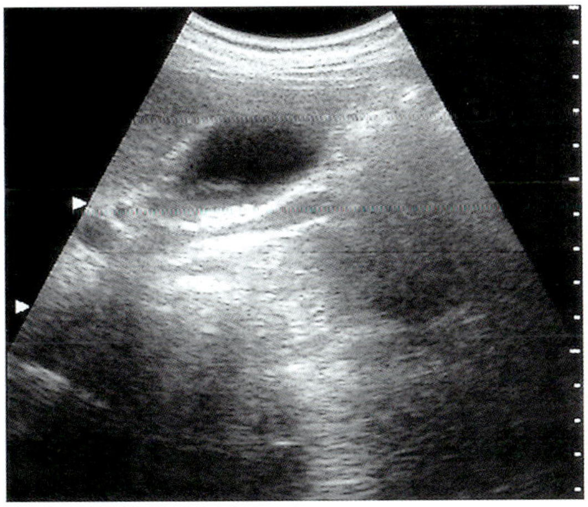

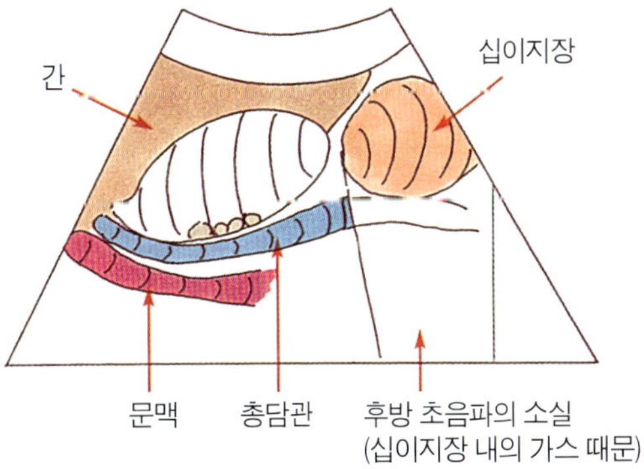

그림 72 오리지널 사진

복부 초음파 검사 : 담낭 결석 ②

담낭 결석은 고초음파로서 보이고 있지만 후방의 초음파는 약해지지 않는다(음향 음영 없음). 자세 변환에 의해 이동하는 것으로부터 담낭 폴립과 감별할 수 있다.

담낭 결석과 담낭 폴립

초음파 검사에 대해 담낭 결석은 통상 고초음파이며 음향 음영이 나타나므로 담낭 폴립과의 감별은 쉽다. 그러나 비릴루빈 칼슘 결석이나 작은 결석(그림 72) 등에서는 결석의 특징 소견인 음향 음영이 나타나지 않는 경우가 있으므로, 반드시 자세 변환으로 이동하는 것을 확인할 필요가 있다.

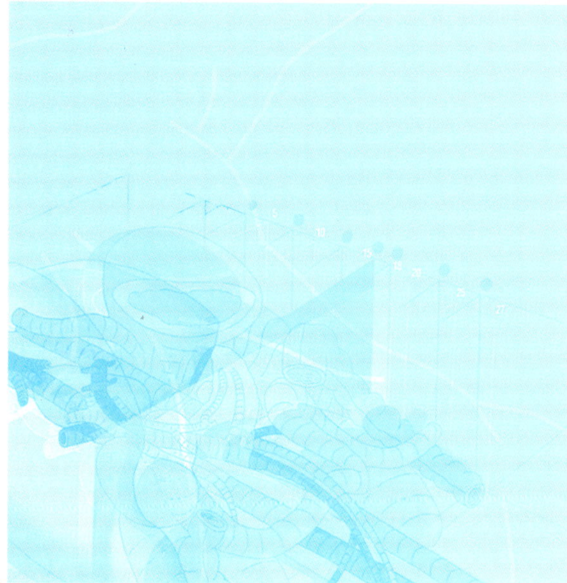

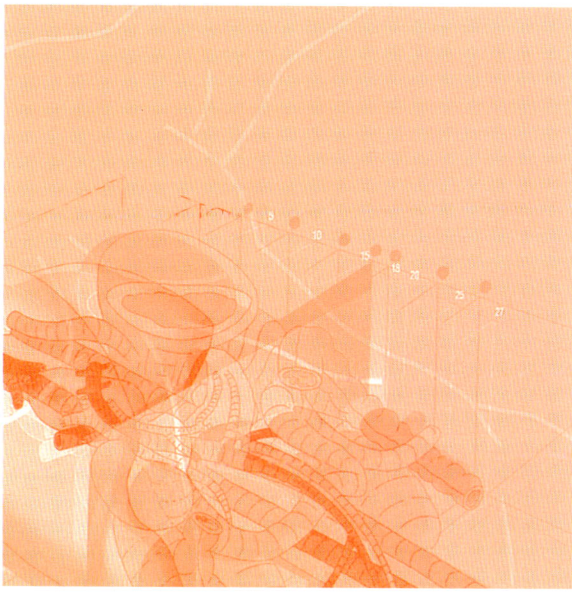

찾아보기

한글 찾아보기
영문 찾아보기

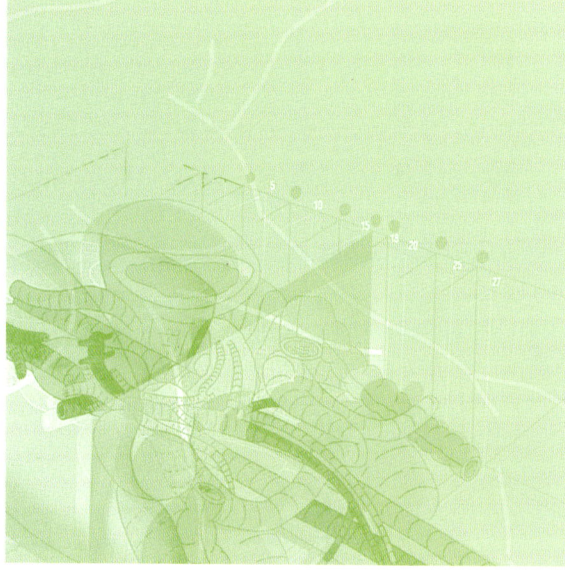

한글 찾아보기

영문 찾아보기